BAINS RUSSES

ET ORIENTAUX.

Propriété.

BESANÇON, IMPRIMERIE DE L. LAMBERT.

TRAITÉ

SUR

L'HYGIÈNE ET LA MÉDECINE

DES

BAINS RUSSES ET ORIENTAUX,

A L'USAGE DES MÉDECINS ET DES GENS DU MONDE ;

PAR C. LAMBERT,

MÉDECIN CONSULTANT DES ÉTABLISSEMENS.

> Les bains russes fortifient la constitution de l'enfance, rappellent les roses sur les joues décolorées, conservent la santé dans l'âge mûr, et rajeunissent les vieillards.
> (*Le profess.* REIL, *méd. du roi de Prusse.*)

> Les bains russes peuvent tenir lieu de la moitié des remèdes contenus dans les pharmacies.
> (SANCHÈS, *méd. de l'impératrice de Russie.*)

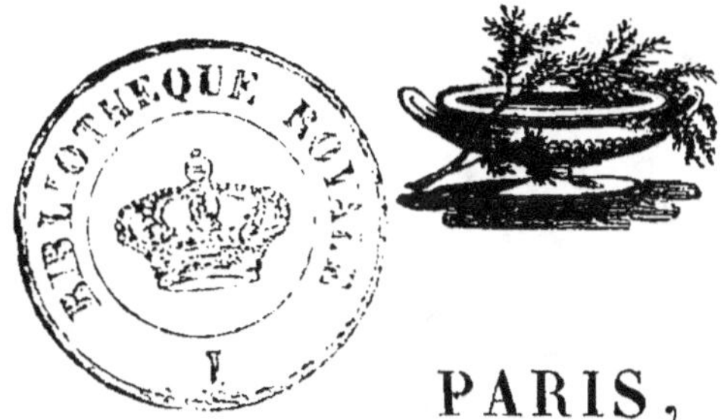

PARIS,

LIBRAIRIE DE CROCHARD ET Cᵉ,

RUE ET PLACE DE L'ÉCOLE DE MÉDECINE, 13 ;

DANS LES ÉTABLISSEMENS,

RUE MONTMARTRE, 173, ET BOULEVARD ST-DENIS, 18, CITÉ D'ORLÉANS.

1836.

A Monsieur

le Baron Alibert,

Professeur de la Faculté de Médecine de Paris, Médecin en chef de l'hôpital St.-Louis et du collège Henri IV, Membre de l'académie de Médecine, etc., etc.

Hommage de l'Auteur,

C. Lambert.

INTRODUCTION.

Qu'une découverte utile, mais nouvelle, semble démentir certains préjugés, ou menacer quelques intérêts, elle a toujours à vaincre une foule d'obstacles sans cesse renaissans, avant de parvenir au rang qu'elle doit occuper dans le monde scientifique. Que de contradictions et de clameurs s'élevèrent dans la médecine, contre le mercure et le quinquina! Aujourd'hui ces médicamens sont les plus précieux de l'art de guérir. Lorsqu'en 1824, les bains russes s'ouvrirent pour la première fois en Allemagne, les gens à préjugés n'attendirent pas de les connaître pour les décrier. « Plusieurs voix, dit le docteur Schmidt
» de Berlin, s'élevèrent contre ces établissemens, et les
» qualifièrent de *barbares* et d'incompatibles avec l'orga-
» nisation physique. Mais tandis que, par des raisons tirées
» d'une théorie que l'on croyait inexpugnable, on cher-
» chait à prouver que les bains russes étaient nuisibles, ces
» mêmes bains guérissaient chaque jour des affections qui
» avaient opiniâtrément résisté à tous les autres remèdes ;
» rendaient la santé à des gens languissans, et préservaient

» de beaucoup de maladies. Toutes les déclamations de
» l'ignorance ne tardèrent pas à s'évanouir. Tant de succès
» ouvrirent les yeux des plus obstinés ; la peur du *sauvage*
» et du *barbare* disparut, et ces établissemens reçoivent au-
» jourd'hui plus de baigneurs qu'on n'en espérait. » (*Diss.
sur les bains russes*, Berlin, 1824.) Ces bains se sont en
effet multipliés dans toutes les villes d'Allemagne, où ils
sont considérés comme une des plus heureuses importa-
tions.

Ce qui est arrivé en Allemagne était inévitable en
France. En y important les bains russes, nous devions nous
attendre à rencontrer de l'opposition ; mais déjà la vérité
triomphe, et les nombreux malades qui doivent leur guérison à ce remède, se lèvent comme autant de témoins irrécusables, pour imposer silence aux clameurs impuissantes
de la prévention et de l'ignorance. Le temps fera le reste,
car elle n'est pas éloignée de nous l'époque où l'on verra
ces établissemens salutaires se multiplier dans la Capitale
et dans toute la France, où bientôt l'on y reconnaîtra tout
à la fois un principe général d'hygiène, et une des plus
puissantes médications.

Le plus dangereux écueil que nous ayons à redouter
pour l'avenir des bains russes et orientaux, c'est de les voir
tomber dans le domaine du charlatanisme, qui, exagérant
leur vertu, pourrait en faire une panacée universelle, ou
compromettre par ignorance leur efficacité en dirigeant
mal leur administration. Le principal but de cet ouvrage
est de les sauver de ce double naufrage.

Dans ce traité, fruit de cinq années d'expériences jour-
nalières, après avoir dit quelques mots de l'histoire des
bains d'étuve, nous traçons les règles qui doivent présider
à leur administration, suivant les âges, les saisons, les tempéramens et les maladies. Nous rapportons, pour éclairer
les esprits, quelques-uns des faits nombreux de guérison
qui nous ont servi à asseoir les bases de cette thérapeu-

tique, et nous terminons par la nomenclature des maladies qui contre-indiquent l'usage de ces bains.

Nos efforts pour mettre à la portée de toutes les intelligences cet ouvrage, qui intéresse toutes les classes de la société, nous ont donné lieu de remarquer qu'il n'était pas toujours facile d'écrire la médecine pour les personnes étrangères à cette étude. Aussi, les gens de l'art nous pardonneront certains développemens et quelques répétitions, que nous aurions évités, si nous n'avions craint d'être mal compris.

Si nous avons multiplié les citations, afin d'appuyer notre opinion et les faits qui nous sont personnels d'une foule d'autorités recommandables, c'est qu'en écrivant, notre intention a moins été de faire de la science que de propager cette méthode thérapeutique, en inspirant plus de confiance dans un moyen dont tant de célébrités médicales ont contesté les heureux résultats.

Nous sommes loin de croire que nous avons triomphé de toutes les préventions et de toutes les incrédulités. Les gens sages, et surtout les médecins prudens et consciencieux, suspendront leur jugement jusqu'à ce qu'ils soient convaincus par des faits et leur propre expérience. Soyons incrédule avant d'être apôtre ; le doute est le chemin qui conduit à la vérité. C'est du médecin surtout que cette maxime doit être la devise. Mais aussi, gardons-nous de la sotte manie de vouloir juger de tout sans examen, et de stigmatiser une médication sans nous donner la peine de l'étudier, et cela, souvent parce qu'elle n'est point en harmonie avec certaines idées systématiques.

Aux lumières incertaines de la théorie, qui tant de fois ont égaré la médecine dans ses investigations, doit succéder désormais le flambeau de l'expérience. Ces idées préconçues, qui loin de l'aider, entravent la marche de la science, seront bientôt renversées par des faits, quand on voudra prendre la peine de les examiner, avant de se renfermer

dans un système erroné de dénégation. « Que celui qui
» voudra nier, dit le docteur Rostan, descende dans sa
» conscience, et se demande s'il a répété les expériences,
» s'il les a faites assez nombreuses et avec assez de soins,
» dans le véritable dessein de s'instruire. S'il se trouve
» dans ces conditions, il est en droit de juger : jusque-là,
» qu'il s'en abstienne ; il n'est pas compétent. » (*Dict. de
méd.*, tom. 13, pag. 423.)

Il ne s'agit point ici d'une médication inconnue ou se-
crète, tout le monde est à même d'apprécier les phénomènes physiologiques et les effets médicaux des bains
orientaux et russes.

Si l'on nous fait les honneurs de la critique, nous accep-
terons avec reconnaissance ses conseils ; mais si notre manière de voir sur les phénomènes qui se sont passés sous
nos yeux peut être discutée, les faits n'en sont pas moins
incontestables, et nous serviront au besoin d'armes défen-
sives. Nous pouvons, d'ailleurs, nous faire un rempart de
noms illustres, et dans l'antiquité, et dans les temps modernes : Hippocrate, Galien, Sanchès, disciple fidèle de
l'immortel Boerhaave, Reil, et tant d'autres médecins recommandables combattront pour nous au premier rang. Nous
opposerons enfin l'autorité des premiers médecins de la Capitale, qui déjà conseillent les bains russes et orientaux contre
une foule de maladies chroniques. Le suffrage de ces hommes
privilégiés, que la nature semble avoir initiés au secret de
ses erreurs pour les corriger, nous encourage à continuer
nos recherches, à fouiller plus avant dans cette mine féconde. Heureux si nous pouvons en tirer quelques grains
de sable pour les jeter dans les fondations du grand édifice
de la médecine éclectique, qui commence à s'asseoir sur les
ruines de tant de systèmes erronés ! plus heureux encore
d'avoir pu guérir ou alléger quelques souffrances !

DE LA PEAU

ET DE SES FONCTIONS.

Avant d'envisager les effets hygiéniques et thérapeutiques des bains d'étuve russes et orientaux, leur action étant plus directe sur la peau, un coup d'œil sur la structure anatomique de cet organe, une idée de ses phénomènes physiologiques, nous semblent un préliminaire indispensable pour nous faire mieux comprendre, surtout des personnes étrangères à l'art de guérir. Nous ne pouvons ici qu'esquisser légèrement les belles descriptions du professeur Alibert.

D'ordinaire l'homme du monde ne voit dans la peau qu'une enveloppe dont la nature, dans sa sage prévoyance, a revêtu la fragile humanité, pour la défendre de l'action des corps environnans. Mais le médecin, le naturaliste observateur, assigne à cette écorce de l'homme un des premiers rangs parmi les organes importans de notre admirable machine, à cause des sympathies qui la mettent en relation avec tous les systèmes.

Trois couches élémentaires et bien distinctes entrent dans la structure anatomique de la peau : 1° *L'Epiderme*, ou partie extérieure ; 2° *le Corps capillaire*, qui tient le milieu ; 3° *le Derme :* c'est la partie la plus profonde, la plus importante, le canevas de l'enveloppe cutanée. La nature a doué cette dernière couche d'une sensibilité, d'une contractilité toute particulière : c'est dans cette seule partie de la peau qu'elle a distribué des organes ; c'est à elle seule qu'elle a donné vie. Une quantité innombrable d'artères, de veines, de nerfs, de vaisseaux lymphatiques, la sillonnent dans tous les sens, et sont autant de petits fils qui, après avoir composé la trame de cet admirable tissu, viennent se réunir à sa surface externe , et former un réseau extrêmement délié qui constitue le corps capillaire.

Celui-ci est la couche privilégiée qui tient le milieu entre le derme et l'épiderme. Dans cette partie médiane se fait la circulation et se passent les phénomènes de relation : intermédiaire du système tégumentaire et du siége des affections morales , le réseau capillaire établit un rapport direct entre l'homme et ce qui l'entoure.

Sur tout l'appareil cutané nous rencontrons en dernier lieu l'épiderme , lame transparente , inaltérable , présentant un nombre infini d'écailles qui se détruisent et se renouvellent sans cesse : membrane inorganique , placée sur l'extrême limite du corps humain pour le protéger et amortir l'exquise sensibilité du tissu capillaire.

Deux autres lames , mais secondaires , entrent encore dans la structure organique de la peau. La première est musculaire , éminemment contractile , destinée à lui faire exécuter divers mouvemens en harmonie avec les diverses impressions qu'elle a reçues. La seconde est le tissu cellulaire, vaste couche spongieuse plus ou moins épaisse, servant à combler les interstices qui séparent les fibres charnues et à donner aux membres ces formes gracieuses et arrondies, que nous admirons comme une beauté.

La peau , dans presque toutes les régions , est en outre peuplée de petites glandes sébacées , qui sécrètent une matière grasse onctueuse , destinée à entretenir la souplesse et l'élasticité nécessaires au libre exercice de ses fonctions. Enfin , elle est criblée d'une quantité innombrable de pores, qui sont autant de bouches béantes servant à l'absorption et à l'exhalation.

Cette revue anatomique des diverses couches constitutives de la peau , nous conduit naturellement à l'examen des phénomènes physiologiques dont ce tissu est le siége.

L'appareil tégumentaire , lié d'une manière intime avec tous les autres systèmes de l'organisation , est doué d'une intelligence si parfaite, d'une sensibilité tellement délicate, qu'il est en quelque sorte le miroir où viennent se réfléchir tour à tour les sensations du plaisir et les angoisses de la douleur, les douces émotions de la joie comme les secousses de la colère. C'est le livre que le médecin observateur consulte sans cesse, lorsque les fonctions intérieures ont été perverties : parce que là souvent se révèlent à ses yeux la cause et la nature des désordres qui affectent les organes plus profonds.

Mais la connexion la plus intime est celle qui lie la peau aux membranes muqueuses qui tapissent les organes respiratoires et digestifs. Dès que les fonctions vitales de l'un de ces deux systèmes ont été troublées, une réaction sympathique ne tarde pas à se manifester sur la peau, *et vice versa.*

C'est encore par l'appareil tégumentaire que nombre de médicamens sont absorbés et introduits dans l'économie ; c'est par cette voie que les résidus nutritifs servant de matériaux à la transpiration, sont éconduits par les vaisseaux exhalans.

Ainsi le tissu cutané exerce une double action vitale, celle d'assimilation et celle d'exhalation. Ajoutons qu'il est l'organe suprême de notre sens le plus étendu, du toucher, et l'on ne sera plus surpris du rôle important que ce système joue dans notre organisation.

Après ce court exposé de la contexture compliquée et des fonctions diverses de la peau, ne suffit-il pas de se rappeler les influences que lui font éprouver les variations, les intempéries de l'atmosphère, et l'action constante sur elle d'une infinité d'agens physiques, pour se faire une idée des perturbations nombreuses qui surviennent fréquemment dans ses fonctions ? Car le tissu cutané est resserré par le froid, l'humidité le relâche ; les courans d'air ou les alternatives de température gênent sa circulation ou suppriment tout à coup la transpiration : sans parler de certains virus répandus dans l'économie, et qui viennent se réfléchir à la peau sous mille aspects divers.

De toutes ces causes perturbatrices procède la série nombreuse des maladies dermatiques, et une grande partie des affections internes qui ont leur source dans la peau, quand ses fonctions ont été perverties et l'équilibre rompu. Nous verrons dans le cours de cet ouvrage avec quelle efficacité les bains russes et orientaux combattent tous ces désordres, parce qu'ils agssient directement et puissamment sur tout l'organe cutané.

PREMIÈRE PARTIE.

DE L'HISTOIRE ET DE L'HYGIÈNE DES BAINS RUSSES ET ORIENTAUX ;

DE LEUR ADMINISTRATION SUIVANT LES TEMPÉRAMENS, LES AGES ET LES SAISONS.

BAINS RUSSES

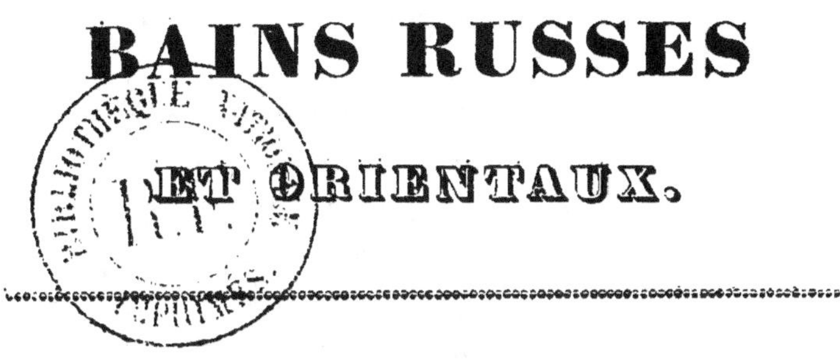

ET ORIENTAUX.

CHAPITRE PREMIER.

PRÉCIS SUR L'ORIGINE DES BAINS D'ÉTUVE RUSSES ET ORIENTAUX.

DÉTERMINER au juste l'origine des Bains d'étuve, et par quels degrés leur naissance remonte jusqu'aux premiers âges du monde, serait une tâche difficile. Tout ce que l'historien peut affirmer avec quelque certitude, c'est que, dès les temps les plus reculés, la découverte des sources chaudes apprit aux peuples qui vivent dans les contrées volcaniques, à faire usage des bains de transpiration. Nous les voyons en effet employés comme le plus puissant moyen sanitaire par les plus anciens habitans du globe, les Egyptiens, les Indiens, les Chaldéens, les Perses, etc. (*). Ces différens peuples, profitant de cette heureuse indication de la nature, construisirent des bains de vapeurs artificiels, qui devaient nécessairement por-

(*) Voyez les notes classées par numéros à la fin du volume.

1

ter le cachet de cette époque de barbarie et d'ignorance.

Si nous voulons remonter jusqu'aux temps fabu-
leux, nous lisons dans Strabon² que les premiers
bains furent consacrés à Hercule, parce que, dit
Pisandre, Minerve prépara un bain de vapeurs au
héros de la fable pour le délasser de ses pénibles
travaux. Athénée, qui attribue cette galanterie au
dieu Vulcain, ne parle que d'un bain d'eau chaude.
Quoi qu'il en soit de ce point historique, dont nous
ne garantissons pas l'authenticité, malgré l'impo-
sante autorité de Baccius, il est certain que le vieil
Homère³ chanta ces bains dans son poëme de l'O-
dyssée; et nous lisons dans Hérodote⁴, le père de
l'histoire, qu'ils étaient déjà en usage chez les Scythes,
après la guerre de Troie.

Peut-être les Grecs les reçurent-ils de ce peuple
nomade, avec lequel ils entrèrent en communication
après cette grande époque mythologique. Cependant
il est probable qu'ils apprirent à les connaître pendant les guerres qu'ils eurent à soutenir contre les
Asiatiques. Car, au rapport de Soranus⁶, l'origine
des bains de vapeurs en Grèce ne remonterait qu'à
la huitième olympiade (744 av. J.-C.), ou lors de la
guerre du Péloponèse (431 av. J.-C.); et, selon
Pline, ce fut l'an 300 de Rome, lorsque Artaxerxès,
roi des Perses, occupait l'Hellespont et la plus grande
partie de la Grèce (404 av. J.-C.). L'autorité des plus
célèbres philosophes de ce pays, Socrate, Platon,
Aristote⁷, qui rappellent sans cesse dans leurs écrits
le fréquent usage que les Asiatiques, et surtout les

Perses, faisaient de ces bains, milite en faveur de cette dernière opinion.

Cependant, au rapport de Dion[8], les Laconiens, les plus anciens des Grecs, s'attribuaient l'honneur de cette précieuse découverte, et donnaient à leurs étuves le nom de *Laconicum*, qu'elles conservèrent encore après leur importation dans Rome. Dans la suite des temps, les Lacédémoniens, les Athéniens, y introduisirent les améliorations d'une civilisation progressive, et l'usage fréquent qu'ils en firent contribua si puissamment à fortifier ces hommes belliqueux, que Platon proposa de régir ces établissemens publics par des lois particulières, et qu'Hippocrate[9], le père de la médecine, les employait déjà comme le remède le plus efficace pour combattre les maladies. Bientôt ces bains se répandirent dans les colonies et les contrées voisines de la Grèce, et les importantes modifications que ce peuple éclairé avait apportées dans leur construction, furent adoptées, au rapport de Plutarque[10] et de l'historien Josèphe, dans l'Asie, la Sicile, la Perse, la partie septentrionale de l'Afrique et dans toute l'Egypte. Ces auteurs nous ont même laissé de belles descriptions de divers bains construits dans les anciennes villes de Tripoli, de Damas, de Ptolémaïde, etc.

Nous lisons dans Végèce[11], que les Romains, avant la fondation des gymnases, avaient établi le Champ-de-Mars près du Tibre; afin que les jeunes gens, au sortir de leurs exercices gymnastiques, pussent se précipiter dans le fleuve pour se laver de la poussière et de la sueur dont ils étaient couverts.

Telles étaient les mœurs de Rome, au temps où elle arrachait à la charrue ses Cincinnatus et ses Fabricius pour les élever au rang suprême ; mais, après ses conquêtes, lorsque les sciences et les arts de la Grèce vinrent jeter un nouvel éclat sur cette capitale du monde, elle abandonna ces ablutions fluviales comme indignes de sa majesté.

D'après le témoignage de Pline [12], ce fut l'an 444 de Rome que, sous la direction du censeur Appius Clodius, on éleva à grands frais de superbes aqueducs destinés à amener de Tusculanum l'eau qui devait alimenter les bains publics. Depuis cette époque, dit Festus Pompéius [13], on délaissa les eaux du Tibre, et l'on construisit, à l'exemple des Grecs, des étuves qui ne furent d'abord que des édifices de peu d'importance. Ces bains avaient conservé un caractère de simplicité en harmonie avec la sévérité des mœurs.

Les Romains dotaient de leurs étuves les divers peuples qu'ils soumettaient à leur domination. L'historien Justin [14] nous apprend qu'elles furent transportées en Espagne après la seconde guerre punique (146 av. J.-C.). Baccius [15] nous dit comment ces bains passèrent dans les Iles Britanniques, dans la Germanie et dans les Gaules, après les conquêtes de Jules-César (48 av. J.-C.). Dépenses exorbitantes, travaux longs et pénibles, rien n'arrêtait ces intrépides guerriers pour la construction de leurs bains ; parce qu'une longue expérience leur avait appris que c'était là qu'ils devaient retremper leurs corps épuisés par les fatigues de la guerre. L'Italie et la France voient encore de toutes parts, sur leurs sols historiques, surgir les restes imposans de ces monumens gigantesques. Victor [16], Caméron [17], Baccius [18], ont transmis à la postérité les plans et les descriptions de plusieurs centaines de thermes établis dans les divers quartiers de Rome. Les départemens du Rhône [19], de l'Ain, de la Sarthe, du Doubs et de la Seine nous offrent partout des ruines d'étuves ou de magnifiques aqueducs qui servaient à les alimenter. Ces débris, qui s'élèvent çà et là, sont autant de témoins vivans, qui semblent n'avoir résisté à l'injure des temps que pour nous reprocher l'injuste abandon dans lequel est tombée cette pratique salutaire, à laquelle nos ancêtres attachaient tant d'importance.

Cependant, jusqu'à cette époque, les Romains n'avaient cherché dans les bains que leur utilité hygiénique. Mais Rome, par ses conquêtes, était devenue la maîtresse du monde. Cette ville orgueilleuse, qui gravait sur le fronton de ses superbes édifices cet adage si connu : *Roma altera mundi parens,* étala bientôt avec faste tout le luxe de son architecture dans la construction des bains publics. Au rapport de Vitruve [20] et de Mercurialis [21], sous le grand Pompée (58 av. J.-C.), et sous Auguste [22], on joignit de vastes gymnases aux étuves. Plus tard, les empereurs Néron [23] (an 54 de J.-C.), Vespasien (79 de J.-C.), et Titus (81 de J.-C.), donnèrent à ces édifices tant de magnificence, que Baccius, à la vue de leurs ruines, proposait comme un problème à résoudre, si les fondateurs de ces monumens gigantesques n'avaient pas plutôt cherché à éterniser

leur gloire qu'à être utiles à leurs peuples, et que
Sénèque, en déplorant le luxe effréné de ce siècle,
s'écriait avec une sorte d'indignation : « Que dirai-
» je des bains des affranchis! quelle prodigalité de
» statues, de colonnes artistement sculptées! nous
» sommes arrivés à ce point de mollesse que nous ne
» voulons fouler que des pierres précieuses [24]. »
(*Seneca, epist.* 86.)

De ce luxe effréné naquirent bientôt les abus : le
libertinage, qui s'était glissé dans toutes les classes
de la société sous la domination des derniers empereurs, choisit pour théâtre de ses débauches les
gymnases et les bains publics. Le Romain dégénéré
vint se plonger dans la mollesse et s'abandonner aux
excès les plus dégradans, là où ses ancêtres vigou-
reux, en s'exerçant aux fatigues de la guerre, avaient
appris à vaincre le monde entier. Les femmes [25], dépo-
sant toute pudeur, se mêlèrent indistinctement aux
hommes pour prendre leurs bains. En vain Martial [26]
et Juvénal [27] avaient lancé contre cette corruption les
traits de la plus mordante satire; en vain, à diverses
époques de leurs règnes, les empereurs Trajan [28] (98 de
J.-C.), Adrien (117 de J.-C.), et Alexandre (222 de
J.-C.), frappèrent cette infamie des peines les plus
sévères, privant les filles de leurs dots [29], et autorisant
les maris à répudier les femmes qui se rendraient
coupables de cette infraction à la loi; en vain, à la
naissance du christianisme, les premiers Pères de
l'Eglise, les Clément [30] d'Alexandrie (200 de J.-C.),
les Cyprien [31] (250 de J.-C.), firent tonner leur
sainte et mâle éloquence contre cette dépravation;

en vain le concile de Laodicée [32] lança ses plus fou-
droyans anathèmes : rien ne put abolir cette coutume
perverse [33], rien ne put opposer une digue à ce torrent dévastateur, qui, grossissant de jour en jour,
fut peut-être une des causes du renversement de
cette reine des nations.

Malgré ces abus, les Romains firent encore un
usage universel des bains de transpiration jusqu'au
grand Constantin [34], qui les introduisit à Byzance,
en y transportant le siége de son empire (an 325
de J.-C.). Mais cet empereur, en embrassant le christianisme, avait confié une grande partie de son autorité aux évêques [35]. Ils en profitèrent pour changer
l'éducation de la jeunesse romaine, et faire abolir
les gymnases et les bains publics, qu'ils ne jugeaient
pas en harmonie avec les principes de la religion
chrétienne. N'écoutant que leur zèle pour la pureté
évangélique, ces hommes, dont le règne n'était pas
de ce monde, ne craignirent pas, pour détruire un
abus, de renverser les principes d'hygiène les plus
salutaires au bien-être physique des peuples. Cette
proscription ne retentit que long-temps après dans
l'Espagne et dans les Gaules, où l'on continua, jusqu'à l'invasion des Arabes, l'usage des bains d'é-
tuve.

Ils commençaient à tomber en discrédit, lorsqu'Abubeker entra en Espagne (934 de J.-C.) et les
rétablit, tandis qu'à la même époque, son général
Omar les remettait en vigueur dans les parties de l'empire grec dont il s'était emparé. On sait que ce fanati-
que ignorant fit même chauffer ses bains, pendant

plusieurs mois, avec les précieux manuscrits dont Ptolémée Philadelphe avait enrichi la bibliothèque d'Alexandrie. Abderam les fit revivre dans la partie de la France qu'il avait envahie (739 de J.-C.). Ainsi les bains de transpiration furent rétablis, sur différens points du globe, par la religion mahométane, qui leur avait assigné le premier rang comme pratique essentielle de son culte. Mais jouissant d'une si grande faveur auprès des sectateurs de Mahomet, pouvaient-ils offrir autre chose, aux yeux du christinianisme, qu'une source d'immoralité et d'irréligion qu'il devait par-là même tarir, tandis que ces bains demeuraient une institution précieuse pour les autres. Aussi allons-nous les retrouver successivement, pour les perdre de nouveau dans les luttes consécutives de ces deux religions.

Le succès des armes semblait avoir fixé le jour de triomphe des bains avec la puissance restée quelque temps aux mains des croyans, lorsque les princes chrétiens, en chassant ces peuples de l'Europe, vinrent de nouveau les abolir. Le démembrement des empires romain et grec, et les violentes commotions politiques qui s'ensuivirent, les anathèmes et les proscriptions dont l'usage des bains fut l'objet, toutes ces causes irrésistibles de destruction auraient dû ensevelir dans l'oubli cette institution précieuse sous tant de rapports, si les choses essentielles au bien-être des peuples pouvaient périr.

Après l'envahissement de l'Orient et de l'Occident par les Barbares (739 de J.-C.), ces peuplades émigrantes, composées de tant de nations diverses, surent apprécier l'utilité des bains de vapeurs, et en conservèrent l'usage ; mais ces hordes dévastatrices, traînant après elles la barbarie et la misère, leur firent perdre leur splendeur, et les réduisirent à cette nue simplicité sous laquelle ils existent encore, au rapport du missionnaire Loskeil[36], parmi les sauvages du nord de l'Amérique, dans la Pensylvanie, et comme nous les voyons de nos jours en Russie.

Cependant le luxe asiatique rendit bientôt aux bains de transpiration cette magnificence que nous avons admirée chez les Romains ; et si les établissemens des Orientaux furent moins gigantesques que ceux de Rome, l'architecture en fut plus grâcieuse et plus variée. Ces bains se multiplièrent rapidement dans tout l'Orient, où ils étaient un des premiers devoirs de la religion. Pendant des siècles ils jouirent chez ces peuples d'une faveur toujours croissante, tandis qu'ils tombaient en discrédit chez les autres nations, jusqu'à ce qu'ils aient pénétré en Russie. La France en avait cependant conservé quelque souvenir ; car, sous le règne de Charles VII, il existait encore plusieurs étuves romaines, et des baigneurs étuvistes parcouraient les rues de la capitale, criant aux passans : « *Estuvez sans délayer, car l'estuve est chaude.* » En 1409, la police de Dijon avait désigné les jours où les hommes et les femmes iraient séparément aux étuves publiques. « Et si quelqu'un se » veuille bouter avec les femmes à force, il paiera » 60 sous d'amende. » Ces établissemens (dit A. Hugo, qui rapporte ce fait), si utiles pour la santé, furent supprimés en 1569, parce qu'il parait qu'il s'était

introduit des abus qui en provoquèrent l'abolition.
(France pittoresque, *Côte-d'Or*, *Dijon*.)

Les Russes apprirent-ils à connaître les bains de
vapeurs des Scythes leurs ancêtres, des Grecs ou des
Asiatiques? Tout en respectant le silence de l'histoire, qu'on nous permette quelques conjectures
qui ne nous paraissent nullement hasardées. Puisque cette nation avait de fréquentes relations com-
merciales avec les Indiens[37] et les Chinois, surtout
après les conquêtes de *Gingis-Kan* (1206 de J.-C.)
et de *Tamerlan* (1250 de J.-C.); puisqu'après les
victoires d'*Ivan-Wasilié-Witz* (1462 de J.-C.)[38],
de nombreuses caravanes russes voyageaient de Pé-
tersbourg à Pékin, et que le czar de Russie envoyait
souvent des ambassadeurs pour entamer des négo-
ciations avec l'empereur de la Chine[39] : n'est-il pas
probable que les Russes apprirent à connaître leurs
bains des Asiatiques, dans leurs fréquentes excur-
sions en Orient, où les bains de transpiration étaient
en usage depuis des siècles? Cette opinion, déjà émise
par le docteur Clerc[40], nous parait la plus rationnelle. Mais si le temps, parmi tant de révélations,
nous a caché sous un voile épais la solution de ce
problème, nous ne pouvons méconnaître, dans la
construction des bains russes, leur origine première;
nous ne pouvons disconvenir qu'à la magnificence
près, ce sont ceux des Grecs, des Romains et des
Asiatiques. Aussi nous pensons qu'on pourrait, sans
mentir à l'histoire, changer la dénomination de *bains
russes*, qui ne rappelle que leur dégénérescence.

De tous les peuples de l'Europe, les Russes furent

long-temps les seuls qui firent de ce puissant moyen
diététique un usage si universel, qu'on vit, dans les
déserts du Nord, chaque bourg, chaque village, élever son étuve rustique sur les bords des rivières,
des ruisseaux ou des étangs.

Le développement progressif des villes de ce vaste
empire, et le génie de Pierre-le-Grand, qui fit
prendre l'essor à presque toutes les branches de l'industrie, firent multiplier les bains publics, déjà construits avec plus d'élégance sous ce règne florissant;
car, si une simplicité tout agreste faisait le seul or-
nement des bains destinés aux pauvres serfs *mougik*,
les grands seigneurs érigeaient dans leurs palais des
étuves plus commodes et d'un meilleur goût. Les
Finlandais, les Livoniens suivirent l'exemple des
Russes, et ces bains sont devenus pour ces peuples
un besoin si impérieux, qu'ils les regardent comme
indispensables à leur bien-être physique.

Tandis qu'en Russie les bains de vapeurs étaient en
usage depuis un long temps, ils n'étaient connus du
reste de l'Europe que par le récit de quelques voyageurs. Fallait-il que des peuples civilisés dussent à
ceux qu'ils appelaient *barbares*, la connaissance de
cette source de santé, qui, pendant des siècles, avait
mérité des premières nations du monde une confiance justement acquise? Fallait-il que la médecine
ignorât, ou du moins négligeât si long-temps ce champ
d'une culture facile et féconde, pendant que les savans,
arrêtant avec complaisance leurs regards sur mille
questions oiseuses, n'enfantaient que des théories
éphémères qui ralentissaient la marche de la science?

Excepté les anciens auteurs [41], Vitruve, Baccius, Mercurialis et Ferrarius, dont les écrits presqu'oubliés n'offrent qu'un intérêt historique et philologique, aucun ouvrage n'avait encore paru sur ces bains de vapeurs, lorsque, vers le milieu du siècle dernier, les Anglais, alors en relations plus fréquentes avec la Russie, commencèrent à leur accorder quelque attention. On vit paraître successivement les dissertations de Symons [42] et de Denman [43], sur les bains de vapeurs. Marcard, dans son ouvrage sur les bains, en avait dit quelques mots, lorsque Ribiero Sanchès [44], qui, pendant son long séjour en Russie en qualité de médecin de l'impératrice, avait pu apprécier l'utilité des étuves russes, fit tous ses efforts pour en introduire l'usage en France, en adressant un mémoire plein d'enthousiasme à la Société de médecine de Paris. Peu d'années après, Nicolaï [45] et Styx [46] publièrent deux dissertations sur cette matière. Le célèbre professeur Reil [46], n'écoutant que son zèle et son imagination ardente, inséra dans la Gazette de Halle une dissertation pleine de chaleur, qui contribua puissamment à la propagation des bains russes en Allemagne. Il nous apprit que Frédéric-le-Grand avait déjà fait construire une étuve dans son palais de Postdam : il commença lui-même à fonder un pareil établissement à Halle; mais la mort l'empêcha d'accomplir ce projet philanthropique.

Cependant, malgré les tentatives faites de loin en loin, l'Allemagne restait étrangère aux bienfaits de ces bains ; le préjugé les considérait comme une coutume barbare, qui ne pouvait convenir qu'à des peuples habitués dès l'enfance à braver les rigueurs d'un climat glacial. Il fallait que l'expérience fît taire la prévention, et que le séjour des armées russes en Allemagne (en 1813 et 1815) persuadât à ce peuple qu'il pouvait avec succès faire usage des étuves que les soldats avaient construites dans leurs cabanes et dans quelques hôpitaux.

La médecine, arrêtant son regard observateur sur ce moyen hygiénique, comprit enfin les ressources que lui offraient deux fondations de ce genre à Berlin. C'est au conseiller Pocchammer que l'humanité doit un tribut de reconnaissance pour en avoir jeté les premiers fondemens et publié une notice du docteur Schmidt[48], en tête d'un journal de guérisons obtenues dans ses établissemens. Dès qu'on eut mis de côté les préventions de climats et d'usages; dès que, par une foule d'expériences, on fut bien convaincu de l'efficacité des bains russes; ils se multiplièrent rapidement dans presque toutes les villes d'Allemagne, *à Francfort-sur-l'Oder, à Magdebourg, à Halle, à Dantzig, à Cologne, à Hambourg, à Vienne, etc.*, et donnèrent lieu aux écrits publiés par les médecins Barrié[49], Christian Hille[50], Chevalier de Vering[51], Meyer , etc.

Les mêmes préjugés qui ont retardé la propagation des bains russes en Allemagne, une certaine répugnance pour les mœurs des Orientaux et des barbares du Nord, sont probablement les causes qui nous ont privés jusqu'ici de ces étuves. A la vérité, depuis quelques années, la méthode fumigatoire a

fait de rapides progrès en France; des bains de transpiration ont été construits dans quelques hôpitaux
de la capitale. M. le docteur Rapou a publié un excellent ouvrage, renfermant une foule d'observations curieuses, qui prouvent jusqu'à l'évidence les
salutaires effets des vapeurs pour combattre les maladies. Mais tous les appareils créés jusqu'ici pour
l'administration de la vapeur, ne sauraient présenter
les avantages des étuves russes, puisqu'ils manquent
des conditions essentielles, les frictions, la fustigation et les arrosemens d'eau, qui suivent le bain de
transpiration.

Dans ce siècle, où chaque jour, dans leur marche
rapide, les sciences et les arts multiplient les douceurs de la vie, devons-nous chercher avec moins
d'ardeur les moyens d'entretenir la vigueur et la
santé, en rétablissant dans notre patrie ces bains où
nos robustes ancêtres allaient puiser comme à la
source des biens si précieux? Ne rendons-nous pas
un véritable service à l'humanité, en offrant de
grandes et nouvelles ressources à la médecine? De
nombreux succès, déjà obtenus pendant plusieurs
années, nous donnent la certitude que nous verrons
en France, comme en Allemagne, les faits pratiques
sortir bientôt victorieux de la lutte avec les préventions purement théoriques, et que ces bains deviendront pour nous, ainsi que pour tant de nations, un
puissant moyen hygiénique et thérapeutique, comme
aussi une de nos plus douces habitudes.

CHAPITRE II.

BAINS D'ÉTUVE DES PEUPLES ANCIENS ET MODERNES.

Dans un ouvrage qui n'a qu'un but pratique, nous aurions pu nous dispenser de parler des bains de vapeurs en usage chez les divers peuples; mais, comme nous avons à prouver ce point important de l'histoire, que les bains des Grecs, des Romains et des Orientaux sont, à quelques modifications près, les mêmes que ceux des Russes, dont nous aurons souvent à rappeler l'origine, nous croyons utile de décrire ici rapidement les bains d'étuve des peuples anciens et des modernes; et, pour donner à ce parallèle tous les caractères d'une authenticité incontestable, nous emprunterons le fond de ces descriptions aux auteurs contemporains, qui, tous témoins oculaires des tableaux qu'ils ont tracés, ne laissent aucun doute sur la véracité de leurs récits.

DES ÉTUVES GRECQUES ET ROMAINES.

Nous confondrons dans un même cadre les étuves des anciens Grecs et Romains, parce qu'il y avait entre elles la plus grande analogie. D'après les an-

ciens auteurs latins, Vitruve[53], Baccius, Mercurialis, Ferrarius, etc., sous le règne des empereurs,
on vit s'élever successivement, dans les divers quartiers de Rome, plus de huit cents établissemens de
bains publics. Ce nombre ne paraitra point exagéré,
dès qu'on aura réfléchi à la nécessité qu'imposa insensiblement à cette grande cité l'usage journalier de
ces bains[54]. Ces édifices, bâtis avec tout le luxe de
la plus riche architecture, avaient quelque chose de
gigantesque dans leur construction.

Lorsqu'on eut joint aux bains les écoles et les
gymnases consacrés à l'éducation de la jeunesse, la
plupart de ces monumens occupaient un espace de
deux mille toises[55]. Pour alimenter les divers bains,
il y avait un large bassin (*aquarium*), d'où partaient
de nombreux canaux conduisant l'eau dans une salle
particulière (*vasarium*)[56]. Cette salle renfermait trois
grands vases d'airain, remplis d'eau à diverses températures, servant à faire les immersions après le bain
de transpiration.

Deux salles étaient destinées aux bains de vapeurs,
l'une pour l'étuve sèche (*calidarium vel laconicum*)[57];
l'autre, d'une forme circulaire, pour l'étuve humide
(*tepidarium vel vaporarium*)[58]. Au-dessous de ces
salles était construit un vaste four voûté (*hypocaustrum*), confié à la garde d'esclaves (*fornicatores*)
qui y entretenaient un feu constant, tantôt avec des
plantes sèches, tantôt à l'aide de boules métalliques
enduites de térébenthine, qu'ils lançaient au fond
du four. Ces boules incandescentes revenaient en
roulant sur le plan incliné du four jusqu'à son ou-

verture, promenant ainsi leur flamme sous sa voûte
parabolique. De nombreux tuyaux distribuaient la
chaleur dans l'étuve sèche, tandis que, dans l'étuve
humide, un certain nombre de vases d'airain, remplis d'eau, produisaient la vapeur. Comme ces vases
étaient placés immédiatement sur la voûte brûlante
de l'hypocaustrum, l'eau qu'ils contenaient ne tar-
dait pas à entrer en ébullition et à répandre dans la
salle des vapeurs aqueuses. Dans quelques établissemens, on produisait la vapeur en jetant de l'eau sur
un plancher de marbre, chauffé jusqu'à l'incandescence. Ce dernier procédé, que les Russes ont imité
grossièrement par leurs cailloux rougis, se retrouve
encore dans les restes des anciens gymnases de Dioclétien[59] et de Caracalla, dont Baccius et Mercurialis
nous ont laissé des plans et des descriptions fidèles.
La voûte de ces étuves circulaires était percée de deux
ouvertures, dont l'une était destinée à éclairer la
salle, l'autre, fermée par un bouclier d'airain que
l'on soulevait à volonté, laissait échapper le calorique
trop abondant et renouvelait l'air de l'étuve[60]. Le
Père de Montfaucon, dans ses recherches sur l'antiquité, rapporte qu'il y avait des gradins dans lesquels on avait pratiqué des niches pour les malades.

Les anciens entraient d'abord dans l'étuve sèche
ou humide[61] pour y provoquer la sueur. Après y
avoir séjourné quelque temps, ils quittaient l'étuve
pour se rendre au *tepidarium*, où ils se faisaient jeter
de l'eau tiède sur tout le corps, ou se plongeaient dans
un bassin d'eau tempérée : de là ils se rendaient dans
la salle appelée *frigidarium*[62], où se pratiquaient les

ablutions froides, et souvent ils allaient se jeter dans la *piscina naturalis*[63], vaste bassin rempli d'eau froide, où l'on pouvait se livrer à la natation. Au sortir de l'eau, ils s'enveloppaient, dit Siccius de Crémone[64], d'une espèce de couverture nommée *sindon*, et une transpiration modérée succédait à l'impression du froid. Après avoir fait sécher la tête, des esclaves (*unctuarii*) essuyaient et frictionnaient tout le corps, avant de l'oindre d'huile parfumée. Cette cérémonieuse onction terminée, le baigneur passait à l'*apodfterium*, afin de reprendre ses vêtemens pour retourner à ses affaires.

L'ouverture des bains publics était annoncée par une espèce de cloche, vers la huitième heure du jour[65]. Les Grecs et les Romains accouraient en foule dans ces établissemens, pour se livrer aux exercices gymnastiques, entendre les rhéteurs, et prendre ces bains, qui les délassaient des fatigues de la lutte, du javelot ou de la course.

Chez les Lacédémoniens[66], les femmes prenaient le bain avec les hommes, sans que la modestie en fût blessée; ce qui n'est pas étonnant, dit Ferrarrius, dans une nation où la sévérité des mœurs était arrivée à un tel point que les vierges pouvaient, à l'abri de tout déshonneur, se mêler sans vêtemens à cette jeunesse guerrière dans ses exercices gymnastiques. Cette coutume, qui n'existait qu'à Sparte, avait été abolie dans les autres villes de la Grèce. Les Romains voulurent, plus tard, imiter en ce point les Spartiates; mais, comme nous l'avons dit, la corruption et le libertinage les avaient seuls engagés à faire revivre cette coutume, qui fut la principale cause de l'abolition de ces bains dès que christianisme naissant fut en possession de quelqu'autorité.

DES BAINS ORIENTAUX.

BAINS ÉGYPTIENS ET INDIENS.

Les bains de vapeurs, connus dès la plus haute antiquité chez les Orientaux, ont conservé chez ces peuples voluptueux, toute la richesse du luxe asiatique. L'architecture dans toute son élégance, la beauté des peintures, le fini des sculptures qui ornent les établissemens publics, les soins qu'une foule de serviteurs empressés prodiguent aux baigneurs, en un mot, la réunion de toutes les aisances de la vie, de tout ce qu'un goût exquis a de plus recherché, ne le cèdent en rien aux brillans tableaux qu'en ont tracés les voyageurs modernes. Le besoin de la propreté, dans un climat où l'on transpire beaucoup, a rendu ces bains nécessaires ; le bien-être qu'ils procurent en a conservé l'usage : Mahomet, qui connaissait leur utilité, en fait un précepte aux croyans. Aussi les Orientaux en font-ils un si fréquent usage, que l'on compte plus de cent établissemens au Kaire.

La première salle des bains publics est une élégante rotonde, entourée[67] d'une large estrade couverte de riches tapis, et divisée en compartimens où les baigneurs déposent leurs vêtemens. Au milieu jaillit un jet d'eau qui récrée agréablement la vue, et entretient dans ce lieu une fraîcheur modérée. Cette salle est ouverte à son sommet , afin que l'air puisse y circuler librement. Après s'être déshabillé, le baigneur, les reins ceints d'un linge et les sandales de bois aux pieds , entre dans un corridor divisé par plusieurs cloisons. Il reste quelques instans dans la première cellule , passe dans la seconde , puis dans la troisième ; s'exposant ainsi à une température dont la chaleur augmente graduellement jusqu'à la salle principale du bain. Cette salle spacieuse , magnifiquement pavée et ornée de marbres de toutes espèces, se termine à sa partie supérieure par une élégante coupole , formée de verres de couleur qui ne laissent pénétrer qu'un demi-jour mystérieux. Dans les quatre coins de la salle sont pratiqués des enfoncemens qui forment de baignoires remplies d'eau à divers degrés de température.

La vapeur toujours renaissante d'une fontaine ou d'un bassin d'eau chaude , se mêle aux parfums qu'y fait brûler une molle volupté. Ce nuage odoriférant ne tarde pas à envelopper tout le corps du baigneur couché sur des tapis, la tête appuyée sur de petits coussins. Les pores de la peau ayant été suffisamment ouverts , et une douce moiteur s'étant répandue par tout le corps, vient un serviteur intelligent dont la main , armée d'un gant d'étoffe, vous frictionne doucement et vous masse avec art, afin de donner à la peau plus de souplesse et aux membres plus de flexibilité. Après cette cérémonie , qui se pratique souvent dans un massif placé au centre de la salle, le baigneur va se plonger dans une des cuves dont nous avons parlé , choisissant l'eau à la température qui lui convient. Par un raffinement de volupté, les baigneurs riches substituent souvent à ces ablutions, l'effusion sur la tête d'un ou plusieurs seaux d'eau contenant en dissolution du savon parfumé.

Bientôt le serviteur revient avec une pommade épilatoire, qui, dans un instant, fait tomber les poils aux endroits où on l'applique. Pour obéir aux lois religieuses, les hommes et les femmes en font un usage général en Egypte.

Le baigneur s'enveloppe ensuite d'une longue tunique pour se rendre à la première salle : là, pendant que, mollement étendu sur un sopha garni de coussins moelleux, il se livre aux douceurs d'un paisible repos, un serviteur l'essuie, le masse de nouveau, et lime avec une pierre ponce les ongles et les callosités des pieds.

Enfin est apportée la pipe, d'où bientôt la fumée d'un tabac aromatisé embaume la salle, et l'on sert les sorbets et le café moka. Le baigneur, après avoir repris ses vêtemens, qui souvent ont été parfumés au bois d'aloës, quitte enfin ces lieux de délices.

Les jours de bains sont aussi pour les femmes des jours de fête. Elles s'y rendent cachant sous le voile épais, sous le long manteau qui les dérobe aux regards, toutes les ressources de la toilette, tous les artifices de la coquetterie la plus raffinée. A peine arrivées dans la salle, elles laissent tomber ces voiles importuns, impatientes de s'offrir dans tout l'éclat de leur parure aux yeux de leurs compagnes. Elles mettent toute leur gloire à les éclipser par la richesse de leurs robes et de leurs ceintures de cachemire, par la

quantité de sequins de Venise et de perles fines suspendues à leurs longs cheveux, ou par la beauté des
diamans qui ornent les mouchoirs des Indes dont
leur tête est couronnée. Plus sensuelles que les hommes, les Egyptiennes prodiguent l'eau de rose et les
essences les plus précieuses dans la toilette qui suit le
bain. Des coiffeuses choisies parmi leurs esclaves, tres-
sent artistement leurs longs cheveux noirs. C'est là
qu'elles aiment à passer des heures délicieuses, qu'elles
traitent de leurs affaires secrètes, et que se concluent
les mariages : c'est là que parfois elles passent le
reste du jour en plaisirs, s'enivrant des parfums les
plus exquis, pendant que des esclaves viennent exécuter devant elles des danses voluptueuses, ou raconter des histoires d'amour.

Quoique les riches musulmans possèdent de magnifiques bains dans leurs habitations, ils choisissent
quelquefois les bains publics pour le théâtre de leurs
plaisirs, et font prévenir les maîtres des bains, qu'ils
paient généreusement pour être seuls. Au milieu des
parfums, des concerts les plus mélodieux, ils se di-
vertissent jusqu'au soir, terminant gaiement cette
partie de plaisir par un splendide repas.

BAINS TURCS ET ARMÉNIENS.

Les bains de transpiration des Turcs ont la plus
grande analogie avec ceux des anciens Grecs : c'est
le *Laconicum*, ou étuve sèche, construit avec toute
la pompe et la magnificence du luxe de l'Asie. Dans
toute la Turquie, et dans la ville de Constantinople

surtout, de nombreux édifices sont consacrés aux bains publics.

Ces établissemens[66], bâtis en superbes pierres de taille, sont élevés sur de nombreux piliers, qui les tiennent comme suspendus. Les étuves sont distribuées en plusieurs chambres qui communiquent toutes les unes aux autres. Chaque étuve renferme des bassins de marbre, en forme de bénitiers, et que l'on remplit à volonté d'eau à différente température, pour les immersions qui suivent ou accompagnent le bain de transpiration. Les vastes bassins où le baigneur, après avoir sué, se plonge délicieusement, existent plutôt dans les bains particuliers. De longs blocs, placés horizontalement sur la sommité des colonnes, et serrés les uns contre les autres, forment le pavé de ces salles, terminées en haut par une rotonde à laquelle est adapté un châssis de fenêtre qui laisse pénétrer la lumière par des verres concaves, comme ceux de certains monastères. Les murailles sont garnies de nombreux tuyaux, montant jusqu'à la partie supérieure ; ce sont autant de petites cheminées, dont les unes éconduisent la fumée et les autres servent de calorifère à chaque étuve. A côté de l'une de ces chambres, est placé le réservoir d'eau qui alimente les petits bassins. Le soin du chauffage des bains publics est commis à des esclaves qui y entretiennent le feu jour et nuit. A l'entrée de l'établissement se trouve un grand appartement, orné avec magnificence, où l'on dépose ses vêtemens avant d'entrer au bain. Le baigneur, chaussé de galoches de bois et couvert d'une espèce de grand peignoir de

coton, entre dans son étuve; une sueur abondante
ruisselle bientôt de tout son corps : un serviteur, la
main garnie d'une pièce de camelot en forme de
bourse, vient le frictionner, puis lui savonne tout le
corps, et finit en jetant de l'eau, plus ou moins
tiède, jusqu'à ce que le baigneur soit bien lavé et
bien rafraîchi. Au sortir de l'étuve, on est essuyé
avec soin, puis on revêt son peignoir pour se rendre
à la grande salle de repos, où l'on s'étend quelques
instans sur de riches tapis.

Tels sont les bains en commun ; mais les seigneurs ont des bains particuliers, construits avec
beaucoup plus d'élégance. Ils sont ordinairement
composés de deux salles soutenues par des colonnes
ciselées. Les murailles sont comme tapissées de petits
carreaux de faïence, peints avec un art tout particulier, et les plafonds ornés de dessins emblématiques.
Les marbres précieux et rares y sont taillés en bassins, que remplissent d'eau des robinets de bronze
doré. La grande salle de repos, garnie de meubles
magnifiques et ornée de scupltures dorées, est éclairée
par des fenêtres dont les vitres de toutes couleurs re-
flètent les rayons du soleil en gerbes variées qui flat-
tent agréablement l'œil sous ces voluptueux demi-
jours. Les vases dont on se sert sont d'or ou d'argent,
le linge du tissu le plus fin et artistement damassé. Les
nacres, les rubis, les émeraudes, brillent jusque sur
les galoches de bois odoriférant. Au sortir du bain,
le café ou le sorbet aiguillonne savoureusement le
goût du baigneur. Déjà pour quelques-uns l'usage
de la limonade est en faveur, comme en France.

La description de tant de richesses ne paraîtrait-
elle pas un conte de féerie inventé à plaisir, si nous
ne connaissions tout le luxe des Asiatiques, et si les
témoins oculaires qui nous ont transmis ces détails,
n'étaient des auteurs consciencieux? Non-seulement
les Turcs, mais encore les Grecs, les Arméniens et
les Juifs de ces contrées, font un usage fréquent de
ces bains de transpiration. La religion en fait un devoir aux uns; les autres y voient un puissant moyen
sanitaire, et le plus grand nombre y trouve le plaisir.
Les femmes turques en font surtout leurs délices, et,
à l'exemple des égyptiennes, elles y déploient toute
la recherche de la toilette, et ne quittent jamais le
bain avant d'avoir fait tresser leurs cheveux avec le
plus grand artifice.

DES BAINS DE VAPEURS EN RUSSIE.

L'extrême simplicité des bains russes contraste singulièrement avec le luxe des bains orientaux. Les
étuves de ce peuple ne se composent que d'une seule
pièce, construite en bois, garnie à l'intérieur de
bancs disposés en forme d'amphithéâtre à trois ou
quatre gradins, hauts d'environ deux pieds. C'est sur
ces banquettes (en russe *poloc*), quelquefois recou-
vertes de matelas de paille ou de foin, que se couchent les baigneurs, cherchant successivement sur
les divers gradins, jusqu'au plus élevé, la chaleur
qui leur convient.

Dans un des coins de la salle du bain, se trouve un
grand poêle construit en briques ou en pierres ro-

cailleuses. Un fort gril ou une plaque de fer le garnit à l'intérieur, et supporte des cailloux de rivière que l'on a fait chauffer jusqu'à l'incandescence par un feu constant de bois résineux. Sur ces cailloux rougis, le *badrusse* ou gardien des bains, jette deux ou trois seaux d'eau froide. Il laisse échapper cette première vapeur, appelée sauvage, qui ressemble assez à une épaisse fumée de goudron, et va s'attacher au plafond. Après avoir ainsi purifié la salle, on continue à jeter, à des intervalles rapprochés, de l'eau qui remplit constamment l'étuve de vapeurs humides.

C'est dans cette espèce de caverne, qu'à peine éclaire une petite ouverture, fermée par un verre ou une plaque de corne, que les Russes, entassés les uns sur les autres, prennent leur bain. C'est là qu'ils viennent deux fois par semaine suer de compagnie, se rendant mutuellement le service de se frictionner, de se fouetter avec de jeunes branches de bouleau (*venik*) ou de peuplier (*beroze*) enduites de savon.

Près de la salle du bain, se trouve un enclos également construit en bois, renfermant un puits ou une citerne dans laquelle les baigneurs, au sortir de l'étuve, plongent leur corps tout ruisselant de sueur. Souvent ils se font jeter sur le corps plusieurs seaux d'eau très-froide, ou vont se précipiter dans une rivière voisine, ou bien, en hiver, ils se roulent dans la neige. Ainsi rafraîchis, ils regagnent aussitôt l'étuve, où ils transpirent de nouveau, pour recommencer les immersions froides. Après cette opération plusieurs fois répétée, ils s'essuient, reprennent leurs vêtemens plus ou moins chauds, suivant la saison, boivent un verre d'eau-de-vie ou d'une autre boisson forte, et retournent immédiatement à leurs travaux accoutumés.

Telle est la disposition des bains publics en Russie. Les grands seigneurs, particulièrement à Moscou, en ont de plus élégans et plus commodes. Ils se font néanmoins arroser d'eau froide, frictionner, fouetter avec un balai de bouleau, comme le fait le pauvre serf *mougik*. Seulement, après le bain, ils se jettent quelques instans sur un lit de repos, et se restau-rent avec d'excellens vins, une tasse de thé ou de café.

C'est dans ces établissemens, sur le rustique fronton desquels l'auteur de l'Ermite en Russie voulait qu'on écrivît, *Dépôt de santé*, que les Russes vont braver les frimas du Nord, et retremper leurs corps endurcis. C'est au milieu de ces vapeurs chaudes qu'ils vont ensevelir leurs rhumes, leurs rhumatismes, et toutes les douleurs qui tourmentent la pauvre humanité. « Il est si rare que l'on rapporte chez soi ses » souffrances, que souvent, dit le judicieux auteur » que nous venons de citer, les guérisons semblent » tenir de la magie. »

CHAPITRE III.

DE NOS ÉTABLISSEMENS DE BAINS RUSSES ET ORIENTAUX PERFEC-
TIONNÉS, COMPARÉS AUX BAINS D'ÉTUVES COMMUNES ET AUX
BAINS DE VAPEURS PAR ENCAISSEMENT.

LES bains de vapeurs, tels qu'ils sont administrés en Russie, se ressentent trop des mœurs du Nord pour être accueillis avec quelque faveur en France. Le Russe conserve dans la pratique de ses bains la rudesse de ses habitudes. Aussi, par les nombreux perfectionnemens apportés dans leur construction, avons-nous dû chercher à les rendre plus agréables et plus commodes, sans cependant leur ôter rien des salutaires effets qu'on doit en attendre.

Les bains de vapeurs russes et orientaux que nous avons établis, sont alimentés par une vaste machine à vapeur, adossée à l'établissement. Deux rangs de petites cellules séparées par une galerie vitrée, composent l'appareil de ces bains. L'un des rangs est divisé en petits cabinets, garnis d'un lit de repos et de tout ce qui est nécessaire à la toilette : c'est là que le baigneur dépose ses vêtemens avant d'entrer au bain, et c'est également là qu'il vient se reposer en le quittant. Le second rang est coupé en petites pièces de six pieds carrés, construites en bois, et qui forment autant d'étuves où se donnent les bains.

Nos étuves perfectionnées renferment :

1° Un lit en bois de sapin, terminé, à son extrémité supérieure, en plan incliné, pour reposer la tête, et percé à sa partie inférieure de plusieurs trous, afin que la vapeur agisse plus directement sur les pieds. C'est sur ce lit, garni à volonté d'un drap blanc, que le baigneur se couche pour prendre son bain ;

2° Un robinet, que le baigneur tourne à volonté pour remplir l'étuve de vapeur ;

3° Un baquet rempli d'eau fraîche, où se trouve une éponge dont le baigneur se sert de temps en temps pour faire des lotions sur la tête, surtout quand il doit porter la chaleur très-haut ;

4° Une douche de vapeur simple, dont on se sert quand on traite une affection locale ;

5° Un thermomètre qui indique le degré de la chaleur ;

6° Deux robinets, que le baigneur peut ouvrir à son gré, l'un pour les arrosemens d'eau tiède, l'autre pour les arrosemens d'eau froide, et tous deux ensemble quand il veut de l'eau mitigée ;

7° Une seule pomme d'arrosoir par où l'eau tombe tiède ou froide, sous la forme de pluie fine ;

8° Un vasistas qui éclaire l'étuve, et que l'on ouvre après chaque bain, pour en renouveler l'air ;

9° Enfin, tous les objets nécessaires aux frictions, aux fustigations, tels que les gants, les brosses, les balais de bouleau, etc.

On voit, d'après cet aperçu, que nous n'avons pas voulu donner à nos étuves plus d'étendue, afin que chaque baigneur puisse y être seul. Jusqu'ici on n'avait eu que des étuves communes, où un nombre assez considérable de personnes, affectées de différentes maladies, se trouvaient réunies. Sans parler de l'aspect rebutant qu'offre le spectacle de tant de misères humaines, que d'inconvéniens pouvaient résulter de cette communauté! Personne ne niera que, par cette transpiration dépurative et forcée, il ne s'exhale du corps des malades des miasmes plus ou moins putrides; et quoique l'on ait dit, sans le prouver, que la vapeur corrigeait jusqu'à un certain point les dangers de ces émanations, qui pourra, faisant abnégation de toute crainte, se placer sans répugnance à côté de certaines infirmités dont la vue seule excite l'effroi? N'est-ce pas s'exposer à s'inoculer par la respiration ou par les pores que la chaleur a dilatés, une maladie plus grave peut-être que celle qu'on cherche à guérir? Qui voudra initier tout le monde au secret de sa santé, secret que souvent l'on a tant d'intérêt à cacher? Les étuves communes n'étaient donc plus dans les mœurs d'un peuple civilisé comme le nôtre, et nous sommes persuadé qu'il n'a rien moins fallu à ces sortes de bains que leurs puissans effets sanitaires, pour qu'ils aient été en faveur jusqu'à ce jour. D'ailleurs, dans cette vapeur commune, le malade pourra-t-il trouver le degré qui convient à son tempérament, à son âge et à ses affections? L'expérience a souvent prouvé que les bains d'étuve, pour être salutaires, devaient subordonner leur

température à toutes ces circonstances. Des vieillards
lymphatiques supportent quelquefois une chaleur de
50° R., tandis que des personnes sanguines et vigoureuses ne pourraient sans peine monter au-delà de
40° R.; et cependant l'un et l'autre ont obtenu des
résultats aussi puissans. C'est que, dans cette dernière organisation, les systèmes sont mis en jeu
avec plus de facilité; tandis que, dans la première,
l'énergie étant moins forte, il faut un excédant de
calorique pour provoquer la réaction. Des affections
aiguës ne demandent dans leur traitement qu'une
température de 38 à 40° R., pendant que nous en
verrons de chroniques exiger 44 à 46° R.; parce
que, dans le premier cas, on veut obtenir une médication sédative, et que, dans le second, on cherche
à provoquer une excitation, une perturbation qui
modifie l'organe affecté et remette les systèmes en
équilibre. Pour remédier autant que possible à ces
graves inconvéniens de l'étuve commune, on a pensé
à y établir des gradins, sur lesquels le baigneur
monte successivement jusqu'au plus élevé, guidé par
ce phénomène physique, que le calorique gagne toujours les régions supérieures. Outre le désagrément
et l'ennui de ces déplacemens continuels, on n'a
atteint qu'à demi le but proposé; car la tête du baigneur assis étant plus élevée, se trouve plongée dans
une amosphère de vapeur beaucoup plus chaude que
le reste du corps.

A tous ces inconvéniens de l'étuve commune,
vient s'en joindre un autre plus grave encore, celui
d'y manquer d'air vital. En effet, l'air de l'étuve,

dilaté par le calorique, est déjà par ce fait moins respirable : que l'on suppose maintenant un certain
nombre de personnes renfermées, je dirais presque
hermétiquement, dans un espace aussi étroit, durant une demi-heure, une heure. Qu'arrive-t-il ?
c'est que l'air vital diminuant à chaque aspiration
individuelle, est bientôt absorbé. C'est un fait physiologique que l'oxigène, seule partie respirable de
l'air atmosphérique, n'entre dans la composition de
ce dernier que pour 21 parties sur 100 ; que, dans
chaque aspiration, l'homme consume environ 6 à 8
parties de cet oxigène pour la transformation du sang
veineux en sang artériel; que 14 à 15 parties de cet
air vital sont seulement rendues, les autres ayant été
remplacées par l'acide carbonique et les émanations
animales. Examinons que ce phénomène physiologique se répète toutes les deux secondes chez chacun
des individus, et ces calculs mathématiques nous
conduiront à trouver que l'air vital de l'étuve
commune est bientôt absorbé. « La plus légère ré-
» flexion, dit M. le docteur Rostan, suffit pour faire
» connaître l'insalubrité de l'étuve des Allemands,
» où ils se réunissent pour suer de compagnie. L'air
» qu'on y respire doit, sans contredit, occasioner des
» accidens graves ; car rien n'est plus funeste qu'un
» air chargé d'émanations animales. La perspiration
» de divers individus ainsi claquemurés, leur exha-
» lation pulmonaire non moins puante, chargent
» l'atmosphère non renouvelée de vapeurs délétères;
» de plus, l'acide carbonique rendu en échange de
» l'air absorbé, rend très-impropre à la respiration

» un fluide déjà respiré ; la chaleur excessive de ces
» espèces d'antres impurs dilate l'air de manière à ce
» qu'il contient fort peu d'oxigène dans un volume
» donné : toutes ces causes réunies rendent funeste
» l'usage de ces sortes d'étuves , justement proscrites
» en France. » (*Dict. de méd.* , tom. 5 , page 253.)
N'est-ce pas à ces espèces d'étuves communes que
l'on pourrait appliquer, du moins en partie, ce mot
de Jean-Jacques Rousseau : « L'haleine de l'homme
tue l'homme, au physique comme au moral ? »

Ce que nous venons de dire est encore pleinement
justifié par cette remarque de certains auteurs , que
les Russes entassés dans leurs étuves sont haletans et
oppressés, parce que l'appareil respiratoire est obligé
de se dilater considérablement et fréquemment, pour
suppléer , par la quantité d'air qu'il absorbe, à son
manque de vitalité. Nous avons plusieurs fois répété
cette expérience sur nous-même, en nous enfer-
mant pendant près d'une heure dans une étuve dont
l'air n'avait pas été renouvelé depuis quelques bains,
et dont nous portions la température de 42 à 45° R.
Il nous est arrivé souvent d'être incommodé par
l'insalubrité de l'air qu'on y respirait, ce que nous
n'avons jamais éprouvé dans nos étuves particulières,
dont l'air est changé après chaque bain.

Convaincu de tous les inconvéniens de l'étuve
commune, nous y avons remédié en construisant
des étuves où chaque personne peut prendre son bain
isolément, et se donner de la vapeur degré par degré,
jusqu'à la température qui lui convient. Le *vasistas*
qui éclaire l'étuve se lève après le départ de chaque

baigneur , pour laisser échapper le reste de la vapeur
chargée de miasmes , et renouveler entièrement l'atmosphère viciée de l'étuve, pendant que le garçon en
savonne les parois de haut en bas , avant d'y faire
entrer un autre baigneur.

Les Russes, sans considération d'âge , de tempérament , de susceptibilité nerveuse ni d'affections
différentes, se soumettent, en quittant leurs étuves,
aux arrosemens d'eau au même degré de froid.
Dans beaucoup de circonstances, cependant, il est
important de modifier la température de l'eau , et
d'accoutumer graduellement le baigneur à cette transition du chaud au froid. Pour satisfaire à cette indication, nous avons établi deux robinets que le
baigneur peut ouvrir et fermer à volonté; l'un est
pour l'eau tiède , et l'autre pour l'eau froide ; et
comme ces deux robinets versent leur eau dans une
même pomme d'arrosoir, il est facile, en les ou-
vrant séparément ou ensemble , d'augmenter ou de
diminuer à son gré la température des arrosemens,
et par-là de répondre à toutes les indications qui
peuvent s'offrir.

Nous avons vu que, dans le bain oriental ou
égyptien , le baigneur voyageait d'une étuve à l'autre, tantôt pour chercher un degré de vapeur plus
élevé , tantôt pour recevoir les immersions d'eau
tiède, et enfin pour se soumettre aux frictions ou au
massage. Tout cet étalage est inutile pour l'efficacité du bain. La vapeur aura-t-elle plus de vertu
dans une seconde ou troisième pièce que dans la première ? Il serait ridicule de soutenir cette assertion;

il est évident pour tout le monde, que l'action plus grande de la vapeur dépend de sa température plus élevée, et que les frictions, le massage, les arrosemens tièdes ou froids, ne peuvent que perdre de leur salutaires effets, quand on a soustrait le baigneur à l'action directe de la vapeur. N'est-il pas beaucoup plus naturel d'administrer le bain dans une seule pièce, sans obliger le malade à ces déplacemens continuels et fatigans, puisqu'il peut lui-même faire monter la vapeur degré par degré, et se soumettre ainsi à une chaleur beaucoup plus graduée que dans le bain égyptien, et qu'il peut avec beaucoup plus d'avantage se faire frictionner, masser, savonner, pendant que son corps est plongé dans une atmosphère de vapeur?

Avant de terminer ce parallèle, nous dirons encore deux mots des effets du bain de vapeur par encaissement, comparés à ceux de l'étuve russe et orientale. Une grande différence d'abord, c'est, dans les premiers, de respirer l'air extérieur, tandis qu'enfermé dans une boîte, le corps est plongé dans la vapeur; ce qui rend les phénomènes obtenus dans ce bain, beaucoup moins énergiques que dans l'étuve russe. L'air chargé de vapeurs chaudes, n'étant plus introduit dans les poumons, la circulation est moins active, l'exhalation cutanée moins facile, en un mot, tous les mouvemens excités dans les organes sécréteurs et circulatoires sont plus faibles. Il ne saurait en être autrement, puisque dans les bains de vapeurs par encaissement il n'y a ni frictions, ni fustigation, ni massage, pratiques qui secondent puissamment l'action de la vapeur, et déterminent à la surface du corps un degré d'énergie et de vitalité que les bains de boîte ne pourront jamais atteindre.

Il est encore dans l'étuve orientale et russe, une autre modification plus importante ; c'est que tout le corps est plongé dans la même température, tandis que, dans une boîte, la tête se trouvant dans une autre atmosphère, l'air que l'on respire est plus froid. Qu'arrive-t-il alors ? La transpiration pulmonaire provoquée par l'action du calorique, se trouve tout à coup supprimée, et les organes de la respiration saisis, irrités par l'air froid qui y est introduit, sont affectés de toux, de rhumes, etc.

Il est reconnu que les effets immédiats des bains de vapeur ordinaires se réduisent à deux : relâcher les tissus jusqu'à faire tomber le système musculaire dans un état de prostration, et provoquer la transpiration. Le bain russe, au contraire, facilite l'exhalation cutanée sans affaiblir. Que certains malades en aient pris 20 et même 30 de suite, sans en être fatigués, c'est un fait dont l'expérience nous est familière. Malgré toutes les précautions dont on entoure le malade, il arrive souvent qu'après un bain de boîte la peau, dont les pores sont ouverts, se trouve saisie par l'air extérieur, qui peut donner lieu à une répercussion interne plus ou moins dangereuse ; tandis qu'au sortir du bain russe, le corps a acquis un degré d'énergie suffisant pour résister aux intempéries atmosphériques. Ceci nous explique pourquoi les bains de vapeurs par encaissement réussissent si mal en hiver, et comment, dans cette saison laborieuse, les bains russes sont un excellent moyen hygiénique.

Cependant, en signalant les inconvéniens des bains de vapeurs par encaissement, nous sommes loin de leur contester les salutaires effets que l'expérience a constatés. Nous voulons seulement faire remarquer qu'ils peuvent être remplacés avec avantage par les bains de vapeurs orientaux et russes, et que, lorsqu'il s'agira d'obtenir des résultats plus énergiques, comme dans la plupart des maladies chroniques, ces derniers devront toujours être préférés. « On tomberait dans une grave erreur, dit le » docteur Barrié, célèbre praticien de Hambourg, » en considérant le bain russe simplement comme » un bain de vapeur ordinaire, porté à un degré » de chaleur plus élevé. On aurait tort de le consi- » dérer comme un simple moyen de provoquer la » transpiration, ou de l'assimiler même à la boite » de vapeur, qui n'agit qu'à l'extérieur, laissant » la tête dans une autre température que le corps. » Outre que l'usage fréquent de ces derniers bains » dessèche le corps et l'affaiblit considérablement, » ils ramollissent la peau et la rendent tellement im- » pressionnable au moindre contact de l'air, que les » malades sont souvent affectés de rhume de cerveau, » de toux, de douleurs rhumatismales, quelquefois » même dans les plus beaux jours de l'été. » (*Des bains russes, pag.* 15, Hambourg, 1828.)

CHAPITRE IV.

DE LA CONDUITE A OBSERVER POUR PRENDRE LES BAINS ORIENTAUX
ET RUSSES, ET DE LEURS EFFETS IMMÉDIATS ET SUBSÉQUENS.

Tout ce que nous dirons ici sur l'administration et les effets des bains russes et orientaux, ne doit être envisagé que d'une manière générale et pour les personnes en bonne santé, nous réservant d'examiner plus tard les différentes modifications qu'il est important d'appliquer à la variété des tempéramens et des maladies.

Règle à suivre avant le bain.

L'usage des bains de vapeurs orientaux et russes ne nécessite aucune préparation spéciale, pourvu que des circonstances particulières ne forment pas des obstacles qu'on doit toujours écarter. On peut les prendre avec un égal avantage dans toutes les saisons et par tous les temps, car il est toujours facile de se garantir des intempéries atmosphériques, et après le bain on supporte beaucoup mieux le froid, l'humidité, les brouillards : avantages immenses que ces bains ont sur ceux de vapeur ordinaires, en boîte et d'eau tiède. Ce fait s'explique par la grande énergie qui a été communiquée à tous les organes, et surtout à la peau. Quant à l'époque de la journée, toutes les heures sont également convenables, même après les repas, car nous avons eu mille fois occasion de remarquer que ces bains, loin de troubler les digestions, les rendent plus promptes et plus faciles. Cependant, pour les personnes qui n'y sont pas encore accoutumées, il est plus rationnel qu'elles en fassent usage avant ou une heure après le repas. Lorsqu'on est sujet aux insomnies, il vaut mieux les prendre le soir, pour y retrouver un sommeil paisible. Le baigneur pusillanime qui, prenant le bain pour la première fois, éprouve un sentiment d'inquiétude ou de crainte, doit déposer toute appréhension, tout préjugé contre ce genre de bain, et, pour s'en rendre l'usage plus profitable, l'aborder avec une entière confiance et la plus parfaite tranquillité d'esprit.

Arrivé dans l'établissement, le baigneur se rend à son cabinet, où il se déshabille entièrement. Quelques personnes, avant d'entrer au bain, ont l'habitude de boire un verre d'eau pour faciliter la transpiration et prévenir la soif. Cette pratique n'est point de rigueur, et l'on doit même s'en abstenir, lorsqu'on digère l'eau pure avec difficulté. Ensuite le baigneur, les sandales de bois aux pieds, et enveloppé de son peignoir, quitte son cabinet pour se rendre à l'étuve.

De la conduite à observer pendant le bain, et de ses effets
immédiats.

Le baigneur doit entrer dans l'étuve entièrement
déshabillé, car toute espèce de vêtement gênerait
l'action salutaire de la vapeur. Il est beaucoup de
dames cependant qui se couvrent d'un petit tablier
à bavette, sans que cela nuise à l'efficacité du bain.

Le bain doit avoir au moins une température de
25° R., et être rempli d'une certaine quantité de vapeur. Nous avons vu souvent des personnes timides
craindre de ne pouvoir respirer dans cette atmosphère
humide, et accuser un sentiment d'oppression. Cette
prétendue gêne dans les fonctions respiratoires n'est
due qu'à la crainte, comme il est facile de s'en convaincre en faisant de profondes aspirations. Le baigneur va se coucher sur l'estrade de bois, et conserve
cette position horizontale, pour que la tête ne soit
pas exposée à une chaleur plus forte. Il reste quelques instans dans cette température agréable, res-
pirant profondément la vapeur dont il est environné.
Il ouvre ensuite le robinet, et porte la chaleur de
l'étuve jusqu'à 30 ou 32° R.

Ici commencent à se manifester les phénomènes
physiologiques : bientôt toute la surface extérieure
du corps se couvre d'une humidité qu'il ne faut pas
prendre pour de la sueur ; c'est de l'eau provenant
de la vapeur condensée. Ce fait, entièrement physique, s'explique par la tendance du calorique à se
mettre en équilibre avec tous les corps ambians ; or,

comme le corps du baigneur a une température inférieure à celle de la vapeur, il lui soustrait assez de calorique pour la réduire à son état primitif d'eau. La peau, ainsi humectée, ne tarde pas à se ramollir, à se relâcher; une douce chaleur se répand dans tous les organes; un sentiment de calme, de quiétude, difficile à décrire, se fait sentir dans toute l'économie, et indique avec quelle régularité s'exercent toutes les fonctions; l'imagination, étrangère à toute autre pensée, ne semble occupée qu'à jouir de cet état de bien-être.

Cependant, cette vapeur chaude, introduite dans les poumons, où se passe, comme on le sait, le phénomène principal de la circulation, c'est-à-dire, la transformation du sang veineux en sang artériel, donne lieu à des effets encore plus importans. La transpiration pulmonaire est plus abondante, les battemens du cœur, et par conséquent les pulsations du pouls sont plus fréquentes; ce foyer interne de calorique facilite l'exhalation cutanée.

Après que le baigneur est resté quelque temps dans cette atmosphère, il fait monter la vapeur jusqu'à 36° ou 38° R. : la chaleur de la peau augmente sensiblement; la transpiration s'établit par tout le corps; la face se colore; les yeux éprouvent de légers picotemens dûs à la chaleur, et surtout aux gouttelettes de sueur qui coulent sur le bord des paupières; la respiration devient un peu plus fréquente. C'est dans ce moment que le baigneur peut recevoir une douche d'eau froide, et doit prendre, dans le baquet placé à côté de lui, l'éponge imbibée d'eau fraîche , et se l'appliquer sur la tête. Il est bon de la garder sur le front et les yeux pendant tout le bain, en ayant le soin de la retremper de temps en temps dans l'eau. Ce moyen fait cesser la cuisson des yeux, facilite la respiration , empêche le sang de se porter vers le cerveau , et met en état de supporter, sans inconvéniens, une chaleur plus forte. C'est alors que le garçon baigneur commence les frictions, savonne tout le corps, pour nettoyer la peau et ouvrir les pores ; c'est le moment du massage et de l'administration des douches de vapeur, suivant les indications à observer ; puis vient la flagellation avec le balai de bouleau ramolli à la vapeur.

Cette opération terminée, la peau chaude, rouge, gorgée de sang, est dans un état de turgescence et de vitalité incroyable : les vaisseaux sanguins se dessinent à sa surface, surtout aux extrémités ; les membres, notamment les pieds et les mains, ont augmenté de volume ; l'accumulation plus grande de calorique, des fluides absorbés et de ceux qui séjournent dans le réseau vasculaire avant d'être expulsés par la transpiration, la pression moins forte que la vapeur raréfiée exerce sur la surface cutanée, expliquent facilement ce phénomène. Les lames de l'épiderme, soulevées par les frictions, laissent béante l'ouverture des pores, d'où s'écoule une sueur abondante : la circulation générale est puissamment activée, les pulsations du pouls ont redoublé de fréquence et de force, la respiration est devenue plus précipitée sans cependant être laborieuse ; le système musculaire a perdu momentanément de son énergie. Le baigneur

ouvre de nouveau le robinet de vapeur, élève rapidement la température jusqu'à 38°, 40° ou 45° R., suivant son tempérament, afin de porter la peau au plus
haut degré de vitalité : il ne reste que quelques instans
dans cette chaleur, qui ne tarde pas à le fatiguer
et à provoquer une sorte d'anxiété qui lui fait désirer vivement les arrosemens d'eau. Quelquefois le
garçon lui jette sur tout le corps le baquet d'eau
tiédie par la chaleur de l'étuve; mais le plus souvent
le baigneur passe rapidement sous l'arrosoir d'eau
tempérée. Cette lotion débarrasse la peau des débris
de l'épiderme, lave l'écume du savon, et prépare
aux arrosemens froids; mais le passage subit de la
vapeur à l'eau froide est préférable après l'habitude
de quelques bains. Bientôt à l'état de chaleur brûlante succède une agréable sensation de fraîcheur;
l'anxiété disparaît comme par enchantement, la respiration est facile, la tête libre. Le baigneur termine
par la douche d'eau froide, qui, tombant en pluie
fine, ruisselle sur tout le corps. Il est par fois avantageux de faire remonter la température de l'étuve
pour recommencer ces ablutions froides : la sensation
en est différente chez le baigneur craintif qui n'y est
pas encore accoutumé, et chez celui qui en a l'habitude. Quand, pour la première fois, on prend ces
sortes de bains, la crainte, la surprise occasionée par
cette transition brusque à des températures si différentes, fait éprouver quelquefois un saisissement général, une espèce de spasme périphérique, un resserrement dans la région de l'estomac, une gêne
instantanée de la respiration. Ces effets ne sont que

passagers, et comme ils sont dûs plus encore à l'appréhension, à la surprise, qu'à l'action du froid, peu
sensible à cette haute température, ils disparaissent
au deuxième ou troisième bain : cette sensation perd
alors tout ce qu'elle avait paru avoir de pénible, et
on désire avec ardeur ces arrosemens d'eau froide;
c'est une véritable jouissance, semblable à celle que
fait éprouver un vent frais lorsqu'on a été long-
temps exposé aux ardeurs du soleil. Après une dernière aspersion sur la tête, on quitte l'étuve dans
laquelle on a séjourné environ vingt-cinq minutes.

Telle est la manière la plus convenable de prendre
les bains russes, du moins pour l'homme sain. Quand
on prend seulement le bain oriental, on ne porte la
température qu'à 36, au plus 38 degrés ; le massage
remplace la fustigation, et on termine par deux arrosemens d'eau tiède. En général, nous accordons de
beaucoup la préférence aux bains russes; mais on conçoit que dans une foule de maladies, on doit apporter
des modifications, que nous indiquerons en parlant
de leurs traitemens; et que, pour les personnes très
irritables et nerveuses, on les accoutume plus graduellement aux transitions du chaud au froid. Cependant
qu'on ne pense pas pouvoir à son gré s'écarter des
règles que nous traçons, et qu'on reste bien persuadé
que les effets salutaires de ces bains dépendent souvent de la manière dont ils sont administrés : c'est un
puissant remède, dont le malade ne peut à sa volonté
augmenter ou diminuer la dose. Nous avons entendu
souvent des personnes avouer avec ingénuité, que si
elles n'avaient pas obtenu des premiers bains tous les

avantages qu'elles en attendaient, c'était parce que
elles les avaient mal pris. Par exemple, il ne serait pas
prudent de se soumettre aux arrosemens froids sans
avoir porté la chaleur de l'étuve au moins à 40° R.,
parce que c'est de là surtout que dépendent les
phénomènes de réaction dont nous allons donner
une idée.

Règle à suivre après le bain, et de ses effets subséquens.

Nous avons dit que le baigneur, les sandales de
bois aux pieds, et revêtu de son peignoir, quittait
l'étuve pour se rendre à la galerie. Les malades auxquels il convient de suer après le bain, passent dans
leur cabinet pour y être enveloppés de couvertures
de laine, et se jeter sur le lit de repos : le temps
qu'ils doivent y rester étant subordonné à leur état
maladif, nous établirons plus tard sa durée. Mais
pour les personnes en santé, ou dont l'affection ne
nécessite pas de transpiration, il est bien préférable
qu'elles ne se couchent point; elles vont dans la galerie s'asseoir quelques instans, ou se promener lentement.

On procède d'abord par essuyer la tête, le visage,
et enfin tout le corps; c'est ici seulement que le
baigneur commence à jouir de tous les avantages du
bain, et à goûter le fruit des épreuves par lesquelles
il vient de passer. Bientôt la réaction se manifeste et
la peau se colore vivement, surtout à la face. De ce
dernier phénomène on pourrait conclure que le sang
se porte à la tête. Ce n'est point au cerveau, mais

bien à la peau du visage que le sang circule avec abondance, parce que le système capillaire y est plus développé que dans les autres parties du corps ; aussi, lorsque le baigneur retourne à l'air extérieur, cette rougeur a bientôt disparu.

Après le bain, on est délassé, rafraîchi, en quelque sorte régénéré ; on ressent une douce tendance au repos, un sentiment de calme, de quiétude universelle, qui indique quelle harmonie préside à toutes les fonctions de l'organisme. L'appétit, la soif, sont agréablement augmentés ; le plus parfait équilibre existe entre les systèmes auxquels les forces vitales ont été également réparties. Après avoir joui quelques instans de cet état de bien-être, le baigneur s'occupe à essuyer la sueur que la réaction a rappelée sur tout le corps, et lorsqu'il est bien sec, il s'habille en commençant par les pieds, et quitte les bains pour aller prendre quelque rafraîchissement, s'il le juge convenable.

Les phénomènes que nous venons de décrire persistent durant la journée et quelquefois même plusieurs jours. Ce serait une grande erreur de croire qu'au sortir du bain russe, on soit plus sensible au froid et aux intempéries de l'air, car il en arrive tout le contraire : la chaleur qui se maintient dans tout le corps, l'énergie plus grande de la peau, diminuent considérablement les impressions du froid, même le plus rigoureux, et on peut, sans redouter le moindre inconvénient, s'exposer à toutes les vicissitudes atmosphériques, sans qu'il soit besoin de se vêtir plus que d'habitude, et se livrer à l'exercice, pourvu qu'il ne soit point forcé ; enfin on ressent dans tout son être un surcroît d'énergie. Le moral même participe à ce bien-être physique; une agréable gaieté s'empare de l'âme, « et fait croire, dit Savary, que dans les » heures de calme délicieux qui suivent ces bains, » on vit un grand nombre d'années. »

CHAPITRE V.

DES DIVERSES PRATIQUES DES BAINS RUSSES ET ORIENTAUX.

LES pratiques à observer dans les bains orientaux et russes doivent varier avec les indications à suivre. Elles comprennent : 1° les lotions d'eau fraîche; 2° les lotions savonneuses; 3° les frictions ; 4° la flagellation ; 5° le massage ; 6° la percussion musculaire ; 7° les douches de vapeur ; 8° les fumigations intérieures ; 9° les arrosemens d'eau tiède, mitigée ou froide. Nous allons parcourir ces diverses pratiques dans l'ordre de leur usage pendant le bain, en montrant avec brièveté leur but et leurs effets.

Des lotions d'eau fraîche sur la tête.

On se sert, pour ces lotions, d'une éponge chargée d'eau fraîche, abandonnée à la disposition du baigneur, afin qu'il puisse l'imbiber de temps en temps. Il doit la garder sur le front et les yeux durant tout le bain, et surtout lorsque déjà la chaleur de l'étuve est assez élevée pour provoquer la transpiration. Ces lotions fraîches empêchent le sang de se porter vers la tête, préviennent la cuisson que la chaleur;

ou la sueur en s'écoulant, détermineraient dans les yeux, et facilitent beaucoup la respiration. Nous ne saurions trop les recommander aux personnes sanguines, qui doivent porter la température de l'étuve à un degré élevé, ainsi qu'aux baigneurs qui éprouvent un peu de gêne dans les fonctions respiratoires. En général, il est bon de tenir l'éponge froide sur le front et les yeux pendant tout le bain.

Des lotions savonneuses.

L'usage des savons, qui accompagne ordinairement les frictions, concourt à nettoyer la peau et à la débarrasser des débris de l'épiderme qui se détachent. Par l'astriction, le resserrement que ces substances légèrement astringentes exercent sur tout l'organe cutané, elles diminuent un peu la sueur trop abondante qui pourrait affaiblir. Ces légères données suffisent pour faire apprécier que, dans beaucoup de cas de maladies, surtout de la peau, on doit s'en abstenir.

Des frictions.

Les frictions offrent plusieurs modes de pratique; on les fait avec la main, soit nue, soit couverte d'un gant de flanelle ou de crin, soit enfin avec une brosse plus ou moins dure, ou avec le balai de bouleau. Pour peu que l'on réfléchisse aux propriétés de la peau, à l'importance de ses relations avec les organes intérieurs, on concevra facilement le fréquent usage que les anciens faisaient de cette pratique salutaire, beaucoup trop négligée de nos jours.

4

Les frictions douces nettoient la peau en la débarrassant des matières grasses, ouvrent les pores,
facilitent l'absorption et la transpiration, répar-
tissent également les forces vitales et les matériaux
de la nutrition, entretiennent l'harmonie, l'équilibre entre les fonctions de la peau et celles des organes profonds, donnent de la souplesse aux muscles et aux articulations, augmentent la vitalité de
tout l'organe cutané, en y déterminant un plus grand
développement de calorique et d'électricité. La titillation agréable et légère que les frictions exercent sur les petits filets nerveux, ajoute à la sensibilité de la peau, et l'accumulation plus considérable
de fluides dans les vaisseaux capillaires qui rampent
à sa surface, y appelle une surabondance d'énergie
qui seconde puissamment la réaction qui suit les arrosemens froids.

Ces effets locaux réagissent sympathiquement sur
toute l'économie et sur les organes intérieurs dont
les fonctions sont activées : la circulation générale
devient beaucoup plus énergique. La grande utilité
des frictions, commè moyen hygiénique, est évidente, particulièrement chez les individus dont la
peau habituellement froide, sèche, rugueuse, ne
transpire que difficilement, et les dispose aux maladies cutanées, aux réactions fâcheuses sur les viscères profonds. Quels avantages la médecine ne retire-
t-elle pas de cette pratique dans le traitement d'une
foule de maladies : dans les affections rhumatismales
et nerveuses, dans les douleurs des organes de la digestion, surtout quand elles sont dues aux dégage-

mens de gaz ; dans les embarras de la circulation,
dans les engorgemens des systèmes lymphatiques et
veineux, etc. etc.; en un mot, dans tous les cas où
il sera important de changer le mode de vitalité de
la peau, ou d'y provoquer une salutaire excitation?

De la flagellation.

Nous avons vu que la flagellation se faisait avec
de jeunes branches de bouleau garnies de leurs
feuilles. Qu'on ne s'imagine pas que cette pratique
soit pénible et douloureuse, comme on pourrait
être disposé à le croire. Ces balais de bouleau,
cueillis au printemps, éprouvent en séchant une espèce de fermentation qui les ramollit; et pour leur
donner encore plus de souplesse, on a soin de les
oindre de savon et de les faire macérer dans la vapeur ou dans l'eau chaude. Cette flagellation se pratique plus particulièrement sur les membres et le
long du dos; elle agit de la même manière que les
frictions, mais ses effets immédiats sont beaucoup
plus prompts et plus énergiques; par elle la circulation cutanée est portée à son plus haut degré, elle
ranime la chaleur et la vie dans tous les tissus, et
imprime à tous les organes une tonicité remarquable.
Comme moyen dérivatif, cette fustigation légère,
agissant sur toute la périphérie du corps, y détermine une rubéfaction marquée; le sang, en appelant
aux extrémités et dans tout le réseau vasculaire une
aussi grande quantité de fluide qu'il en peut contenir,
prévient les congestions vers les organes intérieurs et

vers le cerveau, et déplace même celles qui déjà s'y seraient fixées. Enfin elle imprime à toute la peau un tel état d'excitation et de turgescence, qu'à elle seule elle assurerait déjà l'innocuité des immersions froides.

La flagellation vient puissamment au secours de la médecine dans le traitement des maladies chroniques, trop souvent rebelles à tous les autres remèdes, sans parler de la dérivation qu'elle opère sur la peau, où elle rappelle les forces et la vitalité concentrée par une irritation permanente dans les viscères profonds; que ne doit-on pas attendre de ces secousses répétées, de cette sur-excitation anormale qu'elle imprime à tous les systèmes? Aussi ne tarde-t-elle pas à déterminer, dans les maladies chroniques les plus invétérées, des changemens avantageux, des déplacemens salutaires, qui sont presque toujours les préludes d'une guérison prochaine. On ne saurait trop conseiller ce puissant moyen curatif, que nous avons vu souvent couronné de succès inespérés, dans les affections goutteuses, dans les rhumatismes chroniques, la paralysie, la sciatique, l'atrophie des membres, etc.; en un mot, dans tous les cas d'embarras de la circulation. Quand elle est trop active vers le cerveau, il suffit de répéter les lotions fraîches sur la tête, et d'insister sur les fustigations aux extrémités, pour faire disparaître promptement la congestion cérébrale. Les tempéramens sanguins ne doivent pas manquer de suivre cette méthode pendant leur bain.

Cette pratique fut aussi celle des anciens, puisque, au rapport de Suétone, Antoine Musa fit flageller

l'empereur Octave-Auguste pour le guérir d'une
sciatique ; et qu'au dire de Mercurialis, Thémison eut
souvent recours à ce moyen dans beaucoup de maladies chroniques. Galien pense, et avec raison, qu'on
pourrait s'en servir avantageusement pour rendre
l'embonpoint aux personnes maigres. A dire vrai,
est-il un moyen plus efficace pour distribuer également, dans toute l'économie, les élémens de la nutrition? Parmi les modernes, aucun peuple n'a fait
un usage plus universel de ce moyen que les Russes.
« Tant il est vrai (dit le savant auteur de l'article
» *Bain*, du Dictionnaire des sciences médicales),
» qu'on remarque chez les peuples que la civilisa-
» tion n'a qu'imparfaitement éclairés, des pratiques
» utiles, fruit de l'instinct et d'une expérience gros-
» sière, et qui, pour être aussi rustiques que leurs
» partisans actuels, n'en sont pas moins, quant aux
» effets qu'elles produisent, équivalentes à des mé-
» thodes découvertes chez les peuples civilisés, à
» l'aide de la réflexion et de beaucoup de lumières. »

Du massage.

Le massage ou massement est employé chez bien
des peuples, comme un moyen indispensable à la
conservation et au rétablissement de la santé. Les
Orientaux sont ceux qui en font un usage plus fréquent. Nous croyons utile de recourir à cette pratique salutaire, trop délaissée en Europe.

La cérémonie du massage éprouve quelques modifications chez les différens peuples : nous avons

adopté la manière la plus générale et qui nous a paru
en même temps la plus avantageuse.

Lorsque le baigneur est déjà enveloppé d'une certaine quantité de vapeurs, on exerce sur toutes les
parties de son corps une pression douce et graduée;
les épaules sont mues en tous sens, les membres allon-
gés par des tiraillemens lents et méthodiques; on fait
exécuter aux articulations de grands mouvemens de
flexion et d'extension, qui font parfois entendre un
craquement provenant de la séparation brusque et
instantanée des surfaces articulaires que la synovie
tient ordinairement en contact. On foule, on presse
doucement les parois du ventre pour imprimer aux
viscères intestinaux de légères oscillations. Tantôt
ce sont de simples attouchemens, tantôt de douces
frictions qui excitent les papilles nerveuses de la
peau, et déterminent une sensation agréable dans
cet organe ainsi titillé.

Après le massage on se croit un homme nouveau;
il semble qu'on apprécie plus complétement le bonheur d'exister, et que jusqu'alors on n'avait pas
vécu.

La légère irritation et l'harmonie que les frottemens et les tiraillemens ont établies dans tous les systèmes de l'organisme, font ressentir par tout le corps
une souplesse, une sorte de quiétude, dont il serait
difficile de se faire une idée. La peau, devenue douce
et unie comme un satin, a acquis l'éclat, le poli dont
elle est susceptible. « Les impressions sont tellement
» vives, dit M. Rostau, qu'on se figure les ressentir
» pour la première fois. La lassitude qu'on éprou-

» vait a fait place à un bien-être incroyable. Une
» douce gaîté s'empare de l'âme, l'homme respire
» l'espérance et le bonheur. » D'après cette riante
esquisse, où l'imagination de l'auteur nous retrace
sous des couleurs si vives et si agréables les effets du
massage, on ne s'étonnera plus que cette pratique
fasse les délices des Orientaux. Ils la regardent comme
un edes plus douces jouissances de la vie, puisqu'ils y
trouvent à la fois le plaisir, la santé, et la beauté de
leurs formes. « L'Européen, dit le docteur Nysten,
» condamnant aveuglément les usages des autres
» peuples, quand souvent il ne les connait qu'im-
» parfaitement, trouve, dans cette coutume asiati-
» tique, un plaisir qui la lui fait bientôt adopter ;
» il pousse quelquefois cette habitude jusqu'à l'ex-
» cès, et les femmes de nos contrées, transportées
» sous le ciel fortuné des Indes, sacrifient des heures
» entières à cette opération. » (*Dict. de méd. art.*
Bains.

Mais sans tenir compte des impressions agréables
que procure le massage, on ne peut se refuser à le
reconnaître comme un puissant auxiliaire à l'art de
guérir. Outre l'excitation de la peau, l'accélération
des fluides circulatoires, surtout dans les réseaux capillaires, l'augmentation de l'appétit et des fonctions
digestives, effets incontestables du massage, ne de-
vine-t-on pas déjà combien il peut être d'un grand
secours dans tous les cas de rigidité des muscles,
auxquels il donne plus de souplesse, lorsque les
mouvemens sont difficiles et douloureux, à cause de
la sécheresse des surfaces articulaires, en lubréfiant

ces mêmes articulations d'une nouvelle synovie, dans
tous les cas de paralysie, d'ankylose, de goutte, de
rhumatisme, en activant par des frottemens méthodiques la circulation dans les tissus blancs qui garnis-
sent les articulations; n'est-on pas fondé à croire que
les Orientaux, quoique de tous les peuples le plus
voluptueux, ne doivent qu'à cette pratique sanitaire
cette espèce d'ignorance où ils sont des terribles
effets de la goutte, dont ils connaissent à peine le
nom.

De la percussion musculaire, nouveau massage.

Nous employons souvent une autre espèce de massage, dont nous avons constaté les heureux résultats
d'après les expériences du docteur Sarlandière : sa
longue observation de l'effet de cette pratique nous
fait un devoir de transcrire textuellement la note que
ce praticien distingué a communiquée à M. le professeur Trousseau, pour l'insérer dans son ouvrage
sur la thérapeutique.

« La percussion des muscles exercée médicale-
ment, a pour but de remédier à l'état vicieux, soit
de leur sensibilité, soit de leurs mouvemens. Ce
que l'on a appelé *masse* chez les Arabes, qui signifie
pétrir, et d'où dérive le mot *massage*, n'est autre
chose qu'une suite de percussions ou de froissemens
imprimés aux muscles dans l'intention de remédier
à la fatigue, au brisement ou à la rigidité qu'éprouvent ces parties, soit à la suite d'une longue marche,
soit dans les maladies qui enrayent leurs mouvemens

ou affaiblissent leur action. Tous les Arabes et les
Orientaux emploient habituellement le massage, et
tous sont généralement exempts de rhumatisme
musculaire, maladie qui n'est véritablement connue
que de nos peuples d'Occident, qui n'ont pas l'usage
de cette pratique.

» Non-seulement le massage consiste à pétrir ou
malaxer les muscles avec les doigts, mais encore à
faire jouer en tous sens les surfaces articulaires, et
à frapper avec le bord de la main les parties les plus
charnues des membres.

» En me rendant un compte physiologique de
cette action modificatrice, et ayant égard, au
sentiment de bien-être et à la manière dont on
remédie à la fatigue, quand on replace dans une
autre position un membre qui est long-temps resté
dans une même situation, ou qui a été long-temps
exercé d'une même manière, j'ai compris que ce
n'était en quelque sorte que par un déplacement
moléculaire des parties constituantes qu'on devait
remédier le plus efficacement à ces lésions motrices;
et ayant remarqué que la douleur dont un muscle
est affecté enchaîne son mouvement, lorsqu'on
l'exerce sous l'influence de la volonté dans la direction naturelle de nos fibres charnues, j'ai aussi
pris garde qu'un mouvement imprimé dans un sens
contraire, et par conséquent au moyen d'une force
étrangère, rétablissait le mouvement naturel et la
sensibilité dans leur état d'intégrité.

» Considérant, d'autre part, l'extrême fatigue
que cause cet exercice à celui qui en est chargé, et

la grande difficulté de rencontrer dans nos pays des gens assez habiles dans cet art, et aussi le temps qu'il faut employer pour cela, j'ai pensé qu'une percussion molle, plus ou moins forte, plus ou moins lente, à l'aide d'un corps non contondant placé au bout d'un levier, afin d'employer les mouvemens les plus énergiques sans fatigue, atteindrait le but qu'il fallait se proposer.

» J'ai donc fait confectionner des battoirs élastiques, dont la palette circulaire, de 4 pouces de diamètre, est terminée par un manche de 10 pouces de long; lesquels sont rembourrés de crin et recouverts de flanelle pour les percussions à sec, de feutre ou d'étoffe de crin (crinoline) ou même de caoutchouc, pour les percussions au milieu de la vapeur aqueuse : et j'ai pu remarquer l'immense avantage que donnait une percussion bien exercée sur les muscles avec ces instrumens, sur le pétrissage à l'aide des mains.

» Voici au reste ce qu'une étude approfondie d'un moyen si simple m'a appris : il faut se servir de deux battoirs, un dans chaque main, afin de frapper alternativement de la gauche et de la droite, et non de toutes deux à la fois.

» L'espace entre les deux points frappés varie selon qu'on a à traiter une partie douloureuse, plus ou moins circonscrite, ou qu'on se propose d'agir sur une grande surface, comme pour remédier à un endolorissement général, ou à de la fatigue des membres. Si c'est sur quelque partie douloureuse peu étendue, on se renferme, pour percuter, dans le cercle de la douleur, ou on ne déborde ce cercle que d'un pouce environ; il faut cependant éviter de percuter des deux battoirs sur le même point, car on n'atteindrait pas l'effet désiré, qui est la sédation; mais, au contraire, on échaufferait et irriterait la partie, ce qui arriverait également si les coups étaient trop précipités et forts.

» Autant que possible, il faut percuter deux points d'un même muscle, attendu que la vibration qui résulte des deux points percutés alternativement, dans l'étendue des fibres musculaires, est la condition la plus favorable au succès.

» Si l'on a à agir sur une grande étendue, on percute en parcourant successivement tous les points, et s'y arrêtant quelque temps.

» Le cou, les épaules, le dos, les fesses, les lombes, les membres, sont les seuls endroits percutables : on doit éviter cette opération sur les parties antérieures du tronc.

» Les parties très-charnues, c'est-à-dire, composées de plusieurs couches de muscles, comme les mollets, la partie postérieure des cuisses, les fesses, sont celles où on peut frapper les coups les plus forts.

» Les parties peu charnues, au contraire, et très sensibles, comme le dessus des pieds, la partie antérieure de la jambe, le poignet, le cou, ne doivent être percutées qu'à petits coups.

» Les coups seront d'autant plus rapprochés qu'ils seront plus légers, mais lorsqu'on voudra frapper très fort, il faudra mettre assez d'intervalle entre le coup porté par chaque battoir, pour que la partie ne s'échauffe pas, ni ne devienne douloureuse; car chaque coup porté laissant, lorsqu'il est fort, une certaine somme de douleur, il faut attendre que cette impression douloureuse soit amortie avant d'en faire succéder une autre ; sinon on augmente l'irritation et on peut amener une véritable inflammation, au lieu de provoquer la sédation.

» Il est de précepte de commencer par percuter à petits coups toute la surface sur laquelle on se propose d'agir, afin de l'accoutumer d'abord à une vibration légère, et on augmente progressivement de force sur les parties charnues : on peut arriver ainsi à frapper très fort.

» Lorsqu'on a percuté ainsi pendant quelque temps d'une manière convenable, la partie, au lieu de s'être échauffée et de présenter à la main qu'on place dessus de la chaleur, est, au contraire, devenue froide d'une manière très remarquable. J'ai vu ce phénomène étonner beaucoup de médecins ; il semble être antiphysique. C'est un phénomène purement physiologique : c'est ce refroidissement qui semble être la condition essentielle de la sédation.

» Lorsque les membres, très fatigués par une longue marche ou un exercice quelconque, ont été soumis ainsi à une percussion bien entendue pendant une demi-heure, surtout étant plongés dans la vapeur aqueuse, la fatigue est dissipée comme par enchantement ; il semble qu'on renaisse à une nouvelle vie, qu'on soit revêtu d'un nouvel être !... Il est des jeunes gens et des femmes qui, par ce moyen, ont acquis le secret de multiplier infiniment leurs nuits de bal, d'être considérés comme infatigables, et de conserver leur santé, en y joignant, bien entendu, la nourriture et le sommeil nécessaires pour concourir à cette réparation de forces.

» Si l'on percute un membre affecté de rhumatisme musculaire, et dont les mouvemens sont tellement enrayés, que la moindre extension ou flexion du membre cause des douleurs intolérables, on est tout étonné, après 15 ou 20 minutes d'une percussion bien entendue, de pouvoir livrer ce même membre à des mouvemens étendus, sans presque aucune douleur. Cette disparition de douleur est d'ailleurs subordonnée pour le temps, à la violence du rhumatisme. S'il est léger, le mal peut disparaître sans retour au bout d'une demi-heure de percussion; s'il est enraciné, le bien-être obtenu par une séance disparaît au bout de peu de temps; ce n'est qu'en renouvelant les séances de percussion, qu'on parviendra à déloger l'ennemi.

» Si le rhumatisme est erratique, et que la percussion l'ayant fait disparaître d'un côté, il se montre inopinément sur un autre point, il faut l'y poursuivre, jusqu'à ce qu'on l'ait déraciné de toutes parts.

» La percussion musculaire devient aussi très-salutaire dans le cas de paralysie ou de rhumatisme des muscles profonds de la cuisse et du mollet: Il est bon de recourir au massage avec le bout des doigts, qui se pratique alors en enfonçant brusquement les doigts dans les parties charnues, et les pétrissant avec force. Cette action, dont les muscles externes essuient le choc le plus violent, va cependant retentir jusqu'aux

muscles profonds , et les modifie. La percussion par
les battoirs demanderait, pour atteindre le but, des
coups trop forts. C'est le seul cas où la percussion
ne puisse pas remplacer le massage des mains.

» Le temps qu'on doit mettre à exercer la percussion , varie d'un quart à une demi-heure. On emploie
généralement moins de temps si on percute dans la
vapeur, car la modification est bien plus efficace qu'à
sec. On peut renouveler la séance de percussion jusqu'à 4 et 5 fois par jour ; mais il ne faut pas s'y soumettre plus de deux fois dans une journée où l'on
a pris un bain de vapeur.

» Il en est de même pour les lumbagos que pour
les rhumatismes ; mais le *coup de fouet* du mollet et
le torticolis, ainsi que la goutte et le rhumatisme articulaire, ne demandent pas de percussion , et se guérissent mieux par la vapeur, et surtout par la douche
de vapeur. Il est inutile de faire remarquer ici , que
le bain russe est le meilleur bain qu'on puisse prendre, car le visage et le cerveau sont garantis par l'eau
froide de l'excès de la chaleur et des accidens qui peuvent résulter de l'action de tout bain d'étuve.

» La percussion par les battoirs à percuter , est
totalement différente par ses effets de la flagellation
des Russes dans leurs bains. L'une est sédative et propre à rétablir le mouvement dans son état normal,
par cessation de la douleur et excitation à la loco-
motion ; l'autre est excitante des propriétés vitales
affaiblies, et porte son action principale sur la sensibilité. La percussion convient mieux dans les cas
de douleurs musculaires , qui enchaînent le mouve-

ment, ou dans la torpeur résultant de la paralysie, surtout quand on ne veut pas borner l'action à la superficie; la flagellation, au contraire, est une espèce de révulsion, de réveil de la sensibilité cutanée , et de la couche superficielle des muscles; elle convient mieux dans le cas d'insensibilité, de laxité, de décoloration. Les deux moyens réunis sont parfaitement applicables aux paralysies complètes; quelquefois on y joint l'urtication et l'application des rubéfians, etc.

« Depuis vingt ans que j'emploie la percussion musculaire dans le traitement que je fais subir aux rhumatisans et aux paralytiques qui se confient à mes soins, je n'ai eu qu'à me louer de sa constante efficacité et des services qu'elle m'a rendus; et ma persévérance à étudier depuis long-temps les effets des agens physiques sur les affections douloureuses, convulsives et paralytiques, me donne quelque droit à préconiser ce moyen, et offre aux médecins qui le recommanderont une garantie de ces heureux résultats. » Nous ajouterons ici que M. le docteur Sarlandière a bien voulu enseigner lui-même aux employés de l'établissement son procédé opératoire.

Des douches de vapeur.

Les douches de vapeur s'administrent à l'aide d'un tuyau mobile d'une certaine longueur, et auquel on peut faire subir tous les mouvemens possibles. A son extrémité libre, s'adapte un robinet que l'on ouvre plus ou moins, afin de déterminer à son gré la force ou l'étendue de la colonne de vapeur.

Pendant que le malade est debout, ou couché
sur son banc, on ouvre le robinet de la douche : la
vapeur sortant avec force, est dirigée sur la partie
souffrante ; on a soin de promener cette colonne sur
les divers points, dans la crainte que, frappant trop
long-temps sur un espace très circonscrit, elle n'excite
trop cette partie. On la tient aussi à une distance
plus ou moins éloignée, qui se mesure par l'effet que
l'on veut produire. Dans les cas qui nécessitent une
forte douche, il est bon de recouvrir la partie malade d'un morceau de flanelle, afin de concentrer le
calorique. S'il s'agit d'augmenter l'action de la douche en condensant la vapeur, ou s'il faut soustraire
quelque organe à son action, par exemple, lorsque
ce jet de vapeur se dirige sur le visage, on doit se
servir d'un entonnoir en caoutchouc, qui circon-
scrive exactement par son sommet la partie à dou-
cher, tandis que sa base largement évasée reçoit la
colonne de vapeur et la condense.

Les effets de la douche de vapeur sont subordon-
nés à sa durée et à sa force. La partie de la peau sou-
mise à son action ne tarde pas à se dilater, à s'épa-
nouir ; la douleur que le malade ressentait s'oublie
instantanément ; l'irritation que la vapeur chaude
détermine sur la peau augmente sa vitalité ; l'accumulation des fluides accroît momentanément le volume de cette partie, qui devient rouge, chaude, légèrement enflammée. Cette excitation locale, ce
mouvement fébrile, peut, dans beaucoup de circonstances, agir comme révulsif, et remplacer avec
succès des dérivatifs plus douloureux.

« Parmi les moyens qui offrent à l'homme les
» plus puissans secours contre les infirmités qui l'as-
» siégent, dit M. le docteur Rapou, les douches de
» vapeurs tiennent incontestablement le premier
» rang. Un grand nombre d'affections qui résistent
» opiniâtrément à tous les traitemens imaginables
» et les plus savamment combinés, cèdent avec une
» facilité surprenante à l'action des douches de va-
» peurs, et plusieurs de mes concitoyens doivent à
» leur usage la guérison de maladies réputées incu-
» rables, et la santé dont ils jouissent. — Les dou-
» ches de vapeurs sont employées avec le plus grand
» succès dans le rhumatisme chronique, la sciatique,
» la paralysie, les engorgemens divers, les tumeurs
» lymphatiques, les roideurs articulaires, les ré-
» tractions des muscles, les ulcères atoniques, cer-
» taines espèces de dartres, les dépôts froids, les
» hydropisies des membres, etc., etc.

» Ne doit-on pas justement s'étonner qu'elles
» aient été négligées au point qu'il n'en soit pas
» même question dans les principaux ouvrages de
» matière médicale, et que la plupart des médecins
» n'en aient aucune idée ? » (*Atmidiatrique*, pag.
98 et 104.)

Dans le traitement des maladies chroniques locales, il est très avantageux de recourir de bonne
heure à la douche de vapeur.

Lorsqu'on l'administre pendant 6 à 8 minutes au
commencement du bain russe, elle augmente beaucoup son action ; souvent il est bon d'y revenir une
seconde fois pendant le bain, pour déterminer plus

promptement la crise qui est ordinairement le prélude de la guérison : lorsque cette crise est assez
forte, on doit suspendre la douche, pour y revenir
plus tard, quand l'affection reste stationnaire. En
général, l'action locale de la douche de vapeur,
jointe à l'action générale du bain russe, hâte beaucoup la guérison des maladies chroniques.

Fumigations intérieures.

Les fumigations intérieures s'administrent à l'aide
d'un tube correspondant à une boule métallique, d'où
sortent les vapeurs humides, chargées de principes
médicamenteux. Cette vapeur sera émolliente, excitante, tonique, narcotique, selon les substances
médicales que l'on aura renfermées dans la boule.

Il n'est pas nécessaire d'entrer dans de grands développemens pour faire comprendre, même aux personnes étrangères à l'art de guérir, l'importance de
cette médication dans les affections de l'arrière-bou-
che, des bronches, du poumon, dans les cas d'angines aiguës ou chroniques, dans les catarrhes, les
irritations de poitrine, que la médecine n'attaque
que d'une manière fort indirecte, en administrant
les médicamens à l'intérieur. A l'aide des vapeurs
dont nous parlons, on agit directement sur le siége
de la maladie, que l'on modifie toujours d'une manière avantageuse, quand on a bien saisi l'indication.
Ainsi, dans les inflammations aiguës des organes
respiratoires, on recourt aux émolliens ; dans les
affections chroniques, on fera respirer des vapeurs

plus ou moins excitantes ; dans les irritations com-
pliquées d'accidens nerveux, on ajoutera aux émolliens des substances légèrement narcotiques ou antispasmodiques, etc.; en un mot, on pourra varier
à l'infini la nature de ces vapeurs médicinales, suivant les symptômes que l'on a à combattre.

Depuis long-temps les praticiens ont reconnu les
heureux effets de cette médication, encore trop négligée de nos jours ; et si déjà les simples vapeurs
aqueuses que le malade respire dans l'étuve, concourent puissamment à la guérison de maladies des
organes respiratoires, combien sont plus actives les
vapeurs médicamenteuses, sagement prescrites, dans
le traitement de ces maladies, surtout quand leur
action est secondée par le bain général !

Des arrosemens d'eau tiède, mitigée et froide.

Les arrosemens se font, comme nous l'avons déjà
dit, à l'aide d'une pomme d'arrosoir, percée de
trous d'un petit calibre, qui laissent tomber l'eau
sous forme de pluie fine : ceux d'eau tiède, à une
température de 25° R., ont pour objet de nettoyer
la peau de la crasse et des débris de l'épiderme déta-
chés par les frictions, de faire disparaître l'écume
de savon, de diminuer un peu la transpiration, et de
préparer le baigneur novice et craintif aux arrosemens froids, en rendant la transition moins brusque.
D'ailleurs, ces arrosemens sont les seuls indiqués dans
plusieurs cas ; par exemple, lorsque le baigneur,
soit par crainte, soit par une circonstance particu-

lière , n'a pas porté la chaleur de l'étuve à un degré
assez élevé pour faciliter la réaction , ou lorsqu'il est
affecté de maladies dans lesquelles on a à redouter
une répercussion , comme dans quelques affections
cutanées : mais que l'on mette de côté ces circonstances rares et exceptionnelles , et l'on sera en droit
d'assurer que les arrosemens froids sont beaucoup
plus avantageux, et qu'ils doivent être préférés.

Les arrosemens mitigés se font avec de l'eau à une
température de 18° R. environ : pour l'avoir à ce
degré, il suffit au baigneur d'ouvrir à la fois le robinet d'eau tiède et celui d'eau froide ; par le mélange qui se fait dans la pomme d'arrosoir , on est
à même d'obtenir des températures variées. Nous
conseillons ces arrosemens mitigés au baigneur débutant , à certaines personnes nerveuses, extrêmement impressionnables , et chez lesquelles les réactions sont très promptes ; dans certaines maladies où
il convient de transpirer beaucoup après le bain ;
enfin, ces arrosemens d'eau mitigée sont une excel-
lente introduction à ceux d'eau froide.

Les arrosemens froids, c'est-à-dire avec de l'eau
de 8 à 10° R., se pratiquent sur tout le corps, immédiatement avant de quitter l'étuve. Cette pratique, la plus importante des bains russes , a pour
but de rafraîchir le corps du baigneur , de diminuer
la sensation incommode de la chaleur , de modérer
la transpiration , en resserrant momentanément les
pores de la peau , à laquelle ils donnent plus de tonicité ; de réveiller l'énergie des systèmes musculaire et nerveux , et sympathiquement celle de tous

les organes ; de prévenir enfin la débilité, l'affaiblissement, suite inévitable de tous les autres bains de
vapeurs, et de provoquer une réaction salutaire.

Lorsque le baigneur a élevé la température de son
étuve de 40 à 45° R., par exemple, et qu'il y est
resté quelque temps, cette transition subite du
chaud au froid, loin d'être pénible, fait éprouver
une sensation agréable, que recherchent toujours
avec empressement ceux qui ont déjà pris quelques
bains. Immédiatement après cet arrosement, il semble qu'on reprend une nouvelle existence : à la chaleur brûlante de la peau, qui commençait à fatiguer,
succède une agréable sensation de fraîcheur ; les battemens du cœur, les pulsations du pouls, deviennent plus calmes et plus réguliers ; la tête est libre,
la respiration plus facile, les pieds sont plus agiles ;
les muscles, relâchés par la vapeur, ont recouvré
et augmenté leur vigueur primitive ; en un mot, on
ressent dans tout son être un surcroît de vitalité et
de force, jusqu'alors inconnu.

Cependant, par ces arrosemens froids, la transpiration a été momentanément supprimée, les fonctions de la peau suspendues, et les fluides qui se
portaient avec abondance sur toute la périphérie du
corps, ont été refoulés vers le centre : mais bientôt
la grande vitalité que les vapeurs chaudes, les frictions, la flagellation, etc., ont imprimée à la peau
et à tous les organes, l'excès de calorique dont tout
le corps est pénétré, est employé à une salutaire
réaction qui rétablit et augmente même l'activité de
la peau ; action vitale d'autant plus grande et plus

prompte, que le bain a été porté à une plus haute température. Le calorique qui a été introduit dans les voies respiratoires, forme un foyer intérieur, qui facilite encore la réaction après les arrosemens froids ; car, pendant le bain, le corps a été plongé dans une atmosphère d'environ 10 degrés au-dessus de la chaleur naturelle, et la partie excédante de calorique, dont le corps et surtout la peau est alors pénétrée, sont dépensés à atténuer l'action du froid. Et, en effet, à cette impression courte et passagère a succédé bientôt une chaleur modérée : la circulation a repris son cours avec plus de force vers toute la peau, qu'anime une teinte rosée, et où se manifeste une douce perspiration qui enveloppe le corps du baigneur d'un léger nuage de vapeurs.

Comme cette pratique du bain russe est celle qui rencontre le plus d'opposition, qu'on nous permette de rapporter les opinions de quelques savans, laissant à ces arbitres consciencieux, dont le jugement nous paraît sans appel, le soin de justifier ce phénomène physiologique ; les indications de la théorie et les leçons de l'expérience suffiront, d'ailleurs, pour détruire les objections, qui toutes ne sont que spécieuses.

Nous aurions fait un grand pas dans la discussion, si l'on voulait consulter non-seulement les hommes de la science, mais les voyageurs qui ont écrit sur les bains russes ; car on les trouverait tous d'accord sur ce point : que les immersions froides, au sortir de l'étuve, loin de faire craindre aucun danger, sont toujours suivies d'une réaction salutaire. Alors nous n'aurions plus à combattre que la prévention des personnes qui n'ont jamais vu d'é-tuve ni essayé de cette espèce de bain. Le meilleur argument que nous ayons à leur opposer, serait de leur conseiller d'en faire l'épreuve. La conviction les amènerait promptement, nous n'en doutons pas, à se reprocher un jugement hasardé sur des résul-tats qu'elles n'avaient pas constatés, et à rejeter une théorie qui sera toujours un défaut devant les faits pratiques.

« On a beaucoup trop admiré, dit Nysten (*Dict.* » *des sciences médicales*, tome 2, page 526), que » les Russes passent ainsi d'une très grande chaleur » à un très grand froid, sans inconvénient. Il est » moins étonnant qu'il ne le parait, dit Marcard, » de voir des hommes robustes se rouler dans la » neige, après avoir quitté un bain de vapeur très » chaud, sans qu'il en résulte aucun mauvais effet. » Chaque fois qu'il y a un grand mouvement du » centre à la circonférence, dans tous les systèmes, » et que les fluides en circulation parcourent les » vaisseaux, même ceux des parties externes, avec » une vitesse double, le froid extérieur ne peut faire » aucune impression pendant un certain temps. » (*De la nature des bains*. Marcard, page 231.)

« Il semblerait, » dit M. le docteur Rapou, (et le témoignage de son opinion, basée sur une longue expérience, doit être du plus grand poids sur cette matière;) « il semblerait qu'au sortir d'un bain de » vapeur, à une température assez élevée, on dût » être sensible au moindre froid; mais l'expérience

» prouve qu'après une vive excitation qui double la
» vie, en accélérant de beaucoup la circulation gé-
» nérale et capillaire, et lorsque le mouvement de
» réaction du centre à la circonférence est forte-
» ment établi, on peut s'exposer à un froid très ri-
» goureux, sans éprouver d'impression pénible, ni
» la moindre incommodité. C'est pour cette raison
» que les Russes se plongent impunément dans l'eau
» à la glace, au sortir d'une étuve de 40 à 50 de-
» grés. L'espèce de fluxion que détermine sur la
» peau l'action de la vapeur à cette température,
» principalement si le bain a été précédé ou suivi de
» frictions, dure plusieurs heures, en s'affaiblissant
» graduellement, de sorte que l'impression du froid
» est d'autant moins sensible, qu'on est sorti du
» bain depuis moins de temps. J'ai souvent vérifié
» sur moi-même ce fait physiologique, en m'expo-
» sant, pendant l'hiver, au sortir d'un bain de va-
» peur, à l'action de l'air froid, non-seulement sans
» peine, mais avec une espèce de jouissance compa-
» rable à celle que fait éprouver un vent frais, au
» milieu d'un jour brûlant; et cet effet se prolonge
» au point que j'ai constamment été obligé; pendant
» quelques jours, de me vêtir moins chaudement. »
(*Méthode fumigatoire*, tome 1, page 75.)

Écoutons l'opinion de M. le docteur Rostan,
dont on ne saurait révoquer en doute les lumières
et l'impartialité. « On s'est souvent étonné que les
» Finlandais et les Russes se précipitaient dans la
» neige au sortir d'une étuve de 50° R.; mais si l'on
» réfléchit au surcroît d'activité qui règne dans tous

» les organes, et surtout à la force extrême d'ex-
» pansion qui résulte d'un pareil bain, on sera
» moins surpris de ce phénomène. Des savans ont
» éprouvé qu'au sortir de ces bains, un froid de 3 à
» 4° R. n'était pas sensible pour eux; ce qu'on ne
» peut expliquer que par cette énorme réaction du
» centre vers la circonférence, qui rend nul tout
» effort exercé dans un sens contraire. » (*Dict. de
méd.*, tome 3, page 236.)

Les docteurs Reil, Sanchès, Barrié, Schmidt,
Christian Hille, etc., en un mot, tous les auteurs qui
ont écrit sur les bains russes, partagent la même opinion, et expliquent de la même manière les phénomènes de réaction après les arrosemens froids.

Sans insister davantage sur ces preuves de la théorie et du raisonnement, venons aux leçons de l'expérience, toujours positive et exempte de suspicion.
Supposons même ce fait, qui semble si peu en harmonie avec les croyances du jour, inexplicable pour
nous, il n'en demeurera pas moins une vérité qu'on
ne peut révoquer en doute.

Nous avons vu que les Grecs et les Romains em-
ployaient ces immersions au sortir de l'étuve, ou se
précipitaient dans la *piscina naturalis*, vaste bassin
rempli d'eau froide. Cet usage se continua, dit Pline,
pendant plus de 600 ans, sans que jamais ils en
éprouvassent le moindre inconvénient : bien au
contraire, ils lui attribuaient justement l'avantage
de réparer leurs forces affaiblies, et cette facilité
avec laquelle ils supportaient les fatigues de la
guerre.

En Russie, tout le monde sait que, depuis des siècles, on ne connait point d'autre manière de se baigner ; et l'on est encore à entendre dire qu'elle ait donné lieu à un seul accident. En Allemagne, où, depuis nombre d'années, ces bains sont en usage, tout le monde s'accorde à traiter de chimériques les craintes inspirées d'abord par l'introduction de cette pratique, et à en proclamer les heureux effets.

Enfin ici, à Paris, depuis plusieurs années, un nombre toujours croissant de baigneurs suivent assidûment les bains russes. Ceci prouve mieux que tout le reste, qu'on n'a jamais eu occasion de voir le moindre inconvénient résulter des arrosemens froids, après un bain de vapeur convenablement administré, et qu'ils sont toujours suivis d'une réaction salutaire, même chez les femmes et les enfans d'une constitution débile.

Si l'opinion de tant de savans consciencieux, si d'innombrables expériences, répétées durant des siècles, chez des générations entières vivant sous des climats divers, ne suffisent pas pour détruire un préjugé sans fondement, pour constater la vérité d'un fait, nous avouerons de bonne foi que nous ignorons par quel chemin on arrive à la conviction, de quelle lumière il faut faire briller la vérité, pour lui donner l'éclat de l'évidence, et nous nous regarderons comme condamnés à subir le joug d'un scepticisme opiniâtre, pour ne pas dire ridicule.

CHAPITRE VI.

DE L'UTILITÉ DES BAINS RUSSES ET ORIENTAUX , COMME MOYEN
DIÉTÉTIQUE, COSMÉTIQUE ET PROPHYLACTIQUE.

« COMME moyen diététique, les bains de transpi-
» ration étaient déjà pratiqués par les Grecs, qui les
» regardaient comme une partie nécessaire de l'édu-
» cation publique; après eux, par les Romains,
» comme ils le sont par les Russes, les Turcs, et
» autres nations. » (D' Karl-Christian Hille, *Des
bains russes*, chap. 4. Dresde, 1829.)

On aurait donc tort de ne voir dans les bains
russes et orientaux qu'un remède, parce qu'on a
l'habitude de les voir triompher d'une foule de maladies; nous ne craignons pas d'avancer qu'ils tiennent un des premiers rangs comme bains de propreté et d'agrément, et comme moyen diététique et
prophylactique. L'expérience des siècles se joint ici
aux témoignages des médecins les plus distingués,
pour confirmer cette double propriété des bains
d'étuve.

« Lorsque la chaleur de l'étuve, dit le docteur
» Rostan, s'élève au-dessus de la chaleur naturelle...
» toutes les fonctions s'exercent avec plus d'aisance

» et de régularité. Tous les voyageurs qui ont pris
» de semblables bains de vapeurs en ont fait les plus
» grands éloges; tous s'accordent à dire que l'on se
» sent, pour ainsi dire, renouvelé, qu'on naît à
» une nouvelle vie. On est calme, dispos; toutes les
» fatigues ont disparu; les douleurs et les tiraille-
» mens de tous les membres sont remplacés par un
» sentiment de quiétude et par un bien-être indi-
» cible. » (*Dict. de méd.*, tome 3, page 255.)

« Au sortir des bains d'étuve, dit le docteur
» Rapou, on se sent délassé, calme, rafraîchi, plus
» dispos et plus léger; il semble qu'il existe plus
» d'harmonie, et même l'équilibre le plus parfait,
» entre les divers organes de l'économie, et l'état de
» quiétude et de bien-être général que font éprou-
» ver les bains généraux de vapeur, les ont fait re-
» garder par tous les peuples qui en ont fait et qui
» en font usage, comme une des plus douces jouis-
» sances de la vie. » (*Méthode fumigatoire*, tome 1,
page 70.)

Savary avait tellement apprécié les délicieuses sensations que procurent les bains d'étuve, que son
imagination riante semblait ne pas trouver d'expres-
sions assez riches pour faire sentir toutes les émotions qu'il avait éprouvées, et bien rendre ses impressions. Écoutons comment s'exprime ce gracieux
écrivain dans ses lettres sur l'Égypte.

« Après le bain d'étuve, il semble qu'on vient de
» naître ou qu'on vit pour la première fois. Un sen-
» timent vif de l'existence se répand jusqu'aux ex-
» trémités du corps, tandis que livrée aux flatteuses

» sensations, l'âme qui en a la conscience, jouit des
» plus agréables pensées; l'imagination se prome-
» nant sur l'univers qu'elle embellit, voit partout
» de rians tableaux, partout l'image du bonheur. Si
» la vie n'est que la succession des idées, la rapidité
» avec laquelle la mémoire les retrace, la vigueur
» avec laquelle l'esprit en parcourt la chaîne éten-
» due, feraient croire que dans les heures de calme
» délicieux qui suivent ces bains, on vit un grand
» nombre d'années. » (Art. *Bains orientaux*.)

Nous n'avons rien à ajouter aux témoignages de
ces auteurs consciencieux sur les avantages et les
agrémens de ce genre de bains, comme moyen diététique. Ces effets, qui au premier abord pourraient
paraître exagérés, n'auront rien d'étonnant pour
l'observateur qui connaît les nombreuses sympathies qui lient le physique au moral. La facilité
avec laquelle tous les fluides circulent, la régularité
qui règne dans toutes les fonctions, après le bain
d'étuve, la douce chaleur que celui-ci répand dans
tout le corps, la légère titillation, l'épanouissement
du système nerveux, n'est-ce pas assez pour l'intelligence de cet état de bien-être décrit tout à l'heure
avec autant de vérité que d'éloquence? Il faut cependant avoir pris quelques bains d'étuve pour bien en
apprécier tous les avantages. Le corps a besoin de
s'accoutumer à cette série de phénomènes qui mettent en jeu les fonctions vitales. La crainte, l'inquiétude dont il est difficile de se défendre, lorsque pour
la première fois on prend un bain qui n'est point
dans nos habitudes, empêche toujours un peu d'en

goûter tous les agrémens. Il faut avoir pris trois à quatre bains pour bien les comprendre. L'usage diététique des bains russes et orientaux convient à tout le monde : ils doivent être préférés, même en bonne santé, à tout autre bain de propreté, parce qu'ils nettoient et délassent mieux. Mais ils sont surtout nécessaires, comme moyen hygiénique, aux personnes qui fatiguent beaucoup, s'exposent souvent aux intempéries de l'air; aux gens de cabinet qui travaillent de tête et mènent une vie trop sédentaire, et à ceux qui ont une existence de plaisirs. « Il est » certain, dit le docteur Christian Hille, qu'après » de grands exercices, des mouvemens violens, rien » ne ranime aussi promptement le corps, ne dissipe » aussi rapidement tout sentiment de lassitude, ni » ne rappelle la liberté d'esprit aussi vite que ne le » fait, en général, un bain d'eau tiède, mais bien » plus encore un bain de vapeur accompagné d'ar- » rosemens. Rien n'est aussi plus efficace pour rap- » peler l'activité de l'esprit abattu par quelques » excès dans les plaisirs de l'amour ou de la table. » Comme moyen de propreté, le bain de vapeur agit » beaucoup plus efficacement et plus promptement » que le bain d'eau auquel il manque la ressource » salutaire des frictions. »(*Diss. sur les bains russes*, chap. 4. Dresde, 1829.)

Quant à l'administration des bains d'étuve, comme moyen hygiénique, nous l'avons décrite, en traitant de leurs effets immédiats. Les modifications que l'on doit y apporter, suivant les tempéramens, les âges et les saisons, seront, vu leur importance, l'objet de chapitres particuliers. Et pour suivre une marche progressive, nous nous occuperons d'abord de certains effets qui, pour être d'un ordre inférieur, ne sont pas sans intérêt pour tout le monde ; nous voulons parler de la fraîcheur et du coloris dont ces bains parent la peau, ou de leur emploi cosmétique.

De la vertu cosmétique des bains d'étuves.

On a recours à une foule de moyens pour adoucir, blanchir la peau ; pour masquer les couleurs de certaines parties du corps, ou pour leur donner plus d'éclat : ce sont le rouge, le blanc de fard, le lait virginal, l'eau blanche, les teintures de benjoin, et certaines pommades, dans la composition desquelles entrent des substances plus ou moins corrosives.

A quoi servent ces cosmétiques inventés par un art séducteur, « et dont le moindre inconvénient, » dit un de nos médecins distingués, est de détruire » le velouté de la peau et cette fraîcheur qui font le » charme du bel âge, pour procurer une vieillesse » prématurée ? Les bains russes sont les seuls cos» métiques dont se servent les dames moscovites, » parce que ces bains rendent toutes les parties du » corps souples, et, en débarrassant la peau de toutes » les matières onctueuses, lui font recouvrer tout » l'éclat, la finesse et la blancheur qu'elle est sus» ceptible d'acquérir. » (*Effets des cosmétiques,* thèse du Dr Sarlandière, Paris, 17 juin 1815.)

En parlant du massage, nous avons dit avec le docteur Rostan, que « ces bains donnaient à la peau » tout l'éclat et le poli dont elle est susceptible. Cherchons la solution de cet intéressant problème, dans l'examen des causes qui altèrent de si bonne heure, chez les habitans des grandes villes, ce riche incarnat de la jeunesse, dont ils cherchent par tous les moyens à réparer la perte, trop souvent même aux dépens de leur santé.

Tantôt une vie trop dissipée, de fréquentes nuits passées au milieu des fêtes et des bals tiraillent les traits, fatiguent les nerfs : la vapeur de l'étuve calme l'irritabilité du système nerveux, détend et épanouit ses filets crispés, et bientôt les rides du visage creusé par les contrariétés de la jalousie ou l'abus des plaisirs et des veilles, auront fait place à ce calme, à ce poli si désiré.

Tantôt c'est à la vie trop sédentaire du boudoir, au défaut d'exercice et du grand air que nos dames doivent cette triste pâleur qui indique une circulation languissante : leur peau est terne, en quelque sorte étiolée comme la fleur qui végète loin de l'influence vivifiante du soleil. L'usage des bains d'étuve vient réveiller cette circulation endormie, en appelant une plus grande quantité de sang à la peau ; ce qui confirme ce mot du célèbre professeur Reil : Les bains russes rappellent les roses sur les joues décolorées.

Quelquefois, à la suite de digestions pénibles, une maigreur survenue rapidement a privé la peau de son tissu cellulaire, et la fait tomber dans un état de relâchement qui lui donne un aspect rugueux et ridé. Les bains activent la nutrition , et sous leur influence, le corps regagne bientôt cet embonpoint qui moule tout l'appareil musculaire sous des formes gracieuses et arrondies. Dans ce cas , il faut insister sur les arrosemens froids qui suivent le bain, parce qu'ils réveillent la tonicité de la peau , affermissent les chairs et restituent à l'organe cutané son aspect satiné.

Que la digestion ait été fréquemment troublée, ou que chez la femme une irritation de la matrice réagisse sympathiquement sur le foie , les yeux se cernent, et une petite quantité de bile qui se mêle à la masse du sang , colore la peau d'une teinte jaunâtre. Chez d'autres personnes , la peau est d'un brun mat et se couvre d'une matière grasse , onctueuse, exhalant une odeur d'huile. Comment les bains russes et orientaux remédieront-ils à ce double inconvénient ? Ce sera d'abord en régularisant les fonctions digestives et en calmant l'irritabilité de la matrice ; puis la vapeur détache cette matière suineuse entièrement enlevée par les lotions savonneuses et les frictions , et rend à la peau sa douceur et sa blancheur naturelle ; car, au sortir du bain d'étuve, les personnes qui se piquent le plus de propreté sont très surprises en apercevant la quantité de débris crasseux que font tomber les frictions et le massage ; les gouttelettes de sueur qui suintent de tous les pores , entraînent avec elles cette couche graisseuse contre laquelle l'eau d'un bain ordinaire n'a pas assez d'action dissolvante.

En plaidant ici la cause de la coquetterie , nous ne prétendons point *réparer du temps l'irréparable outrage* , nous ne renouvelons point la fable de la fontaine de Jouvence : c'est de l'hygiène que nous faisons. Personne n'ignore que les traits s'altèrent, les yeux se cernent, la peau se ternit , lorsque les fonctions des organes profonds ont été troublées par les excès. Nous indiquons les bains russes et orientaux comme utiles à la beauté, parce qu'ils rétablissent promptement l'équilibre rompu par les plaisirs fatigans signalés plus haut , et parce qu'ils régularisent les fonctions de la peau et la débarrassent de toutes les matières qui effaçaient son velouté naturel.

Joignons à toutes ces causes d'altération de l'organe cutané , les éruptions , les boutons, les taches que les bains d'étuve combattent avec le plus grand succès, et l'on sera forcé de convenir avec le docteur Rapou, que c'est le cosmétique par excellence. « Ces » bains , dit-il, adoucissent et blanchissent la peau, » la maintiennent dans un état d'élasticité et de » souplesse remarquable , et doivent être considérés » comme le meilleur cosmétique que les femmes » puissent employer. » (*Méthode fumigatoire,* tom. 1 , pag. 171.)

Tout ce que nous venons d'avancer repose sur une expérience qui date des siècles les plus reculés; et les rapports des voyageurs viennent encore étayer ces considérations : car en est-il qui n'aient parlé du plaisir que les femmes de l'Orient trouvaient dans le fréquent usage de leurs bains ; et aujourd'hui encore ne jouissent-elles pas en général d'une fraîcheur

de teint, d'une beauté, d'une grâce dans les formes et
d'une si belle santé, qu'elles sont enviées de toutes
nos femmes d'Occident qui ont été à même de remarquer d'aussi brillans avantages? Sans nous arrêter
plus long-temps aux agrémens et à la vertu cosmé-
métique des bains russes et orientaux, nous devons
les envisager sous un point de vue plus important à
notre bien-être physique, 'c'est-à-dire comme préservatifs d'un grand nombre de maladies.

Des bains d'étuve comme moyen préservatif des maladies.

Il est rare que dans nos climats, où les variations
atmosphériques sont si fréquentes, on ne soit pas
plus ou moins affecté de ces transitions brusques de
température, parce que la transpiration est tout à
coup suspendue, et que la peau n'a pas assez d'é-
nergie pour résister à ces secousses. Dans ces changemens de température, les personnes qui ont la
poitrine délicate sont bientôt affectées de rhumes, de
maux de gorge, de catarrhes, de pleurésies. Les goutteux, les rhumatisans voient reparaître leurs accès,
les violentes douleurs des articulations et du système
musculaire, tandis que les souffrances aiguës de la
névralgie et de la sciatique ne tardent pas à tour-
menter un tempérament nerveux. Si nous voulons
nous convaincre de l'efficacité des bains d'étuve,
pour prévenir toutes ces maladies, il suffit de parcourir les contrées de l'Orient et du Nord où l'on
fait un usage fréquent de ces bains, et nous verrons

qu'ils préservent ces nations de presque toutes ces infirmités.

« En Russie, dit Sanchès, les maladies de poitrine » sont très rares : je n'ai vu qu'un seul cas de pleu- » résie chez un officier qui revenait de la Perse. » (*Mémoires sur les bains russes*, Paris, 1779.

« Les affections de poitrine et surtout les phthi- » sies sont très rares en Egypte , ajoute Timony, à » cause de l'usage de leurs bains d'étuve. » (*Des bains orientaux* , pag. 18.)

Cette observation nous est confirmée par Clot-Bey, ce médecin français devenu l'architecte du vice-roi d'Egypte actuel.

Si la goutte affectait plus particulièrement les peuples voluptueux, elle se manifesterait plus fréquemment parmi les Orientaux , comme le rhumatisme choisirait pour demeure la Russie , pays où les saisons sont plus rigoureuses. Comment s'expliquer cependant que ces contrées soient exemptes de ces maladies ? on ne peut pas en chercher la raison dans la manière de vivre de ces nations, et encore moins dans la température des climats, puisqu'ils sont opposés : il faut donc bien voir, avec tous les auteurs, la solution de ce problème dans la vertu prophylactique des bains d'étuve, qui sont fort répandus sur ces deux points du globe.

« Les Orientaux , disent les docteurs Hallé et » Nysten, ne doivent qu'à l'usage fréquent de leurs » bains cette espèce d'ignorance où ils sont des effets » douloureux de la goutte. » (*Dict. des sciences médicales* , tom. 9, art. bain.)

« La méthode des Turcs pour se baigner (dit le
» voyageur Makintosh) est bien supérieure à tout
» ce que nous connaissons en Europe à cet égard :
» propreté , luxe , volupté même , rien n'est épar-
» gné. Il est bien à désirer qu'on transporte en
» France ces sortes de bains ; par-là , on éviterait
» une foule de maladies qui nous affligent, comme
» la goutte , le rhumatisme. Les Asiatiques ne con-
» naissent point ces infirmités , ils en doivent l'ex-
» emption à l'usage de ces sortes de bains et à
» l'exercice connu sous le nom *de masser.* »(*Voya-*
ges aux Indes orientales , chap. *Bains.*)

Pourquoi les maladies nerveuses sont-elles plus
rares en Orient, malgré une plus grande abondance
d'électricité et une habitude de vie plus voluptueuse?
n'est-ce pas à cause des bains d'étuve? « Les femmes
» turques sont moins sujettes aux affections nerveu-
» ses que celles des autres climats , et particulière-
» ment les françaises, ce qui tient évidemment à l'u-
» sage habituel qu'elles font des bains de vapeurs. »
(Doct. Rapou, *Méthode fumigatoire*, t. 1, p. 183.)

Comment l'usage diététique des bains russes et
orientaux prévient-il les accidens causés par les changemens brusques de température? C'est par la régularité qu'ils apportent dans les fonctions de la peau , en
entretenant la transpiration et en imprimant à tout
cet organe , une tonicité, une énergie suffisante,
qui le mette en état de résister à ces alternatives de
chaud et de froid ; et n'est-il pas possible que l'habitude de cette transition brusque et instantanée du
chaud au froid , à laquelle on accoutume le corps

par l'usage des bains russses, le garantisse de tout
accident, lorsque les variations atmosphériques viennent le soumettre aux mêmes effets. Le bain russe,
dit le docteur Meyer, « fortifie et donne de la vi-
» gueur à la peau, et l'endurcit contre l'impression
» nuisible d'un climat sujet à beaucoup de varia-
» tions trop subites, et devient par ce moyen le
» meilleur préservatif contre les nombreuses mala-
» dies rhumatismales et catarrhales occasionées par
» l'inaction de l'organe de la peau. » (*Dissert. sur
les bains russes*, art. 5, Wurburg, 1829.)

Beaucoup de personnes, qui depuis long-temps
portaient de la flanelle, ont pu la quitter sans inconvénient, en continuant toutefois l'usage diététique
des bains russes et orientaux. Mille fois nous avons
été à même d'observer que les personnes sujettes
aux douleurs rhumatismales ou goutteuses, à certaines affections de poitrine, et aux maladies nerveuses, et qui prenaient un ou deux bains russes
par semaine, n'ont pas vu reparaître ces maux qui
empoisonnaient leur existence. « Nous pouvons
» ajouter que les bains russes sont un des plus puis-
» sans préservatifs contre une trop grande faiblesse
» ou susceptibilité du corps et de la peau, qu'on ne
» combat qu'imparfaitement et avec une anxiété
» permanente, au moyen de la flanelle. Ils fortifient
» la peau et nous dispensent même de porter la fla-
» nelle, ils ont même souvent été fort efficaces con-
» tre la goutte et les courbatures, quand tout autre
» moyen avait été inutilement employé. » (Extrait
de la gazette de Cologne, 14 décembre 1828.)

Les personnes d'une santé délicate, à qui les moindres écarts de leur habitude de vie, font contracter différentes maladies, devront surtout recourir à l'usage hygiénique des bains d'étuve. « En » général, dit le docteur Schmidt, le principal emploi des bains russes est diététique. Les personnes » d'un tempérament irritable, sujettes à tomber » malades aux moindres variations atmosphériques, » s'en trouvent fort bien. Un bain russe pris de » temps en temps les garantit sûrement des maladies » auxquelles elles n'échapperaient pas sans cette précaution. » (*Dissert. sur les bains russes*, Berlin, 1824.)

Une autre cause fréquente de maladie chez les femmes, est la suppression ou l'irrégularité des règles. L'emploi hygiénique des bains russes, rien que par l'activité qu'ils impriment aux fluides circulatoires, par la dilatation que la vapeur communique au corps de la matrice, entretient de la manière la plus régulière cette importante fonction, dont les désordres réagissent si puissamment sur les autres systèmes. Cet effet des bains de vapeur avait déjà été remarqué par le docteur Timony. « Quoique les femmes Turques ne fassent pas beaucoup d'exercice, » car elles sont presque tout le jour assises sur leur » sopha, et elles sortent rarement ; cependant elles » sont communément bien réglées : ce qu'on ne » saurait attribuer qu'à l'usage de leurs bains, où » elles se plaisent d'ailleurs beaucoup. » (*Diss. sur les bains orientaux*, pag. 29.)

Quelques o¹ .tions contre l'usage diététique des bains russes.

Quelque critique objectera la différence de la force physique d'un Russe avec la nôtre, et voudra conclure que ces bains conviennent mieux à cette nation, parce qu'elle est plus robuste. Mais à quoi le Russe est-il redevable de cette supériorité de force physique, si ce n'est à l'usage diététique de ses bains? « Le Russe, accoutumé dès sa plus tendre enfance » aux rigueurs constantes des saisons, est générale-» ment moins sensible à la chaleur et au froid. Ce-» pendant il est certain que cette facilité de résister » aux intempéries, et cette sensibilité moindre de » la peau, sont principalement dues à l'usage régu-» lier et diététique de ses bains de vapeur. — Leur » utilité est d'autant plus grande pour qui est doué » d'organes plus irritables, pour ne pas dire plus » efféminés, et que vivre dans un climat dont la » température est plus incertaine, expose à plus de » maladies ; ce qui doit être démontré pour tout le » monde d'une manière évidente. » (Doct. Barrié, *des bains russes*, chap. 1, Hambourg, 1828.)

Si nous voulions même suivre le raisonnement de la théorie, nous serions conduits à conclure que les bains russes sont plus nécessaires dans notre climat que dans la Russie, parce que là les saisons suivent une marche plus régulière. Le froid y est plus rigoureux, sans doute ; mais il est constant, et comme il est prévu, on est toujours à même de s'en garantir ; tandis qu'en France les saisons inconstantes ne

se dessinent jamais bien franchement, et les changemens brusques et imprévus de température nous
exposent bien davantage à contracter des maladies.

Dans le monde on oppose encore à l'usage diététique des bains russes et orientaux, quelques autres
objections... La première, c'est qu'ils fatiguent,
qu'ils énervent ou épuisent l'organisme. Il faut n'a-
voir jamais pris de ces bains pour en juger ainsi : il
n'est rien au contraire qui donne autant de force et
d'énergie que le bain russe; beaucoup de baigneurs
en ont pris jusqu'à vingt et trente de suite, et loin
d'en être affaiblis, ils ont recouvré plus de force
qu'à l'ordinaire. Comment est-il possible de penser,
en effet, que des bains suivis d'arrosemens froids
soient débilitans? Il est d'ailleurs un fait palpable,
qui réfute sans réplique cette objection : les garçons baigneurs prennent un bain pendant tout le
jour, et cela depuis des années; et cependant ils sont
tous robustes et bien portans. On ne parlera pas
ici de l'habitude, car jamais l'usage constant d'un
moyen débilitant ne produira un effet tonique. Il
est vrai que certaines personnes timorées, qui n'ont
pas ajouté au bain d'étuve une assez grande quantité
d'eau froide en arrosement, ont pu éprouver après
le premier un peu de fatigue; mais cela n'a jamais lieu
quand le bain est convenablement usité, et d'ailleurs
cette lassitude est bientôt réparée dans les bains suivans par un degré d'énergie inaccoutumée.

La seconde objection, c'est que ces bains portent
le sang à la tête. Il faut, pour dire cela du bain russe,
le confondre avec les bains de vapeur ordinaires : ce

qui n'est pas, puisque, au contraire, toutes ses pratiques tendent à déplacer le sang du cerveau, pour le porter aux extrémités et à la périphérie du corps. Sans doute, ces bains activent puissamment la circulation; mais les lotions fraîches sur la tête, ou mieux, l'éponge imbibée d'eau froide que l'on tient pendant tout le bain sur le front et sur les yeux, modèrent la circulation cérébrale, tandis que le calorique, les frictions, les fustigations appellent le sang vers les extrémités et la peau. D'ailleurs, les arrosemens froids qui se pratiquent après ce bain, rompent toutes les congestions du cerveau, loin de les provoquer. Si quelquefois après le premier bain, que l'on prend toujours assez mal, il y a un peu de pesanteur de tête, cela dépend de l'accélération momentanée des fluides circulatoires, jusqu'à ce que le corps soit sous l'influence du bain. Cet effet n'est d'ailleurs que passager, et ne se renouvelle plus dans les bains suivans. Il est inutile de répondre au ridicule sophisme qui accuse les bains russes et orientaux de faire vivre trop vite. Ce serait prétendre qu'une nourriture saine et abondante épuise l'organisme en réparant ses forces. Et comment se ferait-il alors qu'en Russie, où ces bains sont d'un usage presque journalier, on comptât plus d'octogénaires que dans tout autre pays?

Enfin une dernière objection, et la plus fréquente de toutes, ce sont les suites si redoutées du passage subit du chaud au froid. Nous nous sommes assez étendus sur ce point en parlant des arrosemens froids, pour n'avoir pas besoin d'y revenir. Nous renvoyons à ce chapitre pour la réponse à cette objection.

Pour prouver la vertu prophylactique des bains
d'étuve, et réfuter tout ce que l'on pourrait opposer à leur usage diététique, il nous aurait suffi de
rappeler la préférence que leur accordaient les anciens, et les immenses bienfaits que la santé a recueillis de cette pratique salutaire. « La médecine
» préservatrice, dit le docteur Rapou, fut en grande
» faveur chez les anciens : elle excitait à la fois et la
» sollicitude paternelle des dépositaires du pouvoir,
» qui entendaient alors leurs intérêts les plus chers,
» et l'émulation des médecins qui, secondés par eux,
» cultivaient avec soin cette importante partie du
» domaine de l'art. Autrefois, sous les lois de Solon,
» que les maîtres du monde s'empressèrent d'adop-
» ter, on avait senti l'utilité de fonder ces institu-
» tions philanthropiques ; et les hommes les plus éle-
» vés en mérite et en dignité se faisaient une gloire
» d'être du nombre de ceux auxquels ce genre d'ad-
» ministration était confié. A Rome, les plus con-
» sidérables d'entre les patriciens surveillaient les
» bains publics, élevés et entretenus à grands frais
» dans toutes les parties de ce vaste empire. Les
» archontes d'Athènes eux-mêmes inspectaient les
» gymnases et autres établissemens sanitaires, que la
» munificence des gouvernemens d'alors accordait
» aux besoins des peuples. Aussi obtenaient-ils des
» générations saines, vigoureuses et exemptes de la
» plupart des infirmités qui, de nos jours, fatiguent
» nos regards et affectent plus d'un tiers de la so-
» ciété. » (*Méthode fumigatoire*, tome I, page 172
et 173.)

CHAPITRE VII.

DE L'USAGE DES BAINS DE VAPEUR RUSSES ET ORIENTAUX SUIVANT LES TEMPÉRAMENS.

On nomme tempérament, cet état constitutif du corps caractérisé par un système prédominant entre ceux qui concourent à son organisation.

Un plus grand développement, une force d'action plus prononcée de tel ou tel système, offre chez l'homme divers caractères physiques et moraux, et donne lieu à une série de phénomènes variés chez les individus, suivant qu'ils vivent sous la prédominance des systèmes sanguin, lymphatique ou nerveux.

Or, les différens tempéramens imprimant aux fonctions de l'organisme des caractères propres à chacun d'eux, et les indications thérapeutiques devant varier suivant les symptômes que l'on a à combattre, on conçoit combien il importe de spécifier les modifications que l'on doit apporter dans l'administration des bains de vapeur russes et orientaux, et de signaler les effets qu'ils doivent déterminer suivant chacune des constitutions.

Usage des bains russes pour le tempérament sanguin.

Le tempérament sanguin annonce la plus brillante et la plus heureuse des constitutions : la poitrine est large, les poumons vastes exécutent avec facilité de grands mouvemens respiratoires ; le développement considérable du cœur, des gros vaisseaux sanguins et du système capillaire donnent à la peau une couleur rosée, et à la face un teint fleuri ; la circulation est active, le pouls fort et régulier, le sang riche en matériaux nutritifs parfaitement élaborés, le jeu des muscles plus développés est facilité par l'action du système nerveux qui concourt puissamment à la production et de leur force et de leurs mouvemens ; une activité générale décelant partout l'accomplissement parfait des phénomènes de la vie : tels sont les caractères physiques et physiologiques de la constitution sanguine.

Une imagination riante, qui envisage tous les objets à travers le prisme de la gaieté ; une sensibilité assez vive qui aime à se multiplier les objets qui l'excitent ; des pensées promptes et mobiles, des désirs inconstans et passagers, des affections tendres mais changeantes ; une propension assez marquée pour les délices de la table et les plaisirs de l'amour, sont les principaux apanages des traits moraux qui distinguent un tempérament sanguin.

Dans cette constitution, où tous les systèmes sont en harmonie, la plus légère cause peut troubler le libre exercice des fonctions, et déterminer une maladie inflammatoire dont la marche est presque toujours rapide. Mais le plus souvent, les fluxions, les inflammations, les angines, les rhumatismes aigus, etc., qui affectent ordinairement les personnes sanguines, sont dûs aux alternatives de température qui arrêtent la transpiration ou répercutent à l'intérieur les fluides qui circulent abondamment à la surface du corps.

D'après ces considérations, examinons les effets des bains d'étuve humide sur les sujets doués de ce tempérament, et les règles qu'il convient de suivre dans leur administration. Comme les organes respiratoires et les vaisseaux capillaires sont très développés, le baigneur obtiendra facilement une accélération du sang dans tout le réseau vasculaire, et une transpiration assez abondante, sans avoir besoin de porter la chaleur de l'étuve à un degré très élevé.

Il devra donc augmenter graduellement la chaleur de l'étuve, et pour modérer la circulation sur le cerveau, il insistera davantage sur les lotions fraîches qui se pratiquent sur la tête, lorsqu'on approche de 35° R., alors que la sueur commence à se manifester. Pour mieux supporter la vapeur, il gardera pendant toute la durée du bain l'éponge fraîche sur le front et les yeux, ayant soin d'en changer l'eau dès qu'elle devient tiède. Nous nous sommes ordinairement bien trouvés de prescrire aux personnes sanguines un arrosement froid au milieu du bain et un à la fin, en évitant autant que possible de refroidir les pieds. Pour cela, pendant qu'assis l'on reçoit l'arrosement, on tient les pieds sous l'estrade en bois, où il reste toujours une certaine quantité de vapeur. Il est convenable aussi que le baigneur au tempérament sanguin se fasse fustiger assez fortement sur les extrémités, afin d'y attirer une plus grande masse de fluides. Le degré le plus élevé, auquel il convient qu'il s'arrête, est de 40 à 42° au thermomètre de Réaumur. A cette température, il obtiendra tous les effets qu'il peut attendre de son bain, et pourra avec la plus entière confiance s'abandonner aux arrosemens froids, avant de quitter l'étuve; car l'énergie imprimée à tous les tissus, et surtout à l'organe cutané, lui répond de la réaction qui se fait avec une promptitude incroyable.

Fidèle à cette méthode, le baigneur d'une constitution sanguine jouira de tous les avantages de l'étuve russe, évitera toujours les maux de tête et cette pesanteur générale qui se manifeste ordinairement après un bain, soit d'eau chaude, soit de vapeur par encaissement. C'est pour cette raison que les bains russes, convenablement administrés, sont plus utiles, comme moyen diététique, aux personnes sanguines, que toutes les autres espèces de bains. Mais ce sera surtout au début des maladies inflammatoires, dont la cause dépendra des intempéries atmosphériques, ou d'une transpiration supprimée, que les heureux effets de ces bains seront plus saillans sur cette constitution. Le sang qui s'était fixé sur un organe rentre dans le torrent de la circulation; l'équilibre des fonctions, qui avait été rompu, se rétablit avec une facilité étonnante; il est même rare que les symptômes de ces maladies ne cèdent pas assez promptement, parce que les concentrations qui s'étaient formées sur les organes profonds, sont bientôt dissipées par la circulation devenue plus abondante à la peau.

Rien n'est plus rationnel que cette médication; car de quoi s'agissait-il? de la transpiration supprimée : l'action de la vapeur humide, en la rétablissant, a détruit la cause de la maladie, par conséquent la maladie elle-même. Ces expériences, nous avons souvent eu lieu de les faire sur nous-même, et à plusieurs reprises. Dans des cas de rhume, d'embarras dans la circulation, et surtout de douleurs rhumatismales aiguës, dues aux variations de l'atmosphère, quelques bains nous ont toujours débarrassé, comme par enchantement, de ces maladies, quand nous les attaquions dès leur début.

Il nous semble difficile de trouver un remède aussi prompt, aussi facile, et qui combatte avec autant de succès les maladies dont sont affectés les tempéramens sanguins. Cependant, nous sommes loin d'attribuer une spécialité exclusive à ces bains dans toutes les maladies inflammatoires : car, sans empiéter ici sur ce que nous devons dire plus tard des cas dans lesquels ils sont contre-indiqués, nous ferons remarquer, que lorsque la maladie inflammatoire a déjà parcouru une partie de sa période, il convient souvent de recourir aux émissions sanguines, avant de faire usage de ces bains.

Une dernière remarque que nous avons à faire sur les maladies chroniques, c'est qu'on trouve à ces inflammations, dans l'usage de ces bains d'étuve, une

guérison plus prompte que dans tous les autres remèdes, et plus encore les tempéramens sanguins que
toute autre constitution. Mais avant d'obtenir une
cure radicale des maladies chroniques, elles éprouvent ordinairement des déplacemens, ou reviennent
à l'état aigu. Cette marche, que nous avons observée au moins une fois sur deux dans la sciatique,
les rhumatismes aigus, les douleurs vagues, etc., se
manifeste après une série de quelques bains. Ce phénomène, qui peut surprendre surtout les personnes
étrangères à l'art de guérir, est le signe avant-coureur d'une guérison prochaine : loin de s'inquiéter
de ces changemens, le malade doit plutôt s'en ré-
jouir, et prendre ses bains d'une manière suivie,
afin de pourchasser, sans relâche, jusque dans ses
derniers retranchemens, l'ennemi qu'il poursuit.

On nous objectera peut-être, dans le tempérament sanguin, les congestions cérébrales. On peut
se rassurer entièrement sur cette crainte tout-à-fait
chimérique, en suivant les règles que nous venons
de tracer. Le sang se porte avec trop d'abondance
à la peau et aux extrémités pour se refouler vers
le cerveau ; et si la face est rouge au sortir de l'é-
tuve, on ne doit pas en conclure que le sang s'est
porté à la tête, mais seulement dans le réseau capillaire, qui est plus développé à la face que dans
les autres parties du corps. Nous dirons même plus,
c'est que le sujet sanguin, qui a eu soin de recourir
souvent, pendant son bain, aux lotions fraîches à
l'aide de l'éponge, et de faire une dernière aspersion
froide avant de quitter l'étuve, se sentira la tête et

le cerveau beaucoup plus libres qu'au sortir d'un
Bain d'eau.

Quelles ressources les bains de vapeur orientaux
et russes, sagement conseillés, n'offriront-ils pas
à la médecine dans le traitement des maladies qui
affectent les tempéramens sanguins, surtout lorsqu'on les attaquera, par ce moyen, dès leur premier début, ou quand elles sont passées à l'état
chronique.

De l'usage des bains pour le tempérament nerveux.

Le système nerveux est cet appareil qui se distribue à toutes les parties de l'organisme, auquel il
communique la sensibilité et le mouvement. Ses
ramifications reçoivent les impressions extérieures,
qu'elles transmettent au cerveau par l'intermédiaire
des sens. C'est comme le lien qui unit l'homme moral à l'homme physique, le fil qui nous met en relation avec tout ce qui nous entoure. Plus ce système
sera prononcé, plus les sensations seront vives, et
plus les constitutions nerveuses seront impressionnables. Un cerveau considérablement développé,
l'habitude du corps amaigrie, des membres grêles,
garnis de muscles amincis, une mobilité très grande
dans ce dernier appareil et dans le jeu de la physionomie; un état de faiblesse, de perturbation fréquente dans les fonctions organiques, facilement
produite par l'ébranlement, l'irradiation nerveuse
qui réagit promptement sur toute l'économie, sont
autant de traits caractéristiques qui indiquent une

constitution nerveuse. A cette marche de la nature viennent cependant se joindre de nombreuses anomalies, car les personnes et surtout les femmes d'un certain embonpoint et d'un tempérament lymphatique sont souvent douées d'une très grande susceptibilité nerveuse.

Mais si les caractères physiques ne dessinaient qu'imparfaitement cette idiosyncrasie, la vivacité des sensations déterminées par les causes les plus fugitives, la promptitude des sympathies décèleraient facilement la nature de cette constitution. Les sujets nerveux, extrêmement sensibles à toutes les impressions morales et physiques, les ressentent presque dans toutes les parties de leur organisation, et la maladie, même la plus légère, s'accompagne d'accidens nerveux. Les jouissances sont centuplées; mais combien de fois la balance qui mesure les plaisirs et les souffrances ne s'incline-t-elle pas sous le poids de la douleur, dont l'imagination exagère toujours les angoisses! Quelles variétés de maladies douloureuses ne viennent pas empoisonner à chaque instant l'existence des personnes nerveuses! les convulsions, la sciatique, la paralysie, les palpitations, les névralgies, les coliques, les crampes nerveuses, les migraines, les inquiétudes dans les membres, et chez les femmes les irritations de la matrice, ne composent-elles pas ordinairement le triste cortége des affections qui visitent tour à tour les sujets nerveux, jusqu'au terme de leur riante ou douloureuse carrière?

Il n'est peut-être aucune constitution qui établisse d'une manière aussi solide le triomphe des bains de vapeur russes et orientaux. Sous l'influence de cette vapeur humide, le système nerveux s'épanouit jusque dans ses plus petits filets ; les frictions, le massage que l'on exerce sur la peau, déterminent une agréable titillation dans tout cet organe, et les douleurs vives et lancillantes qui tenaient les nerfs dans un état de tension, disparaissent avec une surprenante facilité.

Il est bon néanmoins de faire remarquer que chez les sujets dont l'organisation est si impressionnable, les immersions d'eau froide, au sortir de cette grande chaleur, occasionnent un saisissement instantané, quelquefois même désagréable pour le baigneur débutant. Aussi lui conseillerons-nous de s'y accoutumer insensiblement, en commençant d'abord par les lotions d'eau tiède, dont il diminuera graduellement la température. Bientôt le baigneur, naguère encore pusillanime, recherche les arrosemens froids avec une espèce de volupté, et jouit alors de tous les avantages de cette salutaire pratique. Il ressent dans tout son être un degré de force, d'énergie, inconnu jusqu'alors : les muscles, auparavant lâches, faibles, ont acquis plus de consistance, pour résister aux secousses de l'appareil nerveux ; ce système a perdu de sa fatigante mobilité, et n'est plus aussi impressionnable aux affections morales. Les idées sombres qui peignaient tous les objets sous des couleurs lugubres, sont remplacées par les douces émotions d'une gaîté sans nuage, par un bien-être général qui fait chérir une existence, que des douleurs cuisantes

et une noire mélancolie rendaient auparavant insupportable.

Combien de fois n'avons-nous pas remarqué des
personnes nerveuses, que des contrariétés ou de
fortes commotions morales avaient plongées dans
un état de maladie, d'inquiétude générale, de tristesse profonde, sortir de l'étuve métamorphosées,
pour ainsi dire, en des êtres nouveaux, se réjouis-
sant d'avoir retrouvé ce calme qu'elles avaient perdu!
La cause morale avait-elle été détruite? non sans
doute : mais le désordre que l'ébranlement, l'irradiation nerveuse avait porté dans les fonctions vitales, avait cessé sous l'influence des sanitaires effets
des bains d'étuve ; tout était rentré dans ce juste
équilibre, dans cette parfaite harmonie, qui constitue la santé; et le cerveau qui avait la conscience
de ce bien-être universel, y trouvait une douce compensation aux peines qui l'affligeaient.

Ce phénomène que nous signalons parce que nous
l'avons souvent expérimenté, n'aura rien de surpre-
nant et cessera d'être un paradoxe pour l'observateur, qui, descendu assez avant dans l'homme physique, aura su y trouver l'homme moral caché sous
son enveloppe matérielle.

Mais qu'il s'agisse surtout de combattre une affection nerveuse, pourvu qu'elle ne dépende pas d'une
altération profonde et organique, nous prescrirons
l'usage des bains russes et orientaux comme le remède le plus héroïque et bien supérieur aux bains
d'eau tiède, qui n'offrent dans tous ces cas qu'un impuissant palliatif. Si l'affection nerveuse est récente,

la promptitude de la guérison semble un effet magique. Dans le cas où elle serait déjà ancienne, si le
malade a la patience de continuer quelque temps
cette médication , nous pouvons lui présager un
rétablissement presque certain.

Nous verrons bientôt, en traitant des maladies des
nerfs, celles que nous avons signalées plus haut céder
avec facilité à l'usage des bains d'étuve, après avoir
opiniâtrément résisté à tous les antispasmodiques,
aux narcotiques , même à l'électricité et aux eaux
minérales.

Malgré l'efficacité des bains d'étuve contre les
affections nerveuses, les malades n'ont quelquefois
pas la patience de se guérir ; la moindre crise les
épouvante, comme l'amélioration la plus légère les
jette dans la joie. Le malade ne doit point s'arrêter à
toutes ces alternatives ; il faut le temps de modifier
suffisamment le système nerveux pour obtenir une
guérison solide, et elle le sera d'autant plus , que
les crises se seront manifestées plus promptement.

Quant aux modifications que l'on doit apporter
dans l'administration des bains suivant les cas qui se
présentent, nous les indiquerons ainsi que les circonstances où il convient d'insister davantage sur le
massage , les frictions ou les immersions froides pour
hâter la guérison des maladies. Nous dirons seulement qu'en général les personnes nerveuses doivent
dans les premiers bains porter la température à 38
degrés, en se contentant de légères frictions, et terminer par les arrosemens tièdes , ou tout au moins
d'eau mitigée , afin de calmer et de faire cesser la

tension de l'appareil nerveux. Mais à fur et mesure qu'elles s'accoutument à prendre ces bains, elles doivent en augmenter la chaleur jusqu'à 40 ou 42 degrés au plus, et répéter souvent les arrosemens froids, pour donner du ton aux nerfs et les rendre moins irritables aux causes physiques, ou aux impressions morales.

Usage des bains russes chez les individus lymphatiques.

Si le tempérament sanguin nous a offert la plus brillante des constitutions, et l'idiosyncrasie nerveuse la sensibilité la plus exquise ; la prédominance du système lymphatique forme un contraste frappant avec ces deux organisations. Ici la scène est entièrement changée : les chairs sont molles, la face bouffie, la peau lisse et décolorée, le regard triste et languissant, la physionomie impassible traduit à l'extérieur cet état d'inertie qui caractérise le système lymphatique ; la vitalité semble concentrée dans les tissus blancs, surtout dans le tissu cellulaire, qui donnent aux muscles ces formes arrondies et gracieuses que nous admirons comme une beauté chez les femmes.

Toutes les fonctions languissent chez les sujets lymphatiques : les muscles, qui ne puisent plus dans un sang appauvri et mal élaboré qu'une nutrition insuffisante, sont faibles, impuissans dans leur action ; le sang, pâle, souvent même vicié, parcourt lentement l'appareil circulatoire, tandis que la lymphe abonde et engorge les vaisseaux. Le

système nerveux , qui n'est plus stimulé par un
sang riche lancé avec force jusqu'aux extrémités,
est comme enseveli sous les flots de liquides blancs,
qui ne lui permettent que des impressions obtu-
ses et imparfaites. Aussi le sujet lymphatique , sans
plaisirs comme sans peines , sans désirs comme sans
passions , impassible aux secousses morales les plus
fortes , semble traîner une existence végétative.
Cependant très souvent une sensibilité nerveuse corrige chez la femme de cette constitution les excès
que nous venons de signaler.

Si nous examinons maintenant les maladies qui
affectent le plus ordinairement les sujets dont la vie
obéit à ce système, nous y verrons encore la nature
suivre, jusque dans ses écarts, les mêmes voies de
lenteur et d'inertie que dans l'exercice de ses fonctions. Le peu d'irritabilité dont ces organes sont
susceptibles ne permet aux phénomènes morbides
qu'une progression lente, en quelque sorte chronique
dès le début, dont la terminaison est ordinairement
la dégénérescence, la désorganisation des tissus. Ces
affections qui reconnaissent le plus souvent pour
cause un embarras dans la circulation de la lymphe,
sont les scrophules, se présentant sous mille caractères divers, les hydropisies générales ou particles,
les tumeurs blanches ou indolentes, les engorgemens de la circulation de l'appareil glandulaire, la
tuméfaction des membres, produite par la stase de
la lymphe.

Pour peu que l'on réfléchisse aux phénomènes
que nous venons de décrire si rapidement, n'es-

time-t-on pas d'avance les avantages que les sujets
doués d'une constitution lymphatique retireront de
l'usage des bains de vapeur russes et orientaux, soit
comme moyen diététique, soit comme moyen curatif, qui mettra en jeu tous les ressorts de cette machine dont les rouages ont sans cesse besoin d'être
mus? Où l'appareil circulatoire ira-t-il puiser ce degré de force et d'énergie, indispensable à l'accomplissement de ses importantes fonctions? Qui don-
nera aux muscles et aux nerfs la vitalité dont ils sont
privés? Qui purifiera la masse des humeurs viciées,
et débarrassera la peau et le tissu cellulaire de cet
amas de liquides blancs et séreux qui les engorgent?
Pour résoudre toutes ces questions, qu'on se rappelle les effets immédiats et consécutifs des bains de
vapeur russes et orientaux, et les yeux les moins
clairvoyans y trouveront la solution de tous ces pro-
blèmes. Car, toute l'action de ces bains, toutes les
pratiques qui accompagnent leur administration,
tendent à ranimer les fonctions languissantes, et à
soustraire les organes qui en sont chargés à la prédominance du système lymphatique. Il arrive très
souvent aux personnes lymphatiques, que les bains
russes, pris d'une manière suivie, font tomber la
bouffissure de la peau.

Ces résultats sont ceux que nous avons souvent
constatés chez les enfans et les vieillards, âges si dis-
tans, et qui s'écoulent cependant sous l'influence de
cette fâcheuse constitution. Nous avons vu, pour
nous servir de l'expression du professeur Reil,
renaître les roses sur les joues décolorées de cette

jeune personne au teint pâle et livide , la croissance tardive de cet enfant chétif se faire avec plus de rapidité, et la force et l'énergie se réveiller dans les membres de ce vieillard cacochyme , une fois soumis à l'usage des bains. Nous ferons cependant observer que pour en obtenir des effets plus prompts et plus efficaces, les sujets lymphatiques devront porter la chaleur de l'étuve de 40 à 45° R. , et insister davantage sur les frictions et la flagellation, afin que leur corps acquière la vitalité nécessaire pour réagir contre l'action de l'eau froide?

De tout temps il a été reconnu que les médicamens toniques et excitans conviennent parfaitement aux tempéramens lymphatiques, parce qu'ils accélèrent les mouvemens vitaux. L'action du calorique de l'étuve, puissamment secondée par les frictions et la flagellation, les effets éminemment toniques de l'eau froide, ne satisfont-ils pas d'une manière évidente à cette double indication.

Dans les hydropisies, les engorgemens lymphatiques, la bouffissure du tissu cellulaire, que l'on combat par des sueurs abondantes, l'usage de l'étuve russe est d'autant plus efficace, que cette transpiration que l'on obtient avec la plus grande facilité, ne sera pas suivie, comme après les autres médications, de cette débilité, de cette prostration des forces, parce que l'action de l'eau froide rappelle la tonicité dans toute l'économie.

Usage des bains russes pour les tempéramens composés.

.Les tempéramens que nous venons de décrire, se rencontrent rarement à cet état de simplicité. Dans les constitutions très souvent acquises par les habitudes et le genre de vie, la prédominance d'un système se trouve contre-balancée par le développement plus ou moins considérable d'un autre système. C'est ainsi que l'on rencontre souvent des tempéramens mixtes, *nervoso-sanguins* ou *lymphatico-nerveux*, etc. D'autres fois, l'influence spéciale d'un organe important, comme le foie, qui a acquis un développement anormal, ou est tombé dans un état maladif, donne lieu à une série de phénomènes qui modifie l'idiosyncrasie primitive.

Le cadre de cet ouvrage ne nous permet point de décrire les différens caractères qui résultent de cette association; et les légères modifications qu'il convient d'apporter dans l'administration des bains de vapeur russes et orientaux, seront facilement comprises par les développemens que nous avons donnés en traitant des tempéramens généraux.

Les bains de vapeur russes et orientaux conviennent donc à tous les tempéramens, soit comme moyen diététique, soit comme moyen curatif, pourvu que l'on modifie leur usage sur les indications que nous avons tracées.

CHAPITRE VIII.

DE L'UTILITÉ DES BAINS ORIENTAUX ET RUSSES SUIVANT LES AGES.

A quel âge convient-il de faire usage des bains de vapeur orientaux et russes ? l'expérience nous autorise à répondre qu'on peut les employer avec succès à toutes les époques de la vie.

§ Ier. Enfance.

En Russie, à peine quelques jours se sont-ils écoulés depuis l'accouchement, que les femmes se rendent à l'étuve, portant avec elles le nouveau-né. Cette pratique, consacrée par une coutume générale et ancienne, paraît à ce peuple devoir influer puissamment sur l'avenir physique de l'enfant. Les mères, surtout dans les basses classes de la société, considèrent le bain d'étuve comme un baptême indispensable qui doit préserver l'enfant d'une foule de maladies ; comme nous voyons d'autres nations plonger le nouveau-né dans l'eau glaciale, afin de retremper son organisation fragile et de le rendre en quelque sorte invulnérable aux atteintes des infirmités humaines.

Sans vouloir préconiser cette méthode, il est certain que les bains de vapeur n'offrent plus les dangers des bains froids que le célèbre J.-J. Rousseau a prônés avec plus d'éloquence que de vérité. Ici l'enfant, accoutumé dans le sein de sa mère à une haute température, la retrouve dans l'étuve. Le mouvement d'expansion, la rapidité de la circulation, l'abondance des sécrétions et des exhalations cutanées, les facultés assimilatrices, nutritives, si développées alors, toutes ces fonctions qui caractérisent cet âge si tendre, sont favorisées par l'action des vapeurs chaudes. Si les praticiens les plus célèbres ont considéré les bains chauds comme très utiles à cet âge, parce qu'ils secondaient puissamment les fonctions de la peau, qui est alors le siége d'un travail actif, le bain d'étuve nous semble remplir beaucoup mieux cette indication et devoir être préféré. Mais la vitalité imprimée à la peau et à tous les organes de l'enfant, sera-t-elle assez grande pour assurer l'innocuité des arrosemens froids, pour donner la certitude que dans tous les cas ils seront suivis de réaction, et que la sensibilité, la mollesse, la perméabilité des tissus, si grandes à cet âge, ont été suffisamment modifiées pour ne pas faire craindre de congestions intérieures ? c'est ce qu'une longue expérience semble avoir confirmé en Russie, sans que cependant nous osions prononcer d'une manière certaine, n'ayant pu observer assez de faits pour fixer notre opinion : nous pensons même avec Sanchès qu'il est plus prudent de s'en abstenir dans les premiers jours de la vie, où l'on doit toujours

craindre de contrarier les efforts de la nature, alors
si puissante et si féconde en ressources.

Si le bain d'étuve paraissait indiqué pour soustraire l'enfant à l'influence d'un virus délétère, ou
pour corriger sa constitution débile en augmentant
ses forces, il faudrait commencer par des lotions
tièdes, diminuant graduellement la température afin
d'accoutumer insensiblement cette frêle organisation à l'action du froid. Par-là on obtiendrait ces
heureux résultats, sans redouter aucun accident.

A mesure que l'enfant prend plus de développement, que les tissus deviennent plus consistans, plus
solides, il acquiert un degré de forces suffisant pour
faciliter la réaction et jouir par conséquent de tous
les avantages des bains russes sans la moindre crainte.

Des expériences souvent répétées nous ont prouvé
cette vérité, et nous font partager avec confiance
l'opinion du docteur Schmidt, qui pense qu'à cet
âge ces bains sont d'une grande utilité : « Mon
» propre fils, dit-il, à peine dans sa sixième année,
» n'avait pas de plus grand bonheur que quand je
» le conduisais aux bains russes. » (*Diss. sur les
bains russes*, Berlin, 1824.)

§. II. Adolescence.

C'est surtout à l'époque critique de la puberté
qu'il faut en recommander l'usage. A cette période
orageuse le nouveau travail de la nature, apporte
presque toujours un trouble plus ou moins grand
dans les fonctions de l'organisme : tous les systèmes

profondément ébranlés, souvent ont peine à rencontrer le point d'équilibre qui doit constituer le tempérament et décider l'avenir physique de l'adolescent. Au milieu de cette perturbation peuvent même
se déclarer des maladies assez graves pour compromettre l'existence.

Les bains russes et orientaux facilitent ce développement général, secondent les efforts de la nature
dans les mouvemens qu'elle imprime à tous les organes, régularisent les fonctions dont l'harmonie
est troublée par cette secousse universelle, et maintiennent dans tous les tissus ce degré de force,
d'énergie, qu'ils perdent souvent par un accroissement subit.

Combien de fois n'avons-nous pas constaté ces
heureux effets ! Combien d'adolescens languissans
et chétifs ont retrouvé dans l'usage de cette espèce
de bains et leur vigueur et leur fraîcheur première !
nous les avons vus se relever de cet état d'affaissement, et franchir sans accident ce passage dangereux.

Qui pourrait contester leur utilité chez les jeunes personnes dont la première menstruation est
difficile ou incomplète? L'activité qu'ils donnent à la
circulation générale, l'affluence du sang qu'ils appellent à la matrice, la dilatation qu'ils y opèrent, le
surcroît de vitalité qu'ils impriment à tout son organisme, ne manquent jamais de faciliter cette importante fonction, dont le plus ou moins de régularité
doit influer sur la santé de la femme pour le reste
de ses jours. Si nous examinons maintenant les accidens qui accompagnent ordinairement cette période

critique d'accroissement , les fièvres intermittentes
et nerveuses, la chlorose, la leucorrhée, les affections pulmonaires , les engorgemens lymphatiques
qui constituent la diathèse scrophuleuse, les éruptions cutanées , etc. ; n'est-ce pas un motif de plus
pour prescrire l'usage des bains russes et orientaux
qui combattent avec tant de succès la plupart de ces
maladies, et qui seront toujours la médication la plus
puissante , quand il s'agira de modifier , de purifier
la constitution d'un individu, qui dès sa naissance
vit sous l'influence d'une affection siphilitique ou
dartreuse ?

Chez l'adolescent, comme la vie est très active,
comme les réactions sympathiques sont très faciles,
et que les fluides parcourent rapidement l'appareil
circulatoire, les effets du bain sont beaucoup plus
prompts ; par conséquent sa durée doit être moins
longue et sa température moins élevée. Après être
resté 25 minutes dans une chaleur que l'on a porté
graduellement à 38 degrés, l'adolescent peut se soumettre aux arrosemens froids. On doit même les prolonger davantage, lorsque l'on veut corriger un état
de débilité. Si l'accroissement est difficile, et détermine de la douleur ou de la roideur dans les articulations , il faut porter la température de l'étuve
à 40° R. , et répéter souvent les frictions et le massage, afin de donner plus de souplesse aux membres
et de détendre les systèmes fibreux et musculaires.
Enfin, quand on doit rétablir ou régulariser la menstruation d'une jeune personne , il est bon de commencer par une douche de vapeur que l'on dirigera

pendant 6 à 10 minutes vers la matrice, et de revenir souvent dans le bain aux frictions sur les parois du bas ventre. Par la combinaison de ces moyens, on appellera vers cet organe, déjà dilaté par la vapeur, un centre de fluxion qui facilite singulièrement le flux menstruel.

Chez les Grecs et les Romains (qu'on nous permette de le rappeler), l'usage presque journalier des bains d'étuve suivait les exercices gymnastiques de la jeunesse. Ces peuples belliqueux, qui dans chaque adolescent voyaient un guerrier, avaient apprécié toute l'importance de cette pratique, parce que, mieux que nous, ils avaient compris l'importance de l'éducation physique. Ils regardaient comme la première règle de l'hygiène l'usage des étuves humides, même pour les jeunes personnes du sexe. Sans vouloir avec Sanchès, attribuer à l'abolition de cette pratique sanitaire le dépérissement de nos générations, ne peut-on pas du moins penser qu'elle contribuait à entretenir la vigueur de cette jeunesse guerrière, l'orgueil de Sparte et de Rome; et qu'elle peut être de la première utilité surtout dans les grandes villes, où les jeunes gens, entassés dans les pensionnats presque au sortir du berceau, sont privés de cet exercice si nécessaire à leur développement physique, et vivent pour la plupart sous l'empire d'un virus héréditaire qui dévore les plus belles années de la vie ?

§ III. Age viril.

Nous n'entrerons pas dans de grands détails pour prouver que les bains russes et orientaux sont d'une grande utilité dans l'âge viril : tous les auteurs s'accordent sur ce point. A cette époque de la vie, tous les organes ont atteint leur dernier degré de développement et de force; tous les tissus ont acquis un caractère de fermeté et de consistance remarquable; les systèmes circulatoire et musculaire sont à leur apogée d'énergie : aussi, toutes les fonctions de l'organisme s'exercent-elles dans leur plénitude. Cela seul explique avec quelle promptitude s'opère la réaction qui suit les arrosemens froids. Cet état serait celui de la santé parfaite, si les excès de tous les genres auxquels l'homme se livre trop communément à cet âge, les affections morales, les inquiétudes de l'intérêt ou de l'ambition, les travaux assidus du cabinet, les veilles prolongées, les relations extérieures beaucoup plus multipliées et plus fatigantes, n'étaient pas autant de causes qui viennent sans cesse troubler l'harmonie nécessaire au libre exercice des fonctions vitales, et plonger notre corps dans un état maladif. Les affections des organes gastriques, du foie, du système musculaire, les rhumatismes aigus, les hydropisies articulaires, les fluxions de poitrine, les maladies syphilitiques, etc., chez les hommes : les affections nerveuses; celles de la matrice, soit qu'elles dépendent de la trop grande irritabilité de cet organe, soit qu'elles proviennent

du désordre de la menstruation ; les incommodités
qui accompagnent la grossesse ou qui suivent l'accouchement, l'engorgement des mamelles, etc., etc ,
chez les femmes : telles sont les maladies les plus
communes à l'âge mûr. Comme il ne s'agit ici que
de rétablir entre les systèmes l'équilibre rompu, et
qu'en général la plupart de ces maladies reconnaissent
pour cause les excès ou la suppression brusque de la
transpiration, on ne saurait trop conseiller l'usage
diététique des bains russes, pour prévenir les accidens ou y remédier.

Ce que nous avons dit en général de l'administration et des effets des bains russes et orientaux, comme
des modifications commandées par le tempérament,
s'applique également à l'âge mûr. Nous terminérons
par un simple conseil : c'est de porter la chaleur de
l'étuve à 40 degrés, d'aborder hardiment les arrosemens froids, et de recourir promptement à ce moyen
thérapeutique lorsqu'il est indiqué pour combattre
une maladie, sans attendre que celle-ci ait parcouru
une partie de sa période.

§ IV. Vieillesse.

Il nous reste encore à examiner si ces bains peuvent être employés avec succès dans la vieillesse. Il
suffit, pour s'en convaincre, de jeter un coup-d'œil
sur la manière dont s'opèrent les fonctions dans le
dernier âge de la vie.

La vitalité semble abandonner peu à peu les organes du vieillard ; tous les tissus organiques éprouvent des changemens marqués : les muscles appauvris

sont devenus pâles et flasques; la peau est ridée, sèche,
et terreuse ; les organes sécréteurs ont éprouvé un
commencement d'atrophie ; les vaisseaux sanguins
et lymphatiques sont dans un état de relâchement;
les veines sont molles , habituellement distendues
par du sang, souvent même variqueuses; le cœur,
qui a perdu de sa force contractile , ne projette plus
qu'avec faiblesse le sang dans toutes les parties; le
parenchyme des poumons, privé d'un grand nombre
de vaisseaux capillaires, a été en partie fondu et résorbé : en un mot, presque tous les systèmes ont
éprouvé des altérations plus ou moins profondes.

Ces changemens organiques se font bientôt sentir dans toutes les fonctions qui participent nécessairement à cette décadence générale. Aussi, chez le
vieillard , les digestions sont lentes et laborieuses;
l'absorption des matériaux nutritifs incomplétement
élaborée est peu réparatrice ; la circulation générale
et capillaire est languissante; celle de la lymphe,
également affaiblie, facilite la stagnation de ce liquide
dans les membres inférieurs; les organes pulmonaires n'opèrent plus qu'imparfaitement les fonctions respiratoires, et surtout le phénomène important de l'oxygénation du sang; les cellules aériennes, engorgées par des mucosités, ne peuvent
plus en être débarrassées qu'avec peine; les exhalations sont peu actives, la transpiration cutanée
presque abolie laisse la peau dans un état de sécheresse habituelle; le système nerveux, dont la sensibilité est émoussée, rend le tact plus obtus et les
sensations beaucoup moins vives : aussi, l'infortuné

vieillard, presque étranger à tout ce qui l'environne, ne vit plus que de souvenirs, traînant une existence végétative jusqu'au terme de sa carrière.

Voilà l'état habituel du vieillard qu'on félicite encore d'une belle santé. Mais à combien de maladies chroniques la vieillesse n'est-elle pas ordinairement sujette? combien de douleurs, d'affections de tous les genres ne viennent pas assaillir l'homme dans les dernières années de la vie? Le catarrhe pulmonaire, l'asthme, l'hydropisie générale ou partielle, les dartres rebelles, les rhumatismes chroniques, la goutte, la sciatique, la paralysie plus ou moins complète, les varices, les hémorroïdes, les maladies des voies urinaires, les engorgemens de toutes les espèces, les insomnies, les tremblemens nerveux, etc., etc. : voilà autant d'infirmités familières à cet âge, et qui sont dues*, soit à un affaiblissement général, soit au défaut d'équilibre, soit à la dégénérescence des tissus, soit enfin à la prédominance du système lymphatique qui rapproche le vieillard de l'enfance.

De quels secours sont les moyens que nous offre la médecine pour remédier à cette débilité universelle, pour prévenir ou combattre avec succès les nombreuses affections que nous venons d'énumérer? Que sont devenus ces cordiaux, ces élixirs de longue vie, qui devaient reculer le terme fatal ou aplanir la route épineuse sur laquelle l'homme s'achemine lentement vers le tombeau? Hélas! trop souvent le médecin, triste spectateur de cette décadence ou de ces désordres organiques, ne trouve plus à leur opposer que d'impuissans palliatifs.

Le temps, a dit un de nos grands écrivains, est
éternel dans ses destructions, comme la nature l'est
dans ses créations. Loin de nous la folle prétention
d'attribuer aux bains russes et orientaux la propriété
de prolonger la vie au-delà du terme ordinaire;
mais qu'on se rappelle les phénomènes physiologiques auxquels ils donnent lieu, et qu'on nous dise
de bonne foi, s'il est un moyen plus efficace pour
ramener la vitalité dans les organes du vieillard,
pour rappeler la chaleur dans ses membres engourdis par le froid des années, pour rallumer les étincelles de la vie dans cette lampe mourante qui se
consume faute d'aliment, pour activer cette circulation paresseuse, imprimer aux systèmes languissans cette tonicité indispensable à l'exercice de leurs
fonctions; pour guérir, enfin, ou tout au moins alléger les souffrances qui empoisonnent presque tous
les jours de la vieillesse.

Ce serait une erreur bien grande de craindre que
les vieillards manquassent des forces nécessaires pour
donner lieu à la réaction qui doit suivre le bain.
Comme, à cette époque de la vie, on supporte une
chaleur beaucoup plus forte qu'à la fleur de l'âge,
les tissus vivifiés par l'action excitante du calorique
ont acquis, après le bain, une énergie plus que suffisante pour faciliter la réaction. L'expérience nous
a convaincu de cette vérité, et nous avons sous les
yeux nombre de vieillards de 60 à 70 ans, conduits
à l'usage de ces bains par des maladies chroniques,
qui ressentent chaque jour d'heureux effets de leur
usage.

« Depuis douze ans, dit le respectable conseiller
» Pocchammer, que nous avons déjà cité, je souf-
» frais de dartres qui me couvraient la poitrine et
» le dos; au moindre froid, je m'enrouais à un tel
» point, que souvent il m'était impossible de parler;
» le rhume de cerveau et la toux étaient chez moi
» en permanence. Tous les remèdes de l'un des mé-
» decins les plus distingués de Berlin furent impuis-
» sans contre ces dartres, qui résistèrent aussi à l'u-
» sage des bains de Tœpleitz, et à plusieurs centaines
» de bains de soufre. Mais, après Dieu, c'est aux
» bains russes que je dois ma guérison radicale, et
» aujourd'hui dans ma 66ᵉ année, je jouis, en con-
» tinuant l'usage diététique de ces bains, d'une santé
» si forte et si parfaite, que je serais disposé à join-
» dre ma voix à celle du docteur Mangold, qui
» pense que les bains russes sont un moyen d'éloi-
» gner la vieillesse. » (*Diss. sur les bains russes*,
Berlin, 1824.)

La température du bain qui convient le mieux
dans la vieillesse, est de 42 à 45° R. : il ne faut pas
non plus négliger les frictions et la fustigation,
parce que tous ces moyens concourent à faciliter la
réaction, en réveillant l'énergie vitale; à activer les
fonctions circulatoires et digestives, et à corriger la
raideur des muscles et des articulations. D'ailleurs,
chez le vieillard, il en est du bain russe comme
des autres remèdes : il faut, à cet âge, en augmenter la dose, parce que la vitalité des organes est
moindre, et que l'on a presque toujours à combattre des maladies chroniques contre lesquelles les
moyens ordinaires échouent le plus souvent.

Pouvons-nous mieux terminer cet article, qu'en rapportant l'opinion raisonnée de M. le docteur Rapou, sur ce sujet? « Les anciens disaient avec rai-
» son que les bains de vapeur prolongeaient la vie,
» en donnant à l'esprit et au corps plus d'énergie et
» de vigueur. En effet, un moyen qui maintient
» constamment la peau dans les dispositions qui lui
» sont les plus favorables, qui répartit également les
» propriétés vitales sur tous les systèmes, donne aux
» puissances locomotrices plus de force, de sou-
» plesse et d'agilité; qui entretient enfin l'harmonie
» entre les diverses fonctions de l'économie, ne peut
» manquer de retarder la vieillesse physique et mo-
» rale. Aussi n'est-il pas rare de voir en Turquie,
» en Égypte, et surtout en Russie, où les cente-
» naires abondent, des hommes extrêmement avan-
» cés en âge, sains, robustes, et jouissans de la plé-
» nitude de leurs facultés. » (*Atmidiatrique,* page
151.)

Nous nous croyons donc fondés à conclure que, dans tous les âges, les bains de vapeur russes et orientaux peuvent être administrés avec succès, et nous répéterons comme corollaire de cette propo-sition ce mot du célébre professeur Reil, dont l'o-pinion doit faire autorité : « Les bains russes forti-
» fient la constitution de l'enfant, rappellent les
» roses sur les joues décolorées, conservent la santé
» dans l'âge mûr, et rajeunissent les vieillards. »
(*Journal de Halle,* 1809.)

CHAPITRE IX.

DE L'UTILITÉ DES BAINS RUSSES SUIVANT LES SAISONS.

Dans le cours des saisons, a dit un de nos gracieux écrivains et savant naturaliste, un état atmosphérique succède sans cesse à un autre, et nos corps sont entraînés sans relâche par le grand orbe des années, qui mesure notre course sur cette admirable horloge des astres du monde : c'est le fil de la Parque qui se déroule autour de ce cercle et amène nos maladies comme nos heureux jours. Si l'on considère toutes les créatures vivantes et végétantes qui peuplent la terre, on les verra soumises dans les phases de leur durée, non-seulement à l'action des climats permanens de chaque contrée, mais surtout à l'empire de ce mouvement perpétuel des saisons, sorte de climats passagers qui visitent tour à tour les régions de ce globe, et qui entraînent dans leur cercle sans cesse renouvelé, toutes les existences.

Il est donc important que nous sachions par quels liens notre vie se rattache aux cieux, et comment la marche des saisons, modifiant sans cesse nos corps, les dispose davantage à certaines affections morbides, afin que nous puissions examiner comment les bains russes peuvent éloigner ou combattre le triste cortége des maladies que traîne à sa suite chaque période de l'année.

Usage des bains russes au printemps.

Pendant les courts et tristes jours de l'hiver, la température générale du globe et de son atmosphère s'était refroidie, la sensibilité, la contractilité de tous les tissus s'étaient engourdies, anéanties pour ainsi dire. La vie avait subi une interruption qui lui permettait de ramasser ses forces en silence. Mais, lorsqu'aux premiers jours du printemps, un soleil plus ardent s'élance du sein des sombres brouillards, un mouvement du dedans au dehors, une expansion des facultés qui poussent la vie à la circonférence, s'opèrent dans tous les corps animés.

Dans cette époque de croissance et de joie, d'épanouissement et d'espérance, l'homme subit aussi sa métamorphose : un instinct secret a révélé à tous ses sens que le temps des jouissances est revenu. Quelle influence vivifiante réveille dans l'homme les sensations, et double son existence ! Quelle puissance a donné l'impulsion à tout l'organisme, et a mis en jeu tous les ressorts de notre admirable machine ! La chaleur renaissante du soleil est la cause principale de cette expansion de la vie, et nos organes participant nécessairement à cette végétation universelle, ne doivent-ils pas éprouver des modifications profondes ?

Ce développement des forces vitales dispose le corps à remplir toutes ses fonctions avec plus d'énergie : les digestions sont plus faciles, les sécrétions, les exhalations plus abondantes, l'absorption plus aisée, et les fluides plus riches en matériaux nutritifs suivent leur cours avec plus de rapidité. L'homme devrait jouir de la plénitude de la santé et de la vie, mais le corps profondément remué a quelquefois de la peine à s'habituer à ces secousses ; cette direction des fluides vitaux à la périphérie souvent le fatigue.

L'hiver, jaloux de voir finir son empire, vient encore de temps en temps disputer ses droits, et nous offrir, en un seul jour, comme en miniature, le tableau des quatre saisons. De là, ces alternatives de chaud et de froid qui contrarient ou suspendent les fonctions des organes, et surtout celles de la peau. De là aussi les causes principales de presque toutes les affections morbides auxquelles le printemps donne un caractère particulier, qui n'avait point échappé à l'observation des célèbres médecins de l'antiquité. Déjà, ils avaient remarqué que les rhumes de cerveau, les maux de gorge, les catarrhes pulmonaires, les maladies de la peau, certaines affections nerveuses, les émotions mélancoliques, etc., se manifestaient beaucoup plus dans cette saison. Quand on a réfléchi à l'influence que le renouvellement du printemps exerce sur l'homme physique, à la marche imprimée aux fluides et aux forces vitales, aux causes des maladies plus fréquentes dans cette partie de l'année, est-il difficile de se rendre compte de l'avantage que l'on peut retirer de l'usage des bains de vapeur russes ?

Puisque l'influence du soleil est la cause unique de cette expansion vitale, de cette direction des fluides à la circonférence, de cette énergie rappelée dans tous les tissus jusqu'alors engourdis, ne comprend-on pas que le calorique de l'étuve, qui détermine dans tout notre corps des effets analogues, ne pourra que seconder l'action vivifiante de la chaleur printanière? Puisque la tonicité qu'il imprime à l'organe cutané nous dispose à résister aux intempéries atmosphériques, et par conséquent à nous soustraire à la cause principale de nos maladies; puisque en dernier lieu ces bains, comme nous le verrons plus tard, nous offrent un des remèdes les plus efficaces pour combattre la plupart de ces affections, ne sommes-nous pas autorisés à préconiser leur usage dans le printemps, quand l'art sera obligé de favoriser les efforts de la nature, ou devra corriger ses écarts?

L'administration des bains d'étuve n'a pas besoin de subir des modifications particulières pendant le printemps. Nous ferons observer seulement que c'est surtout au début de cette saison que l'on doit le plus insister sur leur usage. C'est un excellent moyen pour entretenir l'équilibre entre les systèmes, et prévenir les affections rhumatismales ou nerveuses qui sont provoquées par les variations atmosphériques, ou par l'action stimulante de la chaleur printanière. Pendant quatre années, nous avons été à même de remarquer sur un grand nombre de malades, que l'usage hygiénique des bains russes et orientaux prévenait ces douleurs que je serais tenté d'appeler bisannuelles, à cause de leur retour périodique au printemps et en automne.

Usage des bains russes et orientaux en été.

Le soleil, arrivé à son apogée, a mis fin à la lutte entre le printemps et l'hiver : la terre, constamment échauffée par ses rayons, qui tombent perpendiculairement, n'est plus rafraîchie que par la rosée des courtes nuits et les orages qui éclatent d'espace en espace. Nos corps, plongés dans cet océan de calorique et de fluide électrique, éprouvent de nouvelles modifications. Les forces vitales sont attirées au dehors, plus encore qu'au printemps, où ce mouvement excentrique était modéré par les alternatives de température ; le système nerveux se trouve plus épanoui, plus développé à l'extérieur et plus exalté dans ses fonctions ; la peau, où la chaleur appelle sans cesse les fluides, est le siége d'un travail plus actif et la source d'une transpiration plus constante. Tandis que les forces semblent avoir abandonné le centre, pour se porter à la périphérie du corps, les mouvemens vitaux sont considérablement diminués dans les organes profonds qui n'exécutent plus leurs mouvemens qu'avec lenteur. La faiblesse de l'estomac, qui n'élabore plus qu'incomplétement les matériaux nutritifs, ne peut rappeler la tonicité dans les tissus relâchés, ni réparer les pertes d'une transpiration trop abondante : de là, cette lenteur dans les mouvemens, cet état de débilité, de prostration, dans lequel nous tombons durant les grandes chaleurs de l'été.

L'appel de vitalité à la circonférence, point de fluxion dont la peau est constamment le siége, l'exaltation du système nerveux, et la prédominance du système hépatique, nous expliquent suffisamment les maladies cutanées, les éruptions, les dartres, le prurigo, les affections nerveuses, les spasmes, les névralgies, les coliques nerveuses, etc., que nous remarquons plus souvent en été.

Comment les bains russes, dont l'action est de favoriser ce mouvement excentrique, peuvent-ils être utiles dans cette saison? On croira peut-être que nous avançons un paradoxe, en disant qu'ils rétablissent les forces abattues par les grandes chaleurs : mais que l'on réfléchisse à l'énergie qu'ils impriment à tous les organes, qu'on se rappelle les arrosemens froids qui les suivent, et dont il est bon de prolonger la durée, parce qu'ils rafraîchissent tout le corps, et donnent à la peau et à l'appareil musculaire de la tonicité, et l'on sera moins surpris de ce phénomène que l'expérience a tant de fois constaté.

Puisque d'ailleurs il est d'observation que les médicamens sudorifiques conviennent mieux dans cette saison, où l'exhalation plus forte opère souvent la guérison des maladies par des sueurs critiques, les bains d'étuve ne satisferont-ils pas mieux à cette indication de la nature, que tout autre agent thérapeutique ? Quel moyen contesterait la préférence

qui leur est accordée, dès qu'il s'agit de combattre
ce grand nombre d'affections auxquelles nous sommes exposés durant l'été? « Les bains d'étuve sont
» fort utiles, dit M. le docteur Rostan, dans les cli-
» mats chauds, où l'ardeur du soleil produit sur la
» peau une irritation continuelle, où la sueur et la
» poussière se concrètent et forment un enduit im-
» perméable à la perspiration cutanée; car la cha-
» leur sèche irrite la surface du corps, et détermine
» une foule d'irruptions : l'étuve neutralise ces effets
» fâcheux. » (*Dict. de méd.*, tom. III, p. 235 et 236.)

Si donc les Orientaux, sous leur ciel brûlant, obtiennent de si heureux résultats de l'usage des étuves, devons-nous être surpris de voir nos corps,
soumis aux mêmes influences de température pendant l'été, en retirer les mêmes avantages?

Cette saison est sans contredit la plus favorable
pour la guérison radicale des maladies chroniques
qui reviennent facilement à certaines époques de
l'année. La raison se devine aisément. Le bain russe
n'ayant plus à lutter contre les vicissitudes atmosphériques qui entravent toujours le traitement,
ne perd rien de son action médicatrice; tous les efforts se dirigent contre l'affection ancienne, dont
il triomphe plus facilement.

Cependant nous ne partageons point l'opinion
générale qui renvoie souvent à l'été le traitement
des maladies chroniques. Il n'en est pas du bain
russe comme des autres bains de vapeur et des eaux
minérales : si ses effets sont moins rapides dans les
autres saisons, il ne triomphe pas moins de la

maladie, même en hiver. Dès qu'une affection se manifeste, il faut, sans avoir égard à l'époque de l'année, commencer l'usage de ces bains. Quelques avantages que l'on ait à traiter une maladie pendant l'été, ils ne compenseront jamais le temps perdu. C'est laisser prendre à son ennemi une position avantageuse d'où l'on aura beaucoup de peine à l'expulser plus tard.

Nous ferons encore observer que c'est surtout dans l'été que l'on doit insister sur les arrosemens froids, sans qu'il soit besoin de porter au-delà de 38 à 40° R. la température du bain, après lequel on ne doit pas se coucher, à moins de cas exceptionnels.

Des bains russes et orientaux en automne.

L'automne est l'âge de la décadence de l'année: les rayons pâles et obliques du soleil se retirent insensiblement vers un autre hémisphère, pour y porter les plaisirs et l'abondance : la nature se dépouille de ses plus beaux ornemens, et comme au soir d'un jour de fatigue, après avoir donné ses derniers fruits, elle quitte sa robe de printemps, pour se disposer au long sommeil de l'hiver. La sérénité du ciel est obscurcie par de sombres brouillards qui rembrunissent notre horison; et l'homme, saisi à cet aspect de deuil, commence bientôt à ressentir dans tout son être les impressions fâcheuses que l'air chargé de vapeurs humides et froides, impose comme un tribut à toutes les créatures.

Au sortir de l'été, le mouvement expansif que la

chaleur avait distribué à toutes les parties de notre organisation, est fortement contrariée par l'humidité
des soirées, la fraîcheur des nuits, la fréquence des
pluies et des brouillards qui règnent en automne.
L'humidité répandue dans l'atmosphère pendant cette
saison est toujours plus ou moins insalubre, souvent
même chargée d'émanations délétères ; et, comme en
diminuant la transpiration, elle paraît augmenter
la force absorbante de la peau, ces miasmes dont
l'air est imprégné, pénètrent plus facilement dans
notre corps par l'organe cutané. Tous les tissus étant
relâchés, amollis, l'excitation musculaire et la sensibilité nerveuse sont moins actives. La circulation
devient languissante ; et les vaisseaux relâchés, ne
chariant plus qu'avec peine les fluides, facilitent
l'altération des humeurs, particulièrement chez les
individus mélancoliques, dont le sang noir éprouve
des stases dangereuses dans le système veineux.

A mesure que l'humidité de l'atmosphère devient
de plus en plus froide, et que les frimas, tristes
avant-coureurs de l'hiver, nous exposent à des alternatives de chaud et de froid, le désordre des
fonctions augmente. Notre corps ne tarde pas à
éprouver un malaise général, qui souvent dégénère
en maladie, surtout chez les sujets dont la constitution débile ne peut opposer une suffisante réaction
à l'influence destructive de cette fâcheuse température.

Il est à remarquer que les pluies froides et habituelles, les vicissitudes atmosphériques, concourent
à rendre l'automne très fécond en maladies : les

douleurs articulaires, les affections rhumatismales et goutteuses, les fluxions sur les poumons et la membrane pituitaire, les inflammations catarrhales, les fièvres intermittentes, quelquefois épidémiques, les hydropisies, etc., sont autant de maladies très fréquentes en automne.

Les bains russes et orientaux sont assurément le moyen le plus efficace pour rétablir l'harmonie dans les fonctions, pour rappeler la transpiration à la peau, et lui rendre la tonicité qu'elle a perdue; pour réveiller l'énergie de l'estomac, des systèmes musculaire et nerveux; pour faciliter la circulation des fluides, et empêcher les stases dans les organes profonds; pour prévenir, enfin, ou combattre les nombreuses affections morbides, en neutralisant leur cause première, c'est-à-dire le froid humide, ou la variation des températures. En comparant, comme nous venons de le faire, les désordres occasionés par l'influence de l'automne avec l'action vivifiante des bains orientaux et russes, il est facile de prévoir les salutaires effets qu'on doit attendre de leur usage pendant cette saison maladive.

Durant cette époque de l'année, le baigneur ne doit pas craindre de faire monter la chaleur de l'étuve à un degré assez élevé, de 40 à 42° R. Les personnes exposées à voir reparaître leurs douleurs, doivent surtout insister au début de l'automne sur l'usage diététique de ces bains, afin de prévenir le retour de leurs maladies, en retrempant en quelque sorte leur organisation, et la rendant moins impressionnable aux intempéries atmosphériques.

Des bains russes et orientaux en hiver.

L'hiver est le règne des frimas, la nuit de l'année.
Dans cette saison, tout s'attriste, tout languit, tout
s'endort. L'homme emploie toutes les ressources de
son industrie pour se soustraire au cruel empire du
froid, et malgré tous ses efforts, l'hiver pénètre
jusque dans sa demeure. Il le rencontre sans cesse
dans l'air qui l'environne et qu'il respire.

En butte à l'action meurtrière de cette température, notre organisation est fortement ébranlée :
toute la tragédie se passe alors à l'intérieur du corps.
Le froid resserre vivement la fibre organique, saisit
la peau, et suspend la transpiration cutanée. La contraction des vaisseaux capillaires, qui rampent à la
surface du corps, ne permet point aux fluides de les
parcourir aussi librement; de là cette concentration
des forces vitales, ce refoulement du sang vers les
organes profonds qui, obligés de suppléer au défaut
des sécrétions externes, deviennent le siège d'un travail actif. De là ces congestions funestes qui donnent
naissance à une foule de maladies inflammatoires,
aux diarrhées, aux affections des reins, de la vessie,
à des étouffemens, quelquefois même à des anévrismes, ou à des coups de sang, chez les individus
pléthoriques.

Le froid, comme l'avait déjà remarqué Hippocrate, est le plus cruel ennemi des nerfs, dont il
abolit la sensibilité, en arrêtant leur épanouissement. Son action irritante ébranle tout le système

nerveux, et produit une douleur locale, qui souvent se transporte sur les organes les plus faibles, ou sur ceux qui déjà ont été le siége d'une maladie. Aussi n'est-il pas rare de voir certaines affections chroniques, nerveuses, articulaires, ou rhumatismales, qui avaient été guéries par la chaleur du printemps ou de l'été, se réveiller tout à coup au commencement de l'hiver, avec des symptômes non moins alarmans.

Le froid n'est pas un ennemi moins dangereux pour l'appareil respiratoire; les pores exhalans de la transpiration cutanée étant fermés, l'exhalation pulmonaire qui les remplace devient beaucoup plus abondante; et si, comme il arrive souvent, l'air froid que nous respirons vient à la supprimer, il en résulte une disposition inflammatoire de la membrane muqueuse qui tapisse les bronches : voilà la source des catarrhes, des toux, des rhumes de cerveau, des maux de gorge, et même des inflammations beaucoup plus graves des poumons (pneumonie), ou de la plèvre (pleurésie).

Quel triste tableau n'aurions-nous pas à tracer, s'il nous fallait donner ici la liste de tous les désordres, de toutes les affections, dont le froid est la cause première! Est-il rare de voir des individus qui vivent pendant tout l'hiver dans un état maladif, surtout parmi les vieillards et les personnes débiles, chez qui la faiblesse de constitution ne peut opposer une réaction salutaire à l'influence fâcheuse que le froid exerce sur leur frêle organisation ?

Demander si les bains russes et orientaux sont

utiles en hiver, c'est demander s'il est nécessaire
pour la santé de soustraire le corps à l'action mal-
faisante de la plus redoutable température ; s'il est
utile de rétablir l'harmonie dans les fonctions, lorsqu'elle est troublée par une cause en quelque sorte
permanente ; s'il est avantageux pour notre bien-
être physique de prévenir ou de combattre les maladies si nombreuses pendant cette dernière période
de l'année.

Nous avons vu que les bains orientaux et russes
rétablissaient la transpiration, qu'ils augmentaient
puissamment la circulation capillaire de la peau,
qu'ils donnaient aux muscles plus de souplesse,
qu'ils épanouissaient le système nerveux, qu'ils appelaient à la périphérie du corps les forces vitales
concentrées au dedans, qu'ils imprimaient à tout
l'organe cutané un degré d'énergie et de chaleur qui
faisait supporter plus facilement le froid extérieur.
Nous venons de voir que toutes ces fonctions
étaient plus ou moins troublées pendant l'hiver ;
nous pouvons donc conclure d'une manière rigoureuse, que l'usage des bains orientaux et russes est
de la plus grande utilité dans cette saison.

Cette opinion se trouve corroborée par celle de
plusieurs auteurs recommandables, qui ont écrit
que les bains d'étuve convenaient surtout dans les
climats glacés comme celui de la Russie ; parce que
les tissus resserrés par le froid empêchaient la peau
de remplir librement ses fonctions. « Les bains d'é-
» tuve humide, dit M. le docteur Rostan, doivent
» être fort utiles dans les pays dont le froid rigou-

» reux et continu endurcit la peau, et suspend ses
» fonctions. » (*Dict. de méd.*, tome 5, page 256.)

Ajoutons à toutes ces considérations, basées sur
une théorie des plus rationnelles, les nombreuses
expériences qui prouvent jusqu'à l'évidence la vérité
de ce que nous avançons : ajoutons-y encore les immenses avantages que l'on peut retirer de l'usage des
bains orientaux et russes contre les maladies qui ré-
gnent habituellement en hiver, et nous serons de
plus en plus convaincus de leur utilité. Nous dirons
même plus, c'est que si l'on compare leur mode
d'action avec celui des bains d'eau simple et des
bains de vapeur par encaissement, justement proscrits à cause des dangers auxquels leur usage expose
pendant l'hiver, on comprendra que les bains russes
sont peut-être les seuls qu'on puisse employer avec
avantage, pendant cette saison rigoureuse, toujours
pénible pour l'existence.

On doit, en général, préférer le bain russe au
bain oriental, et comme il s'agit d'appeler une plus
grande activité à la périphérie du corps, il faut
porter la température du bain de 42 à 45° R. Il est
utile aussi d'insister sur les frictions et la fustigation,
et comme l'eau des arrosemens est toujours plus
froide, ils doivent être moins prolongés qu'en été.
Au sortir du bain, il n'est pas nécessaire de se couvrir de vêtemens plus que d'habitude.

Trompées par ce préjugé, qui compare l'action
des étuves russes à celle des autres bains, beaucoup
de personnes hésitent à en faire usage, quand le
froid est un peu rigoureux. On comprendra facile-

ment que l'on n'a rien à craindre en s'exposant à
l'air extérieur, au sortir de l'étuve russe, si l'on fait
cette réflexion, que ce ne sont pas seulement des
bains de transpiration, mais que les arrosemens
froids qui les terminent donnent à la peau un tel
degré de tonicité, à la circulation des vaisseaux capillaires une si grande activité, que l'on est plusieurs
heures, après le bain, sans ressentir l'influence de
la température, même la plus froide. Ainsi le froid,
quelque rigoureux qu'il soit, loin de contre-indi-
quer l'usage de ces sortes de bains, en fait un principe d'hygiène des plus sanitaires. D'ailleurs, n'est-
ce pas en hiver que les Russes fréquentent le plus
assidument leurs bains, et sont-ils moins que nous
exposés à une température glaciale? Si, par ce
moyen, ils évitent tant de maladies causées par le
froid, pourquoi n'y aurions-nous pas recours avec
la même confiance, pour prévenir les affections de
poitrine, les rhumatismes, les sciatiques, etc. , qui
se manifestent souvent en hiver? Pourquoi, lorsque
déjà ces maladies existent, en différer le traitement,
sous le prétexte que la saison n'est point favorable?
On ne peut jamais les attaquer trop promptement,
et l'on perd souvent beaucoup à laisser le mal faire
des progrès :

> Principiis obsta ; serò medicina paratur
>   Cùm mala per longas invaluêre moras.

« Des savans anglais, dit Marcard, qui ont fait
» des expériences dans des étuves fortement chauf-
» fées, ne s'aperçurent pas, immédiatement après

» leur sortie, que l'air fût froid. Le docteur Sordyes
» dit positivement, et il me l'a souvent répété, que
» quand il sortait d'une chaleur de 40 à 45° R., pour
» aller s'habiller dans un froid de 3 à 4° R. , il n'en
» éprouva aucune incommodité, pas même par la
» suite. (*De la nature des bains,* page 252.)

S'il faut une dernière preuve, l'expérience que
nous avons acquise pendant cinq hivers, où nous
n'avons pas manqué un seul jour sans administrer
les bains russes, ne suffit-elle pas pour constater
leur efficacité durant cette saison?

Mais, pourra-t-on nous dire encore, comment
les bains orientaux et russes peuvent-ils convenir
dans toutes les saisons, dont cependant les températures diverses exercent sur l'économie des effets
souvent opposés? Cette objection n'a plus de force,
quand on se pénètre bien de cette idée, que ces
bains, par le mélange de chaud et de froid qui les
constitue, peuvent déterminer dans l'organisation
des phénomènes bien différens, et que, suivant les
indications de la nature, leur administration exige
certaines modifications : par exemple, il est avantageux d'insister sur les arrosemens froids en été,
tandis qu'en hiver, il est mieux de porter la chaleur
de l'étuve au plus haut degré, parce que dans ces
deux états atmosphériques, on a à combattre deux
excès contraires. N'est-ce pas en modifiant l'administration des bains d'étuve suivant les besoins du
climat, que les Orientaux, sous leur ciel brûlant,
et les Russes au milieu des frimas du nord, en re-
cueillent chaque jour de si heureux effets que per-

sonne ne leur conteste? Que l'on considère, d'une part, les maladies que chaque saison traîne après elle; car suivant les périodes de l'année, il est toujours certains organes dont les fonctions sont exaltées ou perverties; et d'autre part, la propriété essentielle de ces bains, lorsqu'il s'agit d'établir dans les systèmes ce juste équilibre de forces qui est la base de la santé : nous serons alors autorisés à conclure qu'on peut en faire usage sous toutes les températures, avec le même espoir de succès, « et que » préparer les malades, ou attendre une saison favo- » rable, n'est, dit le docteur Rapou, qu'un spé- » cieux prétexte pour les éloigner, ou même les dé- » tourner de ce moyen efficace, qui n'est le plus » ordinairement prescrit que lorsque tous les autres » moyens thérapeutiques ont été vainement em- » ployés. » (*Méthode fumigatoire*, tom. 1, p. 105.)

CHAPITRE X.

PARALLÈLE DES BAINS DE VAPEUR RUSSES ET ORIENTAUX AVEC
LES BAINS D'EAU SIMPLE ET D'EAUX MINÉRALES.

APRÈS tous les détails auxquels nous venons de nous livrer, confondre l'action des étuves russes et orientales avec celle des bains d'eau, serait une erreur trop grossière pour qu'il soit besoin de la combattre. Ce n'est donc pas pour entrer en lice que nous établissons ce parallèle, mais seulement pour faire, en quelque sorte, toucher au doigt la prééminence des bains d'étuve sur les autres bains.

L'action des bains d'eau sur l'économie varie suivant leur température; et du plus ou moins de calorique naît une série de phénomènes dont on s'est rendu compte, en admettant une classification des bains établie sur leur degré de chaleur, et qui distinguent ceux d'eau en *froids, tièdes,* et *chauds.*

Il ne s'agit donc ici que de la quantité de calorique auquel l'eau sert de véhicule : or, comme dans l'étuve on peut obtenir degré par degré toutes les températures, que la vapeur humide est le véhicule le plus convenable à favoriser l'action du calorique;

comme enfin, au sortir de l'étuve, on peut faire des arrosemens avec de l'eau tiède, fraîche, ou froide, il est évident que le bain de vapeur russe ou oriental peut être tempérant ou tonique, suivant que la vapeur aura été portée à tel ou tel autre degré, d'abord suivant la durée du séjour dans cette atmosphère humide, et selon la température et la quantité de l'eau qui aura servi aux arrosemens.

A la vérité, pour obtenir dans l'étuve les effets d'un bain d'eau, il faudra porter la température à un plus haut degré, puisque d'après les expériences de Marcard, Poitevin et Marteau, il résulte qu'un bain d'eau à 36° R. a sur l'économie l'action d'un bain de vapeur à 60°.

Mais dès qu'on connaît cette différence, basée sur cette loi physique, que les liquides réduits à l'état de vapeur sont moins bons conducteurs du calorique, n'est-il pas facile de comprendre que les étuves humides peuvent remplacer toutes les espèces de bains, et qu'on obtiendra avec beaucoup plus de facilité et de promptitude les effets que l'on veut déterminer, sans avoir à redouter les inconvéniens que nous allons rencontrer en décrivant l'action des bains d'eau simple sur l'économie animale ?

Des bains d'eau simple comparés aux bains d'étuves humides.

Le bain froid (12 à 15° R.) est essentiellement tonique ; mais par le resserrement qu'il exerce sur toute la périphérie du corps, il détermine une anxiété générale, un malaise universel, une contraction des vaisseaux capillaires qui refoule le sang

vers les organes profonds, et peut donner lieu à des
congestions funestes, surtout chez les individus débiles, en qui n'existe plus une force suffisante de
réaction contre le froid. Est-il personne qui ne sache
combien les bains froids de rivière exposent à contracter des douleurs rhumatismales ou nerveuses,
des maladies de poitrine, etc.? Lorsque le bain froid
est indiqué pour donner de la consistance aux tissus,
et réveiller l'énergie vitale des organes, le bain russe
accompagné de frictions et suivi d'arrosemens froids
prolongés, obtient ces résultats avec beaucoup plus
de facilité, et éloigne la crainte de tout accident par
la certitude d'une réaction puissante.

Le bain d'eau tiède (25 à 26° R.) agit à la vérité
d'une manière avantageuse sur l'économie; il nettoie
la peau, relâche son tissu, délasse les membres fatigués, calme l'irritation du sang, et apporte dans
tout le corps un sentiment de quiétude assez
marqué. Mais ses effets subséquens ne sont pas toujours exempts d'inconvéniens, car il énerve, affaiblit, et peut rendre sujet à des maladies plus ou
moins graves, lorsqu'après on se soumet aux intempéries de l'air extérieur. Aussi, n'en use-t-on qu'a-
vec prudence pendant les temps pluvieux et en hiver.

Administré à une température de 36° R., le bain
oriental, suivi d'arrosemens tempérés, donne les
mêmes résultats, et beaucoup plus rapidement.
Non-seulement, comme le bain d'eau, il est calmant, mais il débarrasse mieux la peau, délasse plus
facilement, et prévient tout incident fâcheux du
côté de la température variable de l'atmosphère.

Le bain d'eau très chaud, c'est-à-dire au-dessus de
30° R., donne lieu à des phénomènes beaucoup plus
importans : aussi n'a-t-on recours à lui que comme
remède énergique, dans le traitement des maladies
invétérées. La respiration y devient très fréquente,
et la circulation est tellement active, qu'elle s'accompagne de somnolence, de vertige, qui rendent
éminentes les congestions internes. La prostration
du système musculaire, une lassitude invincible succèdent toujours à l'excitation momentanée d'un tel
bain. On conçoit combien sa prescription exige de
prudence; et n'est-il pas plus sage, dans cette indication, de recourir aux bains de vapeur russes, de
45 à 50° R., qui combattent victorieusement tant
de maladies chroniques, et cela, sans épuiser les
forces, sans exposer à un seul des accidens d'un bain
chaud, dont nous n'avons pu mentionner qu'une
partie dans ce rapide exposé ? Il est facile de voir,
d'après les effets de l'une et l'autre espèce de bains,
l'avantage rester justement aux bains de vapeur
russes et orientaux, soit comme moyen de propreté
ou diététique, soit comme moyen curatif.

Une considération qui établit mieux encore le
point de démarcation entre les bains de vapeur et
les bains d'eau, est la pression variée qu'exercent
sur le corps les différens milieux dans lesquels il est
plongé. Dans un bain d'eau chauffée à 30°, d'après
les lois physiques, l'action stimulante du calorique
devrait évidemment appeler les fluides vers la périphérie du corps; et cependant, comment expliquer
les congestions alarmantes vers les organes profonds,

si ce n'est par la compression de l'eau, qui, s'opposant fortement à ce mouvement expansif provoqué par le calorique, refoule les fluides dans les viscères internes, exposant ainsi à cette multitude de maladies plus ou moins graves dont l'usage habituel de ces bains est parfois la cause première?

L'on a constamment observé, qu'au sortir d'un bain d'eau, la peau du corps est pâle, décolorée, la face rouge et la tête pesante; et cependant, jamais on ne s'est assez arrêté à ce phénomène de la compression de l'eau, qui n'a point échappé à l'observation judicieuse de M. le docteur Rapou. « L'eau » à l'état liquide, pressant en raison directe de son » poids qui est huit cent cinquante fois plus considérable, bouche, pour ainsi dire, les pores de la » peau, et produit une concentration, un refoulement du sang et des autres fluides à l'intérieur. » De là cette espèce de resserrement général, de difficulté de respirer, de contraction de l'organe cutané qu'on éprouve même en entrant dans un bain » chaud, tandis que l'eau, réduite en vapeurs, occupant un espace dix-sept cents fois plus étendu » que dans son état de condensation, dilate l'air, et » le rend plus léger, en le raréfiant, diminue d'autant la pression qu'il exerce sur le corps, et produit une sorte de raréfaction, d'épanouissement » du tissu cellulaire et de la peau, sur laquelle les » fluides se dirigent et qui se trouvent conséquemment dans l'état le plus convenable à l'exercice » de ses fonctions. » (*Méth. fumig.*, tom. 1, p. 117.)

Ce serait donc une bien fausse opinion de vouloir

calculer les effets d'un bain, suivant son degré de
calorique, sans avoir égard au milieu dans lequel le
corps est plongé, et de comparer par conséquent
l'action des bains d'eau à celle des bains de vapeurs
humides, que nous croyons bien préférables dans
la plupart des cas où les premiers sont indiqués.
Cette vérité trouve encore sa confirmation dans cette
observation de Curzio, célèbre médecin de Naples :
« Il survint à une jeune fille de dix-sept ans, qui
» n'était pas encore réglée, une roideur, un endur-
» cissement de la peau tel, que cette jeune personne
» avait la peau semblable à du cuir et dure comme
» du bois. Le cou fut d'abord attaqué, puis le visage,
» et enfin tout le corps; les lèvres même et la langue
» étaient roides, la peau n'avait pas cependant perdu
» sa sensibilité. Curzio voulut assouplir cet organe :
» un bain d'eau douce fut le premier remède qu'il
» prescrivit. La malade ne put le supporter durant
» une demi-heure, et la peau sembla se contracter
» davantage. Après le septième bain, les accidens
» avaient encore augmenté. Il imagina que la pres-
» sion de l'eau était la cause des suites fâcheuses de
» son essai, et il chercha à remplir son but en l'é-
» vitant : pour cet effet il ordonna les bains de va-
» peurs. Après le sixième, il y eut un peu de sueur
» sous les aisselles, sur la poitrine et aux jarrets ; elle
» augmenta progressivement. Après vingt bains, la
» sueur était continuelle, et enfin la peau des cuisses
» reprit toute sa souplesse, puis celle des jambes, et
» au bout d'un certain temps elle guérit entière-
» ment. » (*Journal des savans*, décembre 1775.)

Parallèle des bains russes et orientaux avec les bains d'eaux minérales.

Les eaux minérales se distinguent habituellement en *sulfureuses*, *ferrugineuses*, *salines* et *acidules*. Différentes dans leurs principes constituans, on les prescrit pour combattre des affections chroniques, lorsque l'on veut obtenir une médication excitante ou tonique, afin de réveiller l'énergie des tissus et d'imprimer aux organes débilités ou affaiblis, usés, pour ainsi dire, par de longues maladies, un mouvement vital qui modifie leur manière d'être. Nous avons montré avec quelle facilité on pouvait obtenir ces résultats par les bains russes. Lorsque nous traiterons des maladies, nous constaterons combien de fois aux eaux sulfureuses d'Aix, de Baréges, de Cotterets, etc., ont résisté des maladies de la peau, des affections catarrhales, goutteuses et rhumatismales, qui ont cédé avec assez de facilité à la vertu médicatrice des bains russes. Nombre de paralysies, d'affections nerveuses, la débilité, la raideur, l'atrophie du système musculaire, le défaut de menstruation, ont trouvé dans l'emploi de ce moyen une guérison prompte et radicale, vainement cherchée dans les eaux de Bonnes, de Plombières, de Néris, et dans les boues de St-Amand.

Nous serions même en droit de citer ici plusieurs cas de névralgies, de crampes, de débilité des organes digestifs, contre lesquels les eaux de Spa, de Vichy, de Bourbonne, etc., ont été impuissantes, et qui n'ont pas résisté à un certain nombre de bains russes et orientaux. L'habitude où l'on est d'entendre proclamer les merveilles des eaux minérales , et de les considérer comme le *nec plus ultrà* de la médecine , fera peut-être regarder notre opinion comme hasardée. L'expérience qui l'a fait naître pourra seule la confirmer , et nous sommes bien aise de nous rencontrer sur ce point avec les auteurs qui ont été à même de juger les deux agens thérapeutiques dont nous faisons ici le parallèle. « On ne saurait » nier , dit le docteur Barrié , que les eaux miné- » rales naturelles et artificielles n'agissent que len- » tement sur l'organisme , et ne remplissent pas » toujours les espérances des malades pour leur gué- » rison. On peut affirmer avec certitude que tous » ces bains , quel que soit leur effet , ne pourront » jamais agir sur un corps malade , avec autant d'é- » nergie et de promptitude , ni d'une manière aussi » vivifiante et fortifiante que les bains de vapeur » russes. Tous les ans des centaines d'individus quit- » tent les eaux sans avoir obtenu leur guérison , » qu'ils viennent chercher dans les étuves russes ; un » grand nombre d'autres , après avoir entrepris » chaque année un voyage et un traitement dispen- » dieux , n'ont pu obtenir qu'un soulagement mo- » mentané , ayant ainsi acheté , souvent par la ruine » de leur fortune et de leurs affaires , la prolonga- » tion de jours douloureux. » (*Des bains russes ,* Hambourg, 1828.)

C'est au témoignage des malades qui ont fréquenté les eaux minérales et les bains russes que nous en appelons , pour prononcer sur la puissance de ces deux moyens curatifs. Qu'ils nous disent de bonne foi, si pour la plupart ils n'ont pas rapporté leurs souffrances des eaux, ou s'ils leur doivent autre chose que du soulagement. Nous ne tomberons pas dans le ridicule de nier leurs effets curatifs ; nous ne prétendons même pas guérir toutes les maladies qui ont résisté à leur action ; mais ici l'occasion nous est en aide pour attaquer ce préjugé trop répandu, qu'on doit renoncer à tout traitement dès qu'on a essayé les eaux sans succès, et pour taxer de paradoxe ce mot de Bordeu, démenti chaque jour par l'expérience : *Je considère comme incurables toutes les maladies qui résistent aux eaux minérales.*

Il faut convenir que le voyage, les changemens d'air, d'habitudes, contribuent souvent à améliorer la santé du malade qui se rend aux eaux ; il faut avouer encore qu'il est des cas de maladie où elles conviennent mieux que les bains russes : mais ce ne sera jamais quand il s'agira de combattre des affections nerveuses, rhumatismales et goutteuses, et quelquefois même des maladies de la peau.

Au résumé de nos observations, religieusement prises dans notre pratique, nous ne craignons pas d'avancer qu'un nombre de maladies chroniques étant donné, les bains d'étuve en guériront au moins autant que les eaux minérales, et toujours dans un espace de temps plus court. La raison de cette différence d'action et de résultat est, que les bains d'étuve sont propres aux maladies dans toutes les saisons, et qu'on peut varier leur médication suivant l'affection, l'âge, le tempérament : tandis que les

eaux minérales ne peuvent être employées qu'à certaines époques de l'année, et sont composées de
principes invariables, déterminant à peu de chose
près les mêmes effets.

« Quel avantage, dit le docteur Rapou, peut-on
» raisonnablement espérer d'un remède qu'on doit
» employer, dans toutes les circonstances et chez
» tous les sujets, aux mêmes doses et d'après la même
» formule ? Les eaux minérales partagent cet incon-
» vénient avec d'autres moyens empyriques, qu'on
» ne prescrit que parce que le peuple, qui ne peut
» en saisir les indications, en fait usage dans tous les
» cas, sans discernement et sans précaution. Comme
» eux, dans les maladies en apparence semblables,
» elles déterminent d'heureux ou de funestes effets,
» bien que leur emploi ait été méthodiquement
» dirigé. Il n'en est pas de même des vapeurs ; on
» peut y recourir dans tous les temps de l'année, en
» modifier de mille manières l'administration, et dé-
» terminer par leur usage un grand nombre d'effets
» divers. Aussi conviennent-elles dans beaucoup de
» cas où les eaux ne peuvent être employées....... Les
» eaux agissent donc avec moins de certitude et beau-
» coup plus lentement que les vapeurs. Aussi, dans
» deux cas absolument semblables, où l'un et l'autre
» de ces moyens pourront également être employés,
» la maladie traitée par les vapeurs sera beaucoup
» plus tôt guérie. » (*Méthode fumigatoire*, tom. 1,
pag. 122.)

A moins de cas particuliers où certaines eaux minérales sont spécialement indiquées, nous préférons

donc les bains russes et orientaux à un moyen possible de guérison qui nous éloigne de nos intérêts, de nos affections, de nos affaires ; et nous laissons les eaux à ceux qui vont y chercher autant le plaisir que la santé, à ces malades imaginaires, qu'un noir spléen pourchasse de contrée en contrée, comme s'ils ne savaient où reposer leur tête, ni où fuir une prétendue maladie qui n'est autre que l'ennui, compagnon inséparable d'une vie dissipée et oisive, et souvent suite inévitable d'un abus de plaisir : pour ceux-là, il n'est rien qui puisse remplacer le pouvoir magique exercé sur leur imagination par la naïade à laquelle ils vont offrir leur hommage ; mais aussi pouvoir souvent éphémère, quand il s'agit de combattre une maladie sérieuse ou invétérée.

CHAPITRE XI.

DES BAINS RUSSES ET ORIENTAUX COMME MOYEN CURATIF.

————

« Les médecins grecs et romains, dit Sanchès,
» ayant reconnu l'efficacité des bains d'étuve, com-
» mencèrent à s'en servir. Ces bains de vapeur furent
» mis en usage par Hippocrate, Celse, Galien, Ori-
» base. C'était la moitié des remèdes dont ils se ser-
» vaient dans les maladies. Pline dit qu'on ne connut
» pas d'autre médecine pendant six cents ans.... Je
» ne méprise pas tous les remèdes, tels que les pur-
» gatifs, l'opium, le mercure, le quinquina; mais
» je pense que le bain russe peut tenir lieu de la
» moitié des remèdes contenus dans la plupart des
» pharmacopées; et si la société serait heureuse de
» trouver un remède facile, et si efficace qu'il pût
» non-seulement conserver l'état de santé, mais en-
» core guérir ou soulager les maux dont les hommes
» sont si souvent attaqués, je ne trouve que le bain
» russe, administré comme le prescrit une saine mé-
» decine, qui puisse produire cet effet. Que ceux
» qui se mêlent de guérir m'indiquent un remède
» aussi efficace, aussi facile, et aussi prompt, pour

» guérir la plupart de nos maladies. » (Sanchès, médecin de l'impératrice de Russie, *Mémoire sur les bains russes*, adressé à l'académie de médecine de Paris, 1779.)

Quoique l'expérience des siècles ait confirmé cette opinion du disciple de l'immortel Boerhaave, nous n'aurions jamais osé la formuler d'une manière aussi positive, dans la crainte d'être taxé d'exagération. Cependant, nous sommes forcé d'avouer que, tout en nous restreignant dans les bornes de la vérité, nous aurons parfois de la peine à être cru, si le vrai a pu quelquefois *n'être pas vraisemblable*; cela peut arriver dans cette circonstance, où nous avons à raconter les puissans effets curatifs des bains russes et orientaux. La science et l'humanité nous font un devoir de dire ce que nous avons vu et expérimenté pendant des années. Ce devoir rempli, s'il nous restait encore des préjugés à combattre, des incrédules à convaincre, les témoignages irrécusables des nombreux malades qui ont été guéris des affections les plus opiniâtres nous serviront de preuves.

Nous n'avons pas la folle prétention de voir dans les bains russes et orientaux un remède universel; il n'y en a pas, il ne saurait même y en avoir; nous dirons plus : il est, comme nous l'indiquerons plus tard, des maladies dans le traitement desquelles ils doivent être proscrits. Ce qu'il y a de certain, c'est qu'en modifiant leur administration suivant les indications à suivre, ils combattent, avec le plus grand succès, la plupart des maladies. Je dis en modifiant leur administration, « car les résultats qu'on en

» obtiendra , dit le docteur Rapou, seront très dif-
» férens, suivant que l'usage en sera dirigé par un
» médecin qui en aura fait le sujet de ses médita-
» tions, ou par un autre qui, ne s'étant jamais oc-
» cupé de l'étude des vapeurs, les prescrirait sans
» distinction, et quelquefois même pour céder aux
» instances de ses malades. (*Méthode fumigatoire*,
tome I, page 185.)

Les physiologistes qui apprécient le rôle important que la peau joue dans l'économie animale, et
les relations intimes qui la lient à tous les organes
profonds, ceux qui considèrent la santé comme ce
juste équilibre des forces vitales, réparties également
dans tous les systèmes de notre organisation, et la
maladie comme la perturbation des fonctions organiques, ceux-là, dis-je, ne s'étonneront point de la
puissance curative des bains russes et orientaux. Ils
verront dans leurs effets des phénomènes physiologiques déterminés par des moyens qui, pour n'être
point dans nos habitudes, n'en sont pas moins ra-
tionnels. S'il est vrai que les causes de la plupart de
nos maladies proviennent de l'excès du froid, de la
chaleur, de l'humidité ou des variations atmosphériques, qui, en exagérant ou en supprimant les
fonctions de la peau, troublent le cours des fluides
circulatoires, rompent l'équilibre entre les systèmes,
et donnent lieu à des réactions ou à des répercus-
sions plus ou moins graves sur les organes profonds ;
s'il est vrai encore que certaines affections doivent
leur origine à un virus répandu dans l'économie :
la facilité avec laquelle les bains russes et orientaux

régularisent les sécrétions et la circulation, rétablissent les fonctions de la peau et l'équilibre dans les
systèmes; cette dérivation prompte qui s'opère sur
toute la périphéric du corps, et la dépuration des
humeurs; tous ces effets incontestables à ces bains
ne suffiraient-ils pas déjà pour nous initier au secret
de leur puissance médicatrice?

Si dans quelques cas, les lumières de la physio-
logie ne suffisaient plus pour l'intelligence de la
vertu curative des bains d'étuve, ne pourrions-nous
pas alors assimiler leur action à celle de beaucoup
de remèdes, et les considérer comme de simples mo-
dificateurs qui, mettant en jeu tous les systèmes de
l'économie, secondent les efforts de la nature, toujours disposée à reprendre son cours, dès qu'une
perturbation quelconque est venue troubler l'harmonie qui préside aux phénomènes de la vie? Une
forte commotion a dérangé un seul rouage d'une
montre, tout son mécanisme est rompu; arrive-t-il
que, par l'habileté de l'artiste, la roue reprenne sa
place et roule sur son pivot? cette admirable machine, composée de tant de parties, mesure le temps
avec la même régularité. Si ces bains n'étaient pas,
dans plusieurs circonstances, de simples modifica-
teurs, guériraient-ils des maladies de nature souvent
différente, par exemple, une paralysie et une névralgie? l'une est la perte, l'autre est la surexcitation
du sentiment.

Comment expliquer, pendant le traitement d'une
affection chronique, ces périodes de crises qui semblent indiquer la lutte de la maladie contre les efforts

de la nature? Pourquoi convient-il souvent, dans le traitement de deux affections identiques, de modifier singulièrement l'administration du bain russe? Telle névralgie, par exemple, se guérit en prolongeant la douche de vapeur, tandis que telle autre disparaîtra par les arrosemens froids, répétés pendant le bain. C'est qu'elles ont l'une et l'autre trouvé le modificateur qui leur convient. Il n'y a rien ici de plus étonnant que de voir l'excès du chaud ou du froid causer la même affection. L'équilibre a été rompu entre les systèmes, la cause de cette perturbation a disparu, l'harmonie s'est rétablie dès que l'organe affecté est rentré dans ses fonctions; c'est la roue qui reprend son mouvement. N'est-ce pas ainsi d'ailleurs qu'on guérit un érysipèle, tantôt par les sangsues et les émolliens, tantôt par l'application d'un vésicatoire, au centre même de l'inflammation? N'est-ce pas encore en suivant cette marche perturbatrice que le galvanisme et l'électricité triomphent d'une foule de maladies? N'est-ce pas enfin ce qui nous explique les erreurs des génies systématiques qui, prenant les écarts de la nature pour des lois, ont voulu les astreindre à une même règle thérapeutique? On appellera, dans ces circonstances, les bains russes et orientaux une médecine perturbatrice. Qu'importe l'épithète, si le remède guérit? Les praticiens n'ont pas renoncé aux préparations de quinquina, parce qu'ils n'ont pas encore pu se rendre compte de leur action, dans la guérison des affections intermittentes; on n'a pas toujours expliqué comment l'électricité, les eaux minérales, et

d'autres agens médicinaux guérissaient certaines
maladies chroniques : et cependant ces moyens thérapeutiques occupent un des premiers rangs dans
l'art de guérir. Si la nature n'a pas toujours voulu
nous initier au secret de ses erreurs, que nous importe, si nous pouvons les corriger ? Et les bains
d'étuve sont dans beaucoup de cas la voie la plus
sûre pour y parvenir. « Car, ajoute le docteur Ra-
» pou, si l'importance d'un moyen curatif est en
» raison du nombre des modifications dont il est
» susceptible, de la multitude des effets physiolo-
» giques qu'il détermine, de l'étendue des parties
» sur lesquelles il agit, de la promptitude et de l'in-
» nocuité de son action, de la diversité des maladies
» auxquelles il convient, des avantages qu'on en re-
» tire, et enfin de la généralité de son emploi, au-
» cun, sans doute, ne peut disputer aux bains de
» vapeur le premier rang parmi les puissantes res-
» sources de l'art. Aussi est-il impossible que le
» médecin sans prévention, qui en aura étudié la ma-
» nière d'agir, avec attention et impartialité, ne soit
» pas conduit à leur usage dans le traitement de la
» plupart des infirmités humaines. » (*Méthode fumigatoire*, tome 1, page 184.)

La médecine par les bains d'étuve a sur beaucoup
d'autres méthodes thérapeutiques l'avantage d'agir
à la fois sur toute l'économie ; de ne jamais faire de
mal, quand elle est bien dirigée, et de pouvoir à son
gré obtenir des effets calmans, excitans, ou toniques, selon la température du bain, et de l'eau qui
sert aux arrosemens. On ne rencontre pas toujours

ces ressources dans l'emploi des médicamens internes. S'agit-il, par exemple, de traiter une affection rhumatismale, goutteuse, ou nerveuse, qui a son siége aux extrémités ou à la périphérie du corps? on est obligé de porter très haut la dose des remèdes administrés à l'intérieur. Leur action est d'abord générale, et ce n'est qu'après avoir fatigué les organes digestifs, et parcouru tout le torrent circulatoire, que le médicament, dont les propriétés ont été plus ou moins altérées, surtout par les sucs gastriques, détermine une action faible, secondaire, sur l'affection locale. Ne nous étonnons donc plus de l'impuissance de la médecine interne dans le traitement des maladies chroniques : l'hygiène et quelques palliatifs, voilà souvent les seules ressources pour les combattre. Par les bains d'étuve, au contraire, on agit directement sur toute la périphérie du corps, et sur les organes respiratoires; on met en jeu les fluides circulatoires et l'appareil musculaire; on seconde leur action par une foule de pratiques salutaires, telles que les frictions, le massage, la fustigation, et la douche de vapeur ou d'eau froide : enfin on peut traiter localement une affection locale. Si l'on joint à toutes ces ressources celle des topiques, on est forcé de convenir qu'il n'y a pas, contre la plupart des maladies, de médecine plus rationnelle, parce qu'elle est toute physiologique.

Les effets curatifs des bains d'étuve ne se bornent pas seulement aux maladies externes; celles qui affectent les organes profonds peuvent, dans certains cas, y trouver une médication très efficace. Lorsque, par exemple, les fonctions de la peau ont été troublées par les variations atmosphériques, le sang abandonne la périphérie du corps, pour se porter en abondance sur les organes respiratoires, et y détermine soit un engorgement du tissu pulmonaire, soit un catarrhe des bronches. Quel phénomène se passe-t-il, lorsque vous soumettez ce malade au bain d'étuve? La vapeur émolliente de l'eau qu'il respire, pénétrant dans toutes les bronches et les cellules aréolaires du poumon, calme l'irritation interne, tandis que le calorique, les frictions, la fustigation, appelant à la peau une très grande quantité de sang, dissipent l'inflammation interne par le rétablissement de la circulation et de la transpiration dans tout l'organe cutané. Est-il une médecine plus rationnelle et plus physiologique? Oserait-on lui comparer l'action faible et indirecte des tisanes émollientes administrées à l'intérieur?

Quelles sont les maladies combattues avec le plus de succès par les bains russes et orientaux? Ce sont toutes les affections rhumatismales, goutteuses et nerveuses; les maladies de la peau, certaines affections de poitrine, certaines paralysies et gastrites chroniques; les tumeurs, les engorgemens, les hydropisies, l'atrophie, la faiblesse, la raideur des membres; les maladies vénériennes récentes ou invétérées, avec lesquelles disparaîtront également les accidens causés par l'abus du mercure.

Ces bains sont également très efficaces pour rétablir les règles supprimées ou incomplètes, remédier aux désordres occasionés par les excès de tous les

genres, les exercices forcés, les fatigues du voyage,
les veilles ou la vie sédentaire du cabinet. En un mot,
chaque fois qu'il s'agira de rétablir l'équilibre entre
les systèmes, d'entretenir la transpiration, de régulariser la circulation, d'activer les sécrétions, ou de
purifier la masse du sang ; ces bains seront toujours
le plus sûr moyen d'y parvenir. Qu'on ne nous re-
proche pas d'avoir trop étendu leur domaine : les
guérisons des maladies dont nous venons de faire une
courte énumération sont aujourd'hui incontestables,
après les faits recueillis depuis nombre d'années, en
Allemagne et en France, par les médecins les plus
distingués. Nous en citerons quelques-uns en traitant
des maladies en particulier, surtout pour l'instruc-
tion des personnes étrangères à l'art de guérir.

De quelle manière les bains d'étuve agissent-ils
sur les maladies ? Voici ce que l'expérience nous a
appris : leur mode d'action varie suivant que l'affection est récente ou chronique. Si l'on n'éprouve
encore qu'un état de malaise, de courbature universelle, de légers frissons, de douleurs vagues,
un ou deux bains, méthodiquement administrés,
triomphent de cette affection comme par enchantement ; la concentration commençant à se fixer sur
tel ou tel organe est rompue, et la maladie avorte dès
les premiers bains. Aussi le judicieux auteur de l'*Ermite en Russie*, souvent témoin de semblables guérisons, voulait qu'on écrivît sur le fronton de ces
établissemens : DÉPÔT DE SANTÉ ; « car il est rare,
» dit-il, qu'après le bain russe on rapporte chez soi
» ses souffran c es. » (*Ermite en Russie*, art. Bains.)

Combien d'affections naissantes n'avons-nous pas
vu guérir par l'usage de quelques bains ; combien
de catarrhes, de rhumatismes, d'attaques de goutte,
d'inflammations internes, de migraines, etc.,
n'ont pas été prévenues lorsque ces maladies ont été
attaquées par le bain d'étuve dès l'apparition des
premiers symptômes ! On ne saurait donc trop recommander d'y recourir dès le principe de la maladie, et surtout si elle était causée par une suppression brusque de transpiration ou toute autre altération dans les fonctions de la peau. En pareille
circonstance, aucun remède ne peut remplacer le
bain d'étuve, parce qu'il n'en est pas qui provoque
une dérivation aussi puissante, et rétablisse aussi
promptement les fonctions de la peau.

Lorsque la maladie a déjà parcouru une partie de
ses périodes, il faut d'ordinaire un certain nombre de
bains pour la guérir. Sans s'inquiéter des crises qui
peuvent survenir, le malade doit prendre ses bains
régulièrement, afin de rester constamment sous leur
influence, et de ne laisser aucun relâche à l'affection
que l'on combat. Bientôt à cet état de crise succède
le calme, les douleurs diminuent de jour en jour,
pour enfin disparaître entièrement.

Dans les maladies chroniques, telles que les rhumatismes, la sciatique, la goutte, les affections nerveuses, le nombre de bains nécessaires à leur guérison radicale est ordinairement proportionné à
l'ancienneté de l'affection. Voici les règles à observer, et la marche que nous avons vu suivre aux
affections chroniques pendant leur traitement.

Le malade, sans avoir égard au temps ni à la saison, doit prendre les dix ou douze premiers bains de
suite, montant graduellement la température de l'é-
tuve au degré le plus élevé qu'il pourra supporter
sans trop se fatiguer. Si pourtant le malade était trop
faible, le bain pris tous les deux jours et à une température modérée, suffirait. Il y a un grand avantage
à suivre ses bains avec exactitude, au commencement
du traitement, la guérison est toujours plus rapide.
Les premiers bains soulagent ordinairement, plutôt
en régularisant les fonctions et en apportant dans
tout le corps un état de bien-être inaccoutumé, qu'en
imprimant d'importantes modifications à la maladie.
Quelquefois celle-ci cède graduellement; mais le
plus souvent, après une certaine série de bains, il
se manifeste des changemens sensibles dans l'affection; une crise salutaire s'opère; pendant quelque
temps, les douleurs s'étendent, changent de place
ou de nature; d'autres fois elles reviennent à l'état
aigu. Cette remarque est surtout frappante dans les
névralgies, la sciatique, les rhumatismes chroniques,
et quelquefois dans les anciennes gouttes. A cette
époque de crise, loin de se décourager, le malade se
réjouira, en la considérant comme l'avant-coureur
d'une guérison durable. S'il prend ses bains régulièrement, les douleurs ne tarderont pas à diminuer
d'une manière sensible.

Nous ne saurions trop prévenir les malades de ces
époques de crises, de crainte que, découragés, ils n'a-
bandonnent un remède qu'ils jugent à tort leur être
contraire, tandis qu'ils touchent à la guérison. Cette

marche, observée dans plus de moitié des cas, paraîtra
peut-être bizarre ; c'est cependant celle des maladies
chroniques, lorsqu'elles doivent guérir par les eaux
minérales. La cure opérée de cette manière est plus
certaine que si l'affection avait cédé graduellement et
plus rapidement; parce qu'ici, sans doute, les modifications apportées dans l'organe malade ont été plus
profondes, et le principe morbifique a été attaqué
jusque dans sa racine, par ces crises répétées qui semblent indiquer le travail de la nature secondée par
l'action du bain.

A la fin du traitement des maladies chroniques,
alors même que les douleurs ont complétement disparu, pour consolider la cure, le malade ne doit
point quitter brusquement les bains, mais les éloigner insensiblement, jusqu'à ce qu'il vienne à s'en
servir comme moyen hygiénique.

Il se présente ici une question importante à résoudre, celle de savoir si les bains russes et orientaux
peuvent être considérés comme dépuratifs. Quelle
que soit la manière de voir de certains auteurs sur
la dépuration, il n'en reste pas moins constant pour
nous que, sous l'influence des bains d'étuve, il se
fait un travail dépuratoire dans une foule de maladies, et qu'on doit y recourir, disent les docteurs
Hallé et Nysten, pour combattre certains *virus*, et
amener une *dépuration*. (*Dict. des sciences méd.*,
tom. 2, art. Bains.)

En effet, dès les premiers bains, on voit suinter
des affections de la peau, des dartres surtout, un liquide jaunâtre, ichoreux, qui s'épuise lorsque le

principe dartreux semble avoir été détruit, éliminé de l'économie.

Souvent, quand une maladie vénérienne n'a pas été bien guérie par l'usage des bains, il se réveille de nouveaux symptômes qui, sous l'influence de cette médication éminemment dépurative, disparaissent bientôt par l'épuisement du virus. Une éruption de boutons ou de clous précède ordinairement la guérison radicale de ces affections. La nature, secondée par l'action expansive du bain d'étuve, n'a-t-elle pas dans ces deux circonstances réuni tous ses efforts, pour expulser au dehors le virus qui troublait les fonctions organiques? Combien n'avons-nous pas vu de sciatiques, d'affections internes, céder par l'apparition de dartres ou d'autres éruptions à la peau? Avant l'usage des bains, la source de ces maladies cutanées n'existait-elle pas? A moins d'admettre la ridicule hypothèse, que les bains les ont déterminées, il faut bien reconnaître la présence d'un principe morbifère qui a été expulsé de l'économie par les pores de la peau.

Il y a donc là un travail dépuratoire profond. Comment, sans cela, expliquer la guérison d'exostoses et d'autres accidens vénériens, sous la seule influence des bains d'étuve, sans le concours d'aucun autre remède? L'eau, à l'état de vapeur, est-elle devenue un spécifique contre cette maladie? non sans doute; la grande dépuration qui s'est faite par la peau, est donc la seule voie par laquelle le principe vénérien a pu être détruit. Ou bien attribuerait-on à l'abus du mercure le développement de ces acci-

11

dens conséeutifs, qui auraient cédé à la vapeur par la disparition de ce médicament actif ? Mais si le mercure, absorbé en trop grande quantité, est expulsé par l'action excentrique des bains d'étuve, devons-nous leur refuser la même force médicatrice, lorsqu'il s'agit de purger l'économie d'un virus quelconque?

Nous avons parfois remarqué que du corps des rhumatisans, des goutteux et des dartreux, il s'exhalait une odeur *sui generis*. Ces émanations, qui se manifestent surtout après les premiers bains, dans le moment où s'opère la réaction, ne nous indiqueraient-elles pas le départ du principe rhumatismal ou dartreux, entraîné par les sueurs critiques? La peau n'est-elle pas la voie la plus facile que la nature puisse choisir pour le travail dépuratoire? Car, si un virus est introduit dans l'économie par les vaisseaux absorbans, pourquoi n'en serait-il pas éliminé aussi facilement par les conduits de l'exhalation, dont la peau est pourvue?

Il nous paraît incontestable que les bains russes et orientaux jouissent d'une vertu éminemment dépurative, qu'on ne saurait leur contester, sans se refuser à l'évidence. Mais s'il restait encore quelques doutes, nous demanderions aux incrédules quels sont les médicamens considérés comme dépuratifs? Ne sont-ce pas la salsepareille, le sassafras, le gayac, la squine, etc., en un mot, tous les sudorifiques? Ces agens thérapeutiques ne sont donc dépuratifs que par le rétablissement de la transpiration et l'activité qu'ils impriment aux fonctions de la peau,

et cela en fatiguant toujours plus ou moins les organes digestifs. Comment oserait-on comparer l'action faible de ces sudorifiques à celle des bains d'é-
tuve qui mettent en jeu tous les systèmes, surtout
celui de la circulation, qui par leur puissance excentrique appellent un surcroît de vie vers toute la
périphérie du corps, en provoquant d'abondantes
sueurs critiques?

Les bains russes et orientaux, considérés sous ce
point de vue, méritent de fixer l'attention des médecins et des amis de l'humanité. Car l'usage habituel de ce puissant dépuratif finirait probablement
par détruire ces maladies contagieuses et héréditaires qui dévorent plus d'un tiers de la société, et
se perpétuent de génération en génération. Le virus
vénérien et dartreux, la diathèse scrophuleuse, qui
condamnent l'homme, en naissant, à parcourir sa
triste carrière au milieu de douleurs et d'accidens sans
nombre, ne pourraient-ils pas à la longue disparaître
insensiblement du sein des populations européennes?
Si les anciens n'étaient pas autant que nous la proie de
toutes ces infirmités, nous ne craignons pas d'avancer avec Sanchès qu'ils en devaient l'exemption à
l'usage fréquent de leurs bains d'étuve. « D'où vient,
» dit ce savant distingué, en déplorant l'abolition
» des bains d'étuve, d'où vient que les nations mo-
» dernes ont dégénéré des anciennes pour la force?
» C'est que l'art de conserver la santé chez les peu-
» ples, et de guérir les maladies, n'entre plus au-
» jourd'hui dans les maximes des états de l'Europe.
» N'est-ce pas à cette négligence coupable que nous

» devons attribuer la faiblesse des corps de nos jours
» comparés à ceux des siècles antérieurs, et la cause
» du dépérissement de nos armées, souvent mois-
» sonnées par l'intempérie des saisons? » (*Mémoire
sur les bains russes*, page 2 et 3, Paris, 1779.)

Les bains d'étuve sont encore d'un grand secours
à la médecine, en favorisant l'introduction des médicamens externes. On n'a peut-être pas encore assez
réfléchi aux avantages que l'on pouvait retirer de
l'absorption des substances médicinales par la peau.
Si jusqu'ici on n'a pas obtenu tous les résultats
qu'on devait attendre de l'usage des agens appliqués
à l'extérieur; si même la méthode endermique a été
obligée de recourir préalablement à l'application de
vésicatoires, pour faire absorber par la peau certains
médicamens actifs, c'est qu'on n'a pas eu soin de la
préparer par l'action de la vapeur qui ouvre les
pores, par les frictions, les lotions savonneuses, qui
nettoient la peau et détachent les débris de l'épiderme. Mais lorsqu'au contraire le bain d'étuve a
assoupli l'organe cutané, que les pores ouverts présentent une quantité innombrable de petites bouches
béantes, les médicamens appliqués à l'extérieur pénètrent promptement et facilement dans l'économie.
Nous appelons l'attention sur ce point important
de thérapeutique, parce que nous avons eu souvent
occasion de remarquer qu'une foule de linimens,
d'abord sans efficacité, déterminaient avec le secours
des bains d'étuve d'excellens résultats.

L'usage des bains russes et orientaux se lie parfaitement avec la gymnastique. Nous n'avons pas be-

soin de nous arrêter à démontrer l'utilité que l'on peut retirer de la combinaison de ces deux moyens, pour favoriser le développement des jeunes gens, et fortifier leur constitution. Les Romains et les Grecs ont prouvé cette vérité jusqu'à l'évidence. Nous parlons ici de certains cas de raideur des muscles, de difficultés dans les mouvemens, et d'un commencement de déformation qui sont du ressort de l'orthopédie. Les bains d'étuve, aidés des frictions et du massage, sont plus propres que tout autre moyen à favoriser l'action des agens physiques, quand il s'agit de corriger ces vices de conformation.

Ceci s'explique facilement par la grande souplesse et l'élasticité que ces bains communiquent à tous les tissus, et notamment au système musculaire. Outre les résultats que nous avons pu constater, nous pourrions citer ici plusieurs médecins de l'Allemagne, qui depuis long-temps ont combiné les bains d'étuve avec l'orthopédie, et ont obtenu de cette méthode des succès remarquables. Dans le traitement de certaines affections chroniques, il est encore des moyens thérapeutiques qui se lient avantageusement aux bains d'étuve; mais nous en parlerons dans les chapitres suivans, où, traitant des maladies en particulier, l'expérience achèvera de démontrer que nous ne nous sommes pas trop hasardés, en avançant avec Sanchès, que les bains russes et orientaux sagement administrés occupent un des premiers rangs dans l'art de guérir, et peuvent remplacer la moitié des remèdes qui jouissent d'une certaine faveur en médecine.

DEUXIÈME PARTIE.

DES MALADIES TRAITÉES PAR LES BAINS RUSSES ET ORIENTAUX.

DES MALADIES

TRAITÉES PAR

LES BAINS RUSSES

ET ORIENTAUX.

Nous avons déjà dit que de l'administration sagement dirigée des bains d'étuve dépendait en grande
partie leur efficacité : il nous reste maintenant à
indiquer les modifications à leur faire subir, selon
chaque affection, et la marche que suit la guérison
des maladies sous l'influence de cette médication.
Guidé par les nombreuses observations que nous
avons été à portée de faire depuis plusieurs années,
les leçons de l'expérience nous ont tracé la route à
parcourir pour arriver à d'heureux résultats. Dans
la généralité des cas, nous nous sommes rencontré
avec plusieurs médecins distingués de l'Allemagne,
qui ont fait une étude particulière de cette méthode.
Aussi appellerons-nous en témoignage ces autorités
recommandables, chaque fois que nous croirons
utile d'étayer notre opinion.

Les maladies contre lesquelles nous conseillons les
bains russes et orientaux sont assez nombreuses.

pour que certaines personnes, étrangères à l'art de guérir, croient y voir une panacée universelle. Malheureusement cette nomenclature, en apparence très étendue, ne présente qu'une partie du tableau des misères humaines. D'ailleurs les guérisons multipliées des maladies dont nous allons parler, sont des faits qui ne laissent aucune prise à la critique. On ne s'attend pas, sans doute, à ce que nous mentionnions ici toutes les cures opérées par ce puissant remède. Le cadre de cet ouvrage ne nous permet que quelques exemples, pour donner une idée de son efficacité et de sa manière d'agir.

Il est certaines guérisons dont nous ne parlerons pas encore, attendant que nos observations se multiplient, pour fixer la science. Après nous être occupé des affections dans le traitement desquelles les bains russes et orientaux ont obtenu le plus de succès, nous dirons deux mots de celles qui contre-indiquent leur usage. Cet énoncé avertit assez les malades, qu'avant de se soumettre à cette médication, la prudence leur prescrit de consulter un médecin qui l'ait assez étudiée pour n'y pas recourir à contre-temps.

CHAPITRE PREMIER.

DES RHUMATISMES TRAITÉS PAR LES BAINS RUSSES ET ORIENTAUX.

Il est peu d'affection aussi fréquente que le rhumatisme, parce que dans notre climat inconstant, il est très difficile de se soustraire aux causes de cette maladie; je veux parler des variations atmosphériques qui viennent, à chaque instant, suspendre la transpiration ou gêner les fonctions de la peau. Le rhumatisme peut attaquer tous les âges, et une grande partie des tissus organiques; mais il est plus familier à l'âge mûr et aux constitutions sanguines, et envahit de préférence les systèmes synovial, musculaire et fibreux.

De tout temps on a beaucoup et longuement disserté sur les affections rhumatismales. Les scolastiques se sont amusés à faire une foule de distinctions oiseuses, pour ne rien dire de plus. Sans prendre part à toutes ces discussions scientifiques, nous ferons observer que cette maladie très commune, est parfois fort insidieuse. Nous avons rencontré souvent dans notre pratique des affections internes traitées jusqu'alors comme des dilatations du cœur, des gastrites, des entérites, des maux de reins, de la vessie , et dont il nous a été facile de reconnaitre , à certains caractères et à la rapidité de leur guérison par l'usage des bains orientaux , l'origine rhumatismale.

Jusqu'à ce jour la médecine a mis successivement à contribution la plupart de ses agens thérapeutiques contre le rhumatisme, et cependant, disons-le, combien elle a été pauvre au milieu de toutes ses richesses ! Les saignées répétées , les boissons émollientes ou sudorifiques , les révulsifs , la classe nombreuse des linimens , parmi lesquels l'impuissant baume opodeldock occupe un rang distingué, sont les moyens trop souvent infructueux auxquels on a recours.

Quand on songe sérieusement aux causes et aux accidens des maladies rhumatismales ; on conçoit à peine qu'on puisse recourir à un autre traitement qu'aux bains d'étuve. Y a-t-il, dans cette circonstance , rien de plus rationnel et de plus physiologique que cette méthode? De quoi s'agit-il? Le froid ou l'humidité a supprimé la transpiration, gêné les fonctions de la peau, répercuté les fluides qui y circulaient abondamment vers d'autres parties : de là nécessairement congestion et inflammation bientôt suivie de douleurs; de là tantôt gonflement des muscles ou des articulations, occasioné par l'épanchement de synovie , tantôt raideur et difficulté des mouvemens , par défaut de ce fluide, qui ne facilite plus le glissement des surfaces articulaires ou musculaires les unes sur les autres ; de là enfin une foule de désordres dûs à une même cause, la perturbation des fonctions cutanées. Quelle médication assurera plus de succès que les bains russes et orientaux, dont toute l'action, toutes les pratiques, tendent à rétablir la transpiration et la circulation de la peau? A mesure que cet organe a recouvré sa vitalité, les congestions et les douleurs se dissipent, la synovie reprend son cours, les muscles et les articulations retrouvent leur mobilité et leur souplesse habituelle. En un mot, l'harmonie règne entre les systèmes, car tous ces désordres ont cessé avec leur cause, par le rétablissement des fonctions de la peau. Telle est la théorie bien simple de la guérison des rhumatismes par les bains d'étuve.

S'il en est ainsi, pourquoi combattre cette maladie par un traitement débilitant et des saignées répétées qui épuisent l'organisme, et entraînent d'assez longues convalescences, sans prévenir les rechutes? A quoi bon fatiguer les organes digestifs par des tisanes sudorifiques, ou recourir à tant de linimens impuissans, quand tous ces moyens, dont l'efficacité est plus que douteuse, peuvent être remplacés par un autre qui nous offre toutes les chances de succès? Sans doute, dans certains rhumatismes inflammatoires, une saignée locale ou générale peut être trop utile pour être négligée ; mais vouloir que ce moyen, comme tous ceux que nous venons d'indiquer, entre en parallèle avec les bains russes et orientaux, et forme contre le rhumatisme une médication aussi certaine et aussi rationnelle, est une erreur dont chaque jour l'expérience fait justice.

Suivons l'exemple des peuples de l'Orient et du

Nord, qui, depuis des siècles, ont trouvé dans leurs bains d'étuve l'exemption des rhumatismes ; arrêtons-nous aux guérisons sans nombre qui se multiplient chaque jour, à l'aide de cette méthode, et la médecine, sortant enfin de sa voie routinière et erronée, comprendra que, s'il pouvait y avoir un spécifique contre cette maladie, les bains russes et orientaux méritent, par leurs succès constans, d'être décorés de ce titre. Les médecins qui ont combattu cette affection par ce moyen, n'ont qu'une voix sur son efficacité. « L'expérience a démontré » jusqu'à l'évidence, dit le docteur Meyer, que les » bains de vapeur russes sont d'une efficacité incon- » testable contre les rhumatismes. Quand ils sont » récens, quelques bains suffisent pour les guérir ; » quand ils sont chroniques, il en faut davantage. » Dans cette catégorie, il faut ranger une foule » d'autres maladies qui prennent leur source dans » les rhumatismes. » (*Diss. sur les bains russes*, art. 3, Wurburg, 1829.)

« Les affections rhumatismales légères, ou qui se » font sentir pour la première fois, dit le docteur » Véring, sont souvent guéries par l'usage d'un » ou de quelques bains russes ; mais dans les rhuma- » tismes chroniques, un plus long usage de ces bains » est indispensablement nécessaire. L'augmentation » de l'action de la peau, produite par ce remède, » fait supporter les changemens de température sans » danger. » (*Des bains russes*, Vienne, 1826.)

Nous pourrions ajouter à ces témoignages d'autres autorités non moins recommandables ; nous ne croyons pas en avoir besoin pour avancer, avec l'accent de la vérité, que si l'on peut reprocher quelques insuccès aux bains d'étuve, c'est que le malade a mal pris ses bains, ou plutôt, a manqué de persévérance. C'est un remède qui, n'ayant pas la vertu de faire des miracles, demande une administration méthodique et assez long-temps continuée, surtout dans les rhumatismes chroniques. Lorsqu'une affection considérée comme rhumatismale, résiste à ce moyen, on doit presque douter de sa nature, ou chercher si la guérison n'est pas entravée par quelque complication. Parfois étonnés de la ténacité de certaines douleurs articulaires, offrant tous les caractères du rhumatisme, nous avons découvert leur cause dans la suppression imprudente d'un écoulement vénérien. Il nous a suffi, pour en triompher, de joindre à l'action des bains un traitement approprié.

Mais, dira-t-on, si le froid et l'humidité sont la cause des affections rhumatismales, n'est-ce pas un contre-sens de soumettre le malade aux arrosemens d'eau froide, après une température de 40 et quelquefois même de 45 degrés? Cette objection répétée sans cesse par les personnes peu versées dans l'étude des phénomènes physiologiques, a déjà été réfutée au chapitre des arrosemens. Nous avons démontré alors, comment l'action passagère du froid, loin de supprimer la transpiration, activait les fonctions de la peau par la forte réaction qui s'opère instantanément, et que plus la température élevée du bain avait activé la circulation à la périphérie du corps, plus aussi cette réaction était prononcée. Après les arrosemens froids, la force expansive imprimée aux fluides circulatoires ressemble ici à celle d'un ressort, dont l'impulsion est en raison de la compression qu'il a reçue. Sans doute, on commettrait une faute en prolongeant assez les arrosemens froids pour paralyser la réaction; aussi doit-on les remplacer par les arrosemens d'eau tiède ou d'eau mitigée, lorsque les malades commençans ou trop faibles n'ont pu porter la température de l'étuve à un degré assez élevé pour assurer la réaction.

Nous profiterons de cette occasion pour faire remarquer que la transpiration n'est pas le seul effet curatif des bains russes contre les rhumatismes; car s'ils obtiennent beaucoup plus de succès que les bains de vapeur par encaissement, c'est que les frictions, la fustigation, le massage, et cette réaction qui succède aux arrosemens, secondent merveilleusement l'exhalation cutanée.

Un phénomène qui mérite toute l'attention des praticiens, c'est la coïncidence des affections rhumatismales avec certains désordres dans les fonctions du cœur. D'après nos observations, dont le nombre n'est point exagéré en le portant à plusieurs centaines de guérisons, nous avons remarqué qu'environ un tiers des rhumatisans se plaignent de palpitations, d'élancemens, de constriction douloureuse, de mouvemens désordonnés du cœur, qui précèdent ou accompagnent les affections rhumatismales. Combien de maladies, de palpitations, d'hypertrophies du cœur, seraient moins fréquentes, si l'on recherchait avec plus de soin la cause de tous ces désordres dans le rhumatisme du cœur. Nous nous contentons ici de signaler ce fait incontestable, nous réservant d'entrer dans de plus longs développemens, lorsque nos observations seront encore plus multipliées.

Un autre phénomène qu'on ne doit pas non plus perdre de vue, dans le traitement des affections rhumatismales par les bains d'étuve, c'est l'état de crise, d'augmentation, de déplacement, d'extension de la douleur qui se manifeste dans la généralité des cas. Nous insistons sur ce symptôme précurseur d'une guérison prochaine et durable, afin de rassurer les malades toujours disposés à croire, en sentant cette augmentation de douleurs, que le remède leur est contraire, tandis que la maladie marche vers la guérison. « Il est nécessaire de faire observer, » dit le docteur Véring, qu'au commencement de » l'usage des bains russes, les douleurs rhumatis- » males augmentent, et quelquefois changent de » place. L'une et l'autre de ces circonstances an- » nonce que la guérison est prochaine. » (*Diss. sur les bains russes*, art. 3, Vienne, 1828.)

Du rhumatisme aigu en général.

Le rhumatisme aigu affecte plus particulièrement les tempéramens sanguins et musculaires. Assez rapide dans son invasion, il détermine des douleurs vives, de la rougeur, du gonflement, et rend les mouvemens difficiles et douloureux.

Contre l'affection rhumatismale commençante, accompagnée d'une douleur faible ou de raideur du membre, il faut recourir au bain d'étuve à la température de 38 à 40 degrés, en insistant sur les frictions, afin de régulariser la circulation générale et de rompre la congestion fixée sur le muscle ou l'articulation douloureuse. A la fin du bain, dont la durée est de vingt-cinq à trente minutes, on fait placer le malade sous la douche d'eau mitigée, avant de quitter l'étuve, pour aller se jeter sur le lit de repos, où il s'enveloppe pendant une demi-heure dans une couverture de laine; puis il s'essuie et s'habille lentement. Quelques bains suffisent ordinairement pour dissiper ces rhumatismes naissans.

Quand déjà le rhumatisme est assez avancé dans sa période inflammatoire, il est souvent utile, avant l'usage des bains, de recourir à une émission sanguine pour diminuer l'inflammation. Le malade doit prendre les six ou dix premiers bains de suite, en observant pour les premiers la marche que nous venons de tracer. Par la suite, on peut insister davantage sur les arrosemens d'eau froide, car la peau a acquis alors assez de vitalité pour réagir fortement, et l'on a l'avantage de soutenir les forces. Souvent, après les premiers bains, les douleurs changent de caractère ou de place, deviennent plus aiguës, ou s'étendent davantage. Nous avons dit que, loin de s'inquiéter de ces phénomènes critiques, on doit n'y voir qu'un augure favorable pour la guérison, surtout si le malade n'interrompt pas son traitement. Cependant, lorsque les douleurs diminuent, il peut laisser un jour d'intervalle, et éloigner insensiblement ces bains, jusqu'à ce qu'il arrive à s'en servir comme moyen hygiénique. Car les rhumatisans doivent en user comme bains de propreté de préférence à tous autres, afin d'entretenir les fonctions de la peau, et de prévenir les rechutes.

Pendant le traitement des rhumatismes aigus, il se manifeste parfois un phénomène qui n'a, je crois, été signalé nulle part. Je veux parler de certaines émanations *sui generis*, d'une odeur mélangée d'acide et d'huile rance, qui s'exhale du corps du baigneur, surtout au moment de la réaction qui succède au bain. Ces émanations coïncident souvent avec les sueurs grasses, poisseuses, et avec les urines chargées d'un sédiment rougeâtre. Que conclure de ce phénomène, s'il n'indique pas le départ du principe rhumatismal par les sueurs critiques? Chez les rhumatisans dont la peau est froide et décolorée, la transpiration visqueuse, il est à remarquer que le premier effet salutaire des bains, est de rappeler la vitalité et la chaleur à la peau, et d'y rétablir la circulation et la transpiration naturelles.

Nous pourrions citer par centaines les guérisons de rhumatismes aigus obtenues par les bains russes et orientaux ; mais, en commençant par la nôtre, nous nous bornerons à quelques exemples.

Guérisons de rhumatismes aigus généraux.

Observation. Depuis 1828, à chaque renouvellement du printemps ou de l'automne, je fus sujet à de
fréquentes douleurs rhumatismales articulaires. Je
me vis souvent forcé de garder la chambre, malgré les
boissons émollientes ou sudorifiques, et les saignées
auxquelles j'avais recours. Pris d'un nouvel accès, au
mois d'octobre 1832, j'essayai les bains russes, ayant
les articulations des genoux douloureuses et gon-
flées, les mouvemens de l'épaule droite impossibles.
Je pris les bains à la température de 40 degrés; au
troisième, je sentis les douleurs diminuer, et les
mouvemens devenir plus faciles; au cinquième, il
s'opéra une crise qui dura jusqu'au huitième. Le
rhumatisme s'améliora de jour en jour, et ma guérison fut complète après le douzième bain. Dans
l'espoir de me débarrasser à jamais de cette prédisposition rhumatismale, je continuai l'usage diététique des bains russes; et depuis trois ans, quoique
j'aie quitté la flanelle, et presque constamment
habité le rez-de-chaussée, je ne me suis jamais ressenti de cette maladie.

Observation. M. Baudin, négociant, âgé de trente-
six ans, d'un tempérament sanguin, fut pris, au
mois de février 1833, d'un violent rhumatisme aigu
qui n'avait épargné presque aucune articulation.
Celles des pieds et des mains étaient particulièrement
gonflées et douloureuses. Il se fit porter avec peine

aux bains russes, le surlendemain de l'invasion de la maladie. Après les deux premiers bains, qui provoquèrent une abondante transpiration, le malade se sentit assez bien pour marcher avec un bâton. Mais au quatrième, les douleurs devenues plus vives s'étaient portées sur l'articulation du genou et les muscles de la cuisse gauche. Il continua ses bains avec une persévérance dont il goûta bientôt les fruits ; car au neuvième, il ne restait plus aucune trace d'affection rhumatismale. Par l'usage hygiénique des bains d'étuve, cette guérison s'est soutenue depuis deux ans.

Observation. Mme Clément, modiste, d'une constitution bilioso-sanguine, après avoir été retenue au lit pendant quinze jours par un rhumatisme musculaire des membres supérieurs et inférieurs, fut envoyée par son médecin aux bains russes, dans le mois de novembre 1834. Après les cinq premiers bains, il y eut un soulagement sensible ; mais au huitième, les douleurs, quoique moins aiguës, s'étaient étendues aux muscles du cou et du dos. Dès lors la malade alla de mieux en mieux jusqu'au dix-huitième bain, où la cure fut radicale. Déjà plus d'un an s'est écoulé sans retour de douleurs.

Du rhumatisme chronique général.

La médecine combat encore, avec assez de succès, les rhumatismes aigus, par les émissions sanguines ; mais cette maladie devenue chronique est un de ses écueils. Souvent elle est obligée d'avouer son impuissance, et de classer, avec les gens du monde, les vieilles douleurs rhumatismales au nombre des incurables. C'est une erreur que nous ne saurions combattre avec trop de force, car chaque jour l'expérience nous prouve que, quelle que soit la chronicité des rhumatismes, et la multiplicité des moyens employés sans succès, les malades peuvent guérir par l'usage assez constant des bains russes et orientaux. Sans doute la guérison ne suit pas une marche aussi rapide que dans les rhumatismes aigus; et plus la maladie est chronique, plus aussi elle exige de persévérance de la part du malade. Mais la seule différence consiste dans la quantité de bains, en raison des difficultés à vaincre.

Au commencement du traitement, le malade doit prendre douze à quinze bains de suite, élevant successivement la température de l'étuve de 40 à 45 degrés. Les frictions et la fustigation ne seront pas négligées, surtout sur les parties où le rhumatisme se fixe de préférence. Le malade doit s'estimer heureux quand, après une série de dix à douze bains, les douleurs changent ou deviennent plus vives; car alors on n'a plus affaire qu'à un rhumatisme aigu, dont les bains triomphent plus facilement. Ces crises ne sont cependant pas constantes; plusieurs guérisons s'opèrent sans faire subir ces épreuves au malade; mais nous les avons observées dans la généralité des cas, et elles ont toujours été les avant-coureurs de la cure radicale.

Il est utile de se coucher après les premiers bains,

pour activer la vitalité de la peau ; mais dès que cet organe a acquis assez d'énergie pour déterminer une forte réaction, on peut se dispenser de cet usage. A la fin du traitement, on ne doit pas hésiter de recourir aux arrosemens froids, pour imprimer à la peau une tonicité qui la mette en état de résister aux influences atmosphériques. Lorsque les douleurs rhumatismales chroniques ont complétement disparu, et que la souplesse a été rendue aux muscles et aux articulations, le malade doit encore prendre quelques bains et s'en servir par la suite comme moyen de propreté, afin de maintenir constamment l'équilibre entre les systèmes synovial et cutané.

Guérisons de rhumatismes chroniques généraux.

Observation. M. de Lauzan, colonel en retraite, a toute sa vie souffert plus ou moins de rhumatismes; il en ressentit les premières attaques en Corse, à la suite de fréquentes chasses dans les marais. Jusqu'à l'âge de vingt-cinq ans les atteintes du mal étaient faibles ; mais après quelques campagnes dans le nord de l'Europe, elles devinrent extrêmement douloureuses. Au mois d'avril 1834, le rhumatisme fit une nouvelle invasion sur les deux pieds et reprit son ancien poste à l'épaule et au bras droit. Le malade se vit forcé de se servir de béquilles pendant dix mois. Un ami, qui avait obtenu une guérison complète aux bains russes, les lui conseilla. Après les deux premiers, il éprouva de vives douleurs ; mais dès le sixième il se trouva assez bien pour quitter ses béquilles. Il les continua cependant encore assez long-temps, à cause d'un peu de gêne qu'il éprouvait dans les articulations affectées : mais aujourd'hui M. de Lauzan, à l'âge de 60 ans, jouit, après son traite-ment, d'une très bonne santé sous tous les rapports.

Observation. Mme Vacher, sage-femme, souffrait depuis cinq à six ans de douleurs rhumatismales par tout le corps. En 1832 l'attaque fut tellement vio-lente, qu'elle garda le lit pendant quatorze mois. Les articulations, notamment celles des genoux, gon-flées et douloureuses, ne permettaient aucun mou-vement. Après avoir infructueusement eu recours aux saignées répétées, aux boissons émollientes et su-dorifiques, et même aux bains de vapeur de Saint-Louis, la malade fut portée aux bains russes, dans les premiers jours du printemps de 1833. Après les cinq premiers bains, elle pouvait marcher seule; dès le quatorzième, le gonflement et les douleurs avaient considérablement diminué, les mouvemens étaient assez faciles, l'embonpoint et les forces étaient revenus. D'après nos conseils, la malade prit encore dix bains, en laissant un jour d'intervalle. Les lé-gères douleurs qui restaient se dissipèrent bientôt, et la guérison fut complète après trente-quatre bains. Pendant deux ans que nous avons eu occasion de re-voir la malade, parce qu'elle continuait à prendre les bains russes comme moyen diététique, elle n'a pas vu reparaître de douleurs rhumatismales.

Observation. M. Jordain, ancien négociant en gros, tempérament sanguin-musculaire, âgé de 58 ans, était depuis dix ans tourmenté de douleurs rhumatismales qui avaient envahi successivement presque toutes les articulations et le système musculaire. Il avait sans succès essayé beaucoup de traitemens, et plusieurs eaux minérales. Après avoir été retenu au lit par une crise violente pendant tout le mois d'octobre 1834, il vint, pouvant à peine marcher, se soumettre aux bains russes, dans l'espoir, disait-il, d'obtenir quelques soulagemens. À son grand étonnement, dès les six premiers bains il éprouva un si grand bienfait, qu'il crut sa guérison complète. Mais au douzième il survint une crise assez forte qui dura quelques jours. Comme nous avions préparé le malade à cette épreuve, loin de s'inquiéter, il continua ses bains jusqu'au vingtième. Le gonflement des articulations et les plus fortes douleurs avaient cédé. Encouragé par ce succès, le malade persista jusqu'à quarante bains, afin de se débarrasser entièrement de son rhumatisme. Il réussit au-delà de ses espérances ; car, depuis un an, il n'a vu reparaître aucune trace de ses douleurs, quoiqu'il se soit souvent exposé aux changemens de température.

Du rhumatisme local et du rhumatisme d'origine vénérienne ou blennorhagique.

Le rhumatisme local se fixe ordinairement sur une articulation ou un muscle : il peut être aigu ou chronique. Dans le premier cas, lorsque l'inflammation est très forte, il convient de faire précéder l'usage des bains russes et orientaux par une application de sangsues. Du reste, l'administration des bains ne varie des règles que nous venons de tracer que par l'emploi de la douche de vapeur sur le siége du mal. Le massage des muscles douloureux, diverses inflexions méthodiques imprimées aux articulations dont les mouvemens sont depuis long-temps enrayés, sont encore deux pratiques utiles auxquelles on doit recourir dans ces circonstances, afin de rendre aux muscles leur souplesse, aux surfaces articulaires leur mobilité, par le retour de la synovie. A l'état aigu, le rhumatisme local pourra aussi se guérir en quelques bains ; à l'état chronique, il en faudra un nombre proportionnel à sa durée. Pendant le traitement, les crises d'augmentation ou de déplacement de la douleur seront, comme dans les rhumatismes généraux, les premiers symptômes précurseurs de la guérison.

L'espèce de rhumatisme local qui affecte de préférence les articulations du genou, à la suite d'écoulemens imprudemment supprimés par les injections astringentes, cède parfois aux bains d'étuve par le retour de l'écoulement. Quand il résiste aux douches de vapeur, il est probable que son origine dépend d'une affection vénérienne, et dans ce cas, il est utile de seconder l'action du bain par quelques frictions mercurielles, ou tout autre traitement approprié. Ces douleurs articulaires, ces rhumatismes d'origine blennorrhagique ou vénérienne, se rencontrent fré-

quemment : aussi est-il important de s'enquérir près
du malade de la cause du rhumatisme,

Le rhumatisme des dents se guérit facilement par
l'usage des bains d'étuve.

Lombago, ou rhumatisme des muscles du dos.

Observation. Louis Bourdain, courrier, tempérament sanguin-musculaire, âgé de trente-huit ans,
à la suite d'une longue course à cheval, où il avait
été pendant toute une nuit exposé à une pluie bat-
tante, fut affecté d'un violent rhumatisme des muscles du dos. Après l'avoir retenu au lit pendant plusieurs jours, la douleur le forçait encore à marcher
presque courbé en deux, lorsqu'il vint aux bains
russes. Nous prescrivîmes des frictions, une forte
douche de vapeur sur les reins pendant le bain général, dont la température s'éleva à quarante-deux
degrés. Au sortir de l'établissement, le malade se
redressa dans sa position naturelle, et les cinq bains
qui suivirent dissipèrent complétement les douleurs
du lombago.

Guérison du rhumatisme chronique du genou.

Observation. Monsieur Protais, fabricant de
draps, à Bolbec, 53 ans, tempérament sanguin,
éprouva aux pieds de violentes douleurs rhumatismales, dans le mois de septembre 1830. Chaque année suivante, il eut deux ou trois attaques, avec
augmentation de la douleur, qui s'était depuis long-

temps fixée au genou droit. Pendant le cours de trois
années, il essaya en vain plusieurs applications de
sangsues, les cataplasmes, les linimens de toute espèce, des douches de vapeur, vingt bains sulfureux,
un certain nombre de bains de vapeur aromatiques
par encaissement. Tout avait été impuissant contre
ce rhumatisme du genou, qui commençait à dégénérer en tumeur blanche, lorsqu'au mois de novembre 1853, le malade vint à Paris se confier à nos
soins. Le genou droit très engorgé et douloureux
permettait à peine au malade de faire quelques pas.
Il prit d'abord quinze bains russes à une assez haute
température, et éprouva de grands soulagemens.
Les mouvemens ne tardèrent pas à revenir, et le
gonflement à disparaitre. Au trente-quatrième bain,
la guérison était radicale; le malade prit encore huit
bains par précaution. Pendant deux années que nous
avons eu occasion de voir le malade, chaque fois
que ses affaires l'appelaient à Paris, nous avons pu
acquérir la certitude que, malgré ses fréquens
voyages, son rhumatisme n'a jamais reparu.

Guérison d'un rhumatisme chronique de l'épaule.

Observation. Le colonel Chabot, d'une constitution sanguine, à la suite de ses campagnes, était,
depuis longues années, tourmenté d'un rhumatisme
à l'épaule droite, contre lequel tous les traitemens
de la médecine, toutes les eaux minérales, avaient
échoué. Cédant aux nombreuses sollicitations de
ses amis, le colonel incrédule vint prendre les bains

russes, au mois de juin 1835. Le bras était perclus, et la douleur presque constante. Après quatre bains généraux, nous prescrivîmes la douche de vapeur, et de fréquens mouvemens furent imprimés à l'articulation malade. Après le huitième bain, les mouvemens étaient plus faciles; puis il survint une crise qui fit retomber le malade dans sa première incrédulité; mais quelle fut sa surprise, lorsqu'après le quinzième bain les douleurs étaient calmées, et le mouvement de l'épaule assez rétabli pour lui permettre de faire plusieurs parties de billard, sans se fatiguer! Au vingtième bain, il ne restait plus aucune trace de l'affection. Le malade les continua jusqu'à trente, et depuis sa guérison s'est parfaitement soutenue.

Guérison d'un rhumatisme aigu de poitrine.

Observation. Monsieur Oudot, négociant en vins, tempérament sanguin, trente-six ans, fut atteint au mois de juillet 1832, d'un rhumatisme des muscles de la poitrine, à la suite d'une transpiration brusquement supprimée, en descendant dans une cave trop fraîche. Depuis huit jours, il y avait douleur à chaque respiration, étouffement et perte de sommeil. Nous fîmes administrer la douche de vapeur et les frictions sur toutes les parties douloureuses. Le malade prit dix bains; mais, déjà depuis le septième, la guérison était complète.

Nous pourrions ajouter ici de nombreuses cures d'affections rhumatismales du cou, de la tête, et des diverses articulations; mais nous en avons dit assez pour donner une idée de l'efficacité des bains russes et orientaux dans pareilles circonstances.

Des rhumatismes fibreux, goutteux et nerveux.

Nous ne nous arrêterons pas long-temps à ces variétés; car le traitement du rhumatisme fibreux est tracé dans ce que nous avons dit du rhumatisme chronique. Nous ferons seulement observer que les parties fibreuses et tendineuses, offrant plus de résistance au développement de l'inflammation, déterminent des douleurs plus vives, et nécessitent plus de persévérance dans l'usage des bains.

Quant aux rhumatismes goutteux et nerveux, nous ne croyons pas à leur existence; car si le plan de cet ouvrage ne nous interdisait pas toute discussion scientifique, il nous serait facile de démontrer la futilité de ces distinctions, en retrouvant tous les caractères de la goutte ou des névroses dans les descriptions de ces prétendues variétés de rhumatismes.

Des rhumatismes internes.

Nous avons cru devoir parler séparément des rhumatismes internes, moins dans le désir de faire une nouvelle distinction, que pour fixer l'attention sur cette variété, qu'il est parfois bien difficile, et toujours très important de deviner. Nous avons souvent eu occasion de combattre des rhumatismes internes, qui avaient été pendant long-temps traités pour des inflammations aiguës ou chroniques de l'estomac, des intestins, de la vessie, etc. Si les symptômes avaient pu tromper notre diagnostic, la facilité avec laquelle ces affections cédaient aux bains d'étuve ou à la douche de vapeur ne pouvait laisser aucun doute sur leur nature. Lorsqu'une affection du cœur, accompagnée de palpitations et d'étouffemens, cède aux bains d'étuve, il est bien évident qu'on avait affaire à un rhumatisme, et non à la dilatation ou à l'hypertrophie de cet organe, puisque dans ce dernier cas, les bains activant la circulation n'auraient pu qu'aggraver le mal. Les rhumatismes du cœur sont sans contredit les plus fréquens, parmi ceux qui se fixent sur les organes internes.

Les symptômes qui aident beaucoup à reconnaître les rhumatismes internes, sont l'invasion subite de la douleur, après la disparition de rhumatismes externes; l'influence que les variations atmosphériques exercent sur l'affection; les déplacemens du mal, se portant tantôt sur l'estomac, les intestins ou la vessie; enfin la marche de la maladie sous l'influence des bains d'étuve.

La guérison des rhumatismes internes récens est ordinairement rapide; mais arrivés à l'état chronique ils offrent plus de ténacité; aussi faut-il, dès l'origine du traitement, recourir aux douches de vapeur locales, et insister sur les frictions et la fustigation, afin de dissiper la congestion interne, en appelant à la périphérie du corps une plus grande quantité de sang. Si les douleurs ont depuis peu abandonné une articulation, pour se transporter sur un organe profond, il vaut mieux diriger les douches de vapeur vers cette articulation, afin d'y déterminer un centre de fluxion qui y rappelle le rhumatisme. Dès qu'on a atteint ce but, on a bientôt triomphé de la maladie. Il est prudent alors de soustraire l'articulation malade aux arrosemens froids, crainte d'une nouvelle répercussion. Dans les cas de rhumatisme du cœur, une saignée générale doit précéder l'usage des bains russes et orientaux.

Guérison d'un rhumatisme intestinal.

Monsieur Berville, négociant, tempérament nervoso-sanguin, après la disparition de douleurs rhumatismales qui, pendant plusieurs années, avaient parcouru différentes parties du corps, fut pris, en automne de 1834, de douleurs, de tiraillemens dans l'estomac et les intestins. Cet état dura pendant dix mois, sans que le secours de la médecine, aidée par un régime sévère, ait amélioré l'affection, traitée comme une gastro-entérite. Au mois de juin 1835, le malade suivit les bains russes, en dirigeant particulièrement les frictions et le massage sur les parois du ventre. Dès le sixième, l'appétit et la nutrition étaient augmentés. Après le douzième bain, les douleurs, abandonnant le canal digestif, pour se porter sur les reins, les lombes, et les muscles de la poitrine, ne laissèrent aucun doute sur l'existence d'un rhumatisme. Les douleurs, poursuivies par la douche de vapeur, se concentrèrent pendant quelques jours sur les reins et la vessi e.Les

urines devinrent alors très chargées, et déposèrent
un peu de mucosité. Depuis cette époque, la maladie diminuant de jour en jour disparut au trente-
cinquième bain , pour ne plus revenir.

Guérison du rhumatisme de la vessie.

Observation. Monsieur Godard, vingt-six ans,
constitution sanguine, commis-voyageur , avait , à
plusieurs époques de sa vie, souffert de rhumatismes
articulaires. Il en était débarrassé depuis quelque
temps, lorsqu'au mois de mars 1835, il se plaignit
de chaleur et de douleurs assez vives dans la vessie.
Les urines rougeâtres charriaient parfois des mucosités. Le malade prit douze bains avec douche de vapeur, et son prétendu catarrhe de la vessie avait
disparu, après avoir ressenti au genou droit quelques douleurs rhumatismales qui n'eurent pas de
suite.

Guérison du rhumatisme du cœur.

Observations. Monsieur Vota, de Turin, tailleur,
âgé de vingt-trois ans, fut pris , au mois d'août
1834, de douleurs, d'étouffemens, et de violentes
palpitations du cœur. Les extrémités ne tardèrent
pas à s'engorger ; plusieurs saignées avaient calmé
ces symptômes, lorsqu'au mois de janvier le malade vint nous consulter. Après avoir examiné le
cœur au stéthoscope, après avoir appris du malade
qu'il avait eu plusieurs attaques de rhumatisme ,
et que ses étouffemens étaient plus forts, ses pal-

13

pitations plus fréquentes par les intempéries at_mosphériques, nous reconnûmes qu'il n'y avait pas hypertrophie, mais rhumatisme du cœur. Dans cette pensée, les bains russes furent conseillés : dès le sixième, les accidens avaient diminué; après le dixième, une douleur se manifesta à l'épaule gauche, où le rhumatisme s'était fixé de préférence. Au vingtième bain, ces douleurs articulaires, et tous les accidens du cœur avaientcédé. Il est bien évident qu'il y avait ici rhumatisme, car les bains russes auraient été contre-indiqués dans le cas d'hypertrophie du cœur.

Nous pourrions citer ici une foule d'observations de ce genre, surtout dans les rhumatismes du cœur; mais nous nous bornerons à ce petit nombre d'exemples, qui doivent suffire pour éclairer le diagnostic, et tracer le traitement de tant de rhumatismes internes trop souvent méconnus.

CHAPITRE II.

DE LA GOUTTE TRAITÉE PAR LES BAINS RUSSES ET ORIENTAUX.

———————

DE tout temps la médecine a fait une étude sérieuse de la goutte. Après les savantes recherches sur
les causes et sur la nature de cette fréquente et douloureuse maladie ; après les remèdes sans nombre
essayés sans succès, tantôt par la science la mieux
éclairée, tantôt par le charlatanisme et l'ignorance,
il ne faut rien moins que la hardiesse inspirée par
l'expérience pour oser encore proposer les moyens
de combattre cette cruelle maladie. Heureusement
nous entrons en lice devancé par plusieurs médecins
distingués qui, comme nous, ont rencontré dans les
bains russes et orientaux le remède le plus souverain
pour prévenir et combattre la goutte à l'état aigu
ou chronique. Nous citerons quelques-uns de ces
témoignages avec d'autant plus de confiance, qu'ils
n'ont été dictés que par la science et l'humanité.

« Les bains russes, dit le docteur Schmidt, gué-
» rissent la goutte. Aussitôt que cette terrible mala-
» die s'est manifestée par des douleurs, les bains
» russes sont le remède le plus prompt, le plus in-

» faillible, et doivent être préférés à tout autre.
» Nou-seulement ils dissipent la maladie d'une ma-
» nière aussi rapide que certaine, mais ils prévien-
» nent aussi les rechutes, la raideur des articula-
» tions et les nœuds goutteux. Si tous ces accidens
» existent déjà, on peut les guérir aussi, mais par
» l'usage long et constant des bains russes. » (*Diss.*
sur les bains russes, Berlin, 1824.)

« Contre la goutte, les bains de vapeur ont été
» très avantageux. Le savant suédois Sparrman les
» a employés avec succès contre cette maladie, au
» cap de Bonne-Espérance. Marcard rapporte avoir
» vu nombre de cas où la goutte s'était jetée avec
» tant de violence sur les genoux et les articulations
» des bras, qu'il en serait, dit-il, certainement ré-
» sulté ankylose, si cet accident n'eût été prévenu
» par l'usage des bains de vapeur. » (*Dict. des*
sciences médicales, tom. II, pag. 563.)

« Les bains russes, ajoute le docteur Meyer, ob-
» tiennent des succès incontestables contre la goutte
» aiguë et chronique, lorsque la plus forte inflam-
» mation a été calmée par un traitement convenable.
» Dans les cas même les plus invétérés et les plus
» compliqués de calus goutteux, ces bains sont très
» efficaces. » (*Des bains russes*, art. 3, Wurburg,
1829.)

« Les affections et les concrétions goutteuses, dit
» le docteur Véring, la douleur des membres pro-
» duite par la goutte, disparaissent par l'usage des
» bains russes. » (*Diss. sur les bains russes*, Vienne,
1828.)

« La goutte , ajoute le docteur Christian-Hille ,
» guérit par les bains de vapeur russes de la même
» manière que le rhumatisme. Lorsque la violente
» inflammation des membres goutteux a été calmée,
» ce bain devient un moyen sûr de guérison, même
» dans les cas invétérés. » (*Des bains russes*, ch. 5,
Dresde, 1829.)

Nous pourrions citer ainsi Sanchès , Timony ,
Rapou de Lyon , Barrié , et en un mot tous les médecins qui ont fait des observations sur les bains d'é-
tuve; car tous préconisent leur efficacité pour prévenir et combattre la goutte. Un fait constaté par tant
d'autorités dignes de foi, n'est-il pas d'une vérité incontestable ? Pourrait-on nommer un agent thérapeutique qui ait réuni les suffrages de tant de médecins consciencieux qui n'ont pu se tromper , ni vouloir nous induire en erreur? Confiant dans les succès
que nous avons obtenus, nous n'hésitons pas à avancer qu'il n'existe encore aucun remède contre la
goutte qui puisse entrer en parallèle avec les bains
d'étuve; car toutes les préparations anti-goutteuses,
au nombre desquelles nous placerons au premier
rang celles de colchique, n'agissent que comme
palliatifs , et toujours en fatiguant plus ou moins les
organes digestifs, quand on les administre à l'intérieur.

Une affection goutteuse ne sera pas guérie parce
qu'on aura calmé les douleurs d'une attaque. Ces remèdes ne sont donc que des palliatifs momentanés ;
tandis que par l'usage assez long-temps continué des
bains d'étuve, on peut arriver à une guérison durable.

S'ils ne réussissent pas constamment, c'est plutôt à l'inexactitude et au manque de persévérance de la part du malade qu'il faut s'en prendre, qu'à l'inefficacité du remède.

Comment les bains russes et orientaux guérissent-ils la goutte? Est-ce en débarrassant l'économie d'un principe acide, considéré par quelques auteurs comme la cause de cette maladie? Est-ce en régularisant les fonctions du système lymphatique ou des organes digestifs, dont certains désordres sont regardés comme l'origine de la goutte? ou bien, enfin, est-ce en activant les fonctions de la peau et en déterminant vers cet organe un surcroît de vitalité et des sueurs critiques? Sans doute les bains d'étuve peuvent remédier à tous ces accidens, ou plutôt à tous ces symptômes; car, selon nous, la goutte est le résultat d'une organisation particulière, développée par certaines habitudes de vie. Si les bains russes et orientaux ont obtenu les plus heureux effets, c'est qu'au lieu de n'attaquer qu'un symptôme, ils agissent à la fois sur tous les systèmes, dont ils rétablissent l'harmonie. Leur action ne se borne donc pas, comme on pourrait le croire, à une transpiration abondante : il y a activité des sécrétions et de la circulation générale, forte dérivation vers toute la périphérie du corps, dépuration, si je puis m'exprimer ainsi, par la voie des sueurs ou des urines, qui ne tardent pas à charrier un sédiment briqueté assez abondant.

Quelle que soit la manière dont on explique dans ce cas l'action curative des bains russes et orientaux, nous ne nous y arrêterons pas davantage. Le point important et incontestable, c'est qu'ils guérissent la goutte à l'état aigu ou chronique, à moins toutefois que les altérations organiques des tissus depuis long-temps affectés de cette cruelle maladie, ne laissent d'autre espoir que celui d'un soulagement. Si l'on n'obtient pas toujours une guérison radicale, le malade qui peut à l'aide de ces bains prévenir ou faire avorter à leur début les attaques de la goutte, ne doit-il pas se considérer comme guéri !

La marche que l'on doit suivre dans le traitement de la goutte se rapproche beaucoup de celle que nous avons tracée en parlant du rhumatisme. Lorsque la goutte débute, il faut, quelle que soit l'intensité de l'attaque, recourir au bain d'étuve, précédé de la douche de vapeur. C'est le moyen de faire avorter les douleurs ou de les dissiper en quelques bains. Sous l'influence de la douche de vapeur, la rougeur se circonscrit et diminue d'intensité, les parties environnantes se gonflent légèrement. C'est probablement à cette dilatation prompte que l'on doit la diminution de la douleur et des tiraillemens déchirans des parties enflammées. Aussi n'est-il pas rare de voir des baigneurs que leur état de souffrance avait fait apporter dans l'étuve, s'en retourner à pied dès le premier ou le second bain.

Lorsque déjà l'inflammation goutteuse a parcouru une partie de sa période, il convient, si elle est très forte, de faire précéder l'usage des bains par une application de sangsues qui calmeront les premiers symptômes. Au début du traitement, le malade ne

doit mettre aucune interruption dans ses bains, recourant de temps en temps à la douche de vapeur.
Il arrive souvent que la douleur se déplace ou devient plus aiguë pendant quelques jours; ces effets
critiques sont le prélude de la guérison. « Dans le
» traitement de la goutte, dit le docteur Meyer, il
» se manifeste ordinairement, après un ou plusieurs
» bains russes, des douleurs plus fortes, ou elles se
» transportent d'une partie à l'autre. Il se présente
» encore d'autres phénomènes; mais comme ils sont
» tous critiques, ils doivent être regardés comme un
» augure favorable pour la guérison. Dans ce cas,
» le malade doit retourner promptement aux bains,
» car bientôt ses douleurs cèdent comme par enchan-
» tement. » (*Diss. sur les bains russes*, article 3,
Wurburg, 1829.)

Il est moins facile de guérir la goutte chronique;
aussi faut-il au malade plus de constance, et doit-il
prendre avec exactitude sa première série de bains,
élevant la température successivement de 42 à 45
degrés Réaumur. Les frictions et particulièrement
le massage sont ici d'un grand secours. Le goutteux
qui fait un usage régulier des bains, ne tarde pas à
ressentir du calme dans ses douleurs, et plus de souplesse dans ses mouvemens. S'il survient, comme
nous l'avons dit tout à l'heure, quelque crise de déplacement ou d'augmentation de la douleur, ce qui
n'arrive guère, dans les gouttes chroniques, qu'a-
près un certain nombre de bains, c'est un grand
acheminement vers une guérison rapide et durable.
Quand la maladie résiste, il faut la poursuivre par

la douche de vapeur, avant et quelquefois même pendant le bain général. Si la goutte avait abandonné une articulation pour se fixer sur un organe interne, accident qui n'arrive pas pendant l'usage des bains, il faudrait diriger la douche de vapeur sur l'articulation où a débuté l'affection, afin de chercher à l'y rappeler.

Dans les cas de gouttes chroniques très graves, nous avons parfois conseillé aux malades deux bains par jour, afin d'abréger le traitement. Nous avons aussi ordonné l'eau de Vichy en boisson avec assez d'avantage, surtout pour débarrasser les urines de leur sédiment briqueté. Enfin, nous nous sommes parfois bien trouvé de faire frictionner les parties douloureuses avec un liniment dont la base est une solution d'extrait de belladone, et de la teinture de colchique. Mais nous considérons tous ces moyens comme accessoires des bains d'étuve.

Contre les calus, les concrétions goutteuses, les médecins allemands ont obtenu, par les bains russes, de fréquens succès, consignés dans une foule d'observations recueillies en Allemagne, et notamment à Berlin. Nous avons aussi triomphé de ces concrétions, lorsqu'elles étaient récentes; mais tout en partageant la conviction de ces médecins distingués, il faut avouer franchement qu'on n'est pas toujours aussi heureux dans les cas chroniques, parce qu'on rencontre rarement des malades assez persévérans pour obtenir ces heureux résultats. La plupart se contentent de soulagemens assez marqués pour leur faire croire à une presque guérison. Nous avons obtenu la disparition de nœuds goutteux chez des malades qui n'ont pas reculé devant une centaine de bains d'étuve dans le courant d'une année. Lorsque le malade goutteux touche à sa guérison, qu'il n'y a presque plus d'inflammation, mais seulement un peu d'endolorissement, de relâchement, d'empâtement de l'articulation, il ne faut pas craindre de recourir à la douche d'eau froide, pour dissiper ces accidens, en donnant du ton aux parties.

Enfin, lorsque la goutte a complétement disparu, le meilleur moyen de prévenir les rechutes est de continuer les bains russes et orientaux comme bains diététiques, ou pour ses besoins de propreté, afin d'entretenir constamment les fonctions de la peau, et l'harmonie entre les systèmes de l'organisme.

Guérisons de gouttes aiguës.

Observation. Monsieur le marquis de Fénélon, d'une constitution nervoso-sanguine, fut pris de douleurs de goutte tellement violentes, qu'elles ne lui laissaient repos ni jour ni nuit. Le malade qui ne pouvait poser le pied à terre, ni supporter les mouvemens de la voiture, se fit porter aux bains russes. Le bain général fut précédé par une douche de vapeur dirigée sur les deux pieds. Après le second bain, M. de Fénélon sortit de l'établissement, aidé seulement d'une canne; dès le sixième, il ne restait aucune trace de la goutte, qui n'a jamais reparu depuis.

Observation. Madame Faren, d'un tempérament sanguin, âgée de 45 ans, ressentit de vives douleurs goutteuses dans les deux pieds. Après un pédiluve synapisé, la goutte se porta aux deux genoux. La malade fut transportée aux bains russes sur un matelas, au mois de juin 1834. Dès le dixième bain, le gonflement et les douleurs avaient sensiblement diminué, et la malade marchait facilement. La guérison fit des progrès de jour en jour, et fut complète au vingtième bain. La malade en prit cependant encore quelques-uns, et n'a pas eu de rechute.

Observation. Monsieur Maria, négociant, âgé de 40 ans, constitution lymphatico-sanguine, fut atteint, au mois d'avril 1835, d'une violente attaque de goutte au pied gauche. Dix jours après l'invasion de la maladie qui le forçait à garder le lit, il prit les bains russes. Au quatrième, il reçut une douche de vapeur locale, qui exaspéra la douleur pendant quelques jours. Mais au douzième bain, la goutte avait complétement cédé pour ne plus revenir. Le malade continua cependant encore, deux mois après sa guérison, les bains comme moyen d'hygiène.

Guérisons de gouttes chroniques.

Observation. Monsieur le marquis de Bonneville, âgé de 48 ans, constitution sanguine, était depuis longues années sujet à la goutte. Au renouvellement de chaque saison, cette douloureuse affection forçait le malade à garder le lit. Au mois de mai 1834, survint une violente attaque de goutte qui envahit le pied et le genou droits. Le malade, qui jusque-là avait tenté tous les remèdes, se fit transporter aux bains russes, ne pouvant supporter les mouvemens de la voiture. Après le sixième bain, le gonflement et les douleurs avaient assez diminué pour permettre au malade de marcher avec des béquilles. Au dixième bain, il ne se servait plus que d'un bâton; au quinzième, il survint une crise qui ne dura que quelques jours; car après vingt-cinq bains, la goutte avait disparu. D'après notre conseil, M. de Bonneville continua ses bains comme moyen préservatif, jusqu'à son départ pour la campagne, où il passa l'été et une partie de l'automne. De retour à Paris, le malade nous apprit que sa goutte n'avait pas reparu, malgré les fatigues des voyages et de la chasse. Cette guérison date aujourd'hui de deux années.

Observation. Monsieur Firmin , tempérament sanguin, d'un âge mûr, fut, dès le premier mars 1833 , atteint de vives douleurs de goutte au pied droit. Le malade garda le lit pendant deux mois, et eut un mois de convalescence. La saignée générale, l'application de sangsues, de cataplasmes laudanisés, de vésicatoires volans, les linimens de toute espèce, et dix bains de vapeur à domicile, avaient été en vain mis en usage. Le 16 mars 1834 , une nouvelle attaque de goutte envahit successivement l'orteil droit, le pied et le genou

gauche , et força le malade à garder le lit pendant
trois mois : même traitement fut employé avec
aussi peu de succès. Désirant mettre un terme à ses
cruelles souffrances, le malade prit les bains russes
avec douches de vapeur, massage , etc. Il les continua avec assez d'exactitude pendant tout l'été, et
une grande partie de l'automne. La goutte disparut
complétement, si l'on excepte quelques légères douleurs articulaires, survenues à la suite d'une forte
chute, et qui furent dissipées en quelques bains.
Cette guérison s'est soutenue déjà pendant dix-huit
mois par l'usage diététique des bains russes et orientaux.

Observation. M. Wouet, valet-de-chambre du roi,
âgé d'environ 4o ans, d'une constitution sanguine ,
souffrait depuis quatre ans de douleurs de goutte qui
le forcèrent, pendant long-temps, à garder la chambre. Les douleurs qui avaient envahi d'abord les
deux pieds, puis successivement le genou droit, le
poignet, le pouce et le doigt indicateur de la main
droite, avaient été presque constantes. Les bains de
toute espèce, le régime le plus sévère, les préparations de colchique à hautes doses, à l'intérieur et à
l'extérieur, en un mot, tous les remèdes préconisés
contre la goutte, avaient à peine procuré quelques
soulagemens au malade, lorsque, vers le mois de février 1835, il commença l'usage des bains russes.
Les gros orteils et les articulations des deux pieds ,
avec les jambes, étaient singulièrement entreprises,
gonflées, douloureuses au mouvement. Deux ou

trois callosités étaient déjà formées sous les doigts des pieds. Le malade prit ses bains à une haute température et avec la plus grande régularité. Du quinzième au vingtième bain, il y eut une crise dans les douleurs qui changèrent de place, en se transportant à l'épaule et au poignet du bras droit. Nous fîmes frictionner ce malade avec notre liniment anti-goutteux, qui diminua l'intensité des douleurs. Elles avaient cédé au trentième bain. Le malade continua néanmoins les bains avec la même exactitude. Deux autres crises survinrent pendant le cours du traitement. Elles cédèrent comme la première; mais les urines étant très chargées d'un sédiment briqueté, nous fîmes boire pendant un mois de l'eau de Vichi. Les urines revinrent à leur état naturel ; cependant les callosités des pieds n'avaient pas encore complétement disparu après cinquante bains. Nous prescrivîmes sur ce point de fortes douches de vapeur, qui avaient été fréquemment employées pendant le traitement. Ce ne futqu'après avoir suivi les bains russes avec régularité , pendant huit mois , que le malade obtint une entière guérison et des calus goutteux, et de tous les autres accidens de cette cruelle maladie, dont la cure était inespérée. La sa nté dont il depuis long-temps, nous fait espérer que sa goutte ne reparaîtra plus.

CHAPITRE III.

DES MALADIES NERVEUSES TRAITÉES PAR LES BAINS RUSSES ET ORIENTAUX.

LES maladies nerveuses forment une classe nombreuse dans les grandes cités, où les affections morales, les passions de l'intérêt et de l'ambition, l'abus des plaisirs de tout genre, viennent sans cesse ébranler, irriter l'important système de la sensibilité. Rapides dans leur invasion, parfois très douloureuses, et toujours capricieuses dans leur marche, les affections nerveuses résistent souvent aux ressources de la médecine. Le peu de danger qu'offrent ces maladies, l'incertitude de la science sur leur cause première, n'ont pas peu contribué à en faire négliger la thérapeutique, qui se borne presqu'entièrement aujourd'hui à l'exercice, à l'hygiène et à quelques antispasmodiques.

Pour être fixé sur le traitement des névroses, il faudrait remonter à leur origine. Nous croyons avec les docteurs Roche et Sanson, qu'elle existe surtout dans l'aberration du fluide nerveux. Les phénomènes physiologiques, comme les maladies du système

nerveux, revèlent la présence de ce fluide. Si jusqu'ici il a échappé au creuset du chimiste et au scal-
pel de l'anatomiste, est-ce une raison pour en nier
l'existence? L'imperfection de nos instrumens et de
nos sens n'a pas encore permis de saisir le fluide
électrique, et cependant, personne ne songe à le révoquer en doute, parce qu'une foule de phénomènes physiques prouvent à chaque instant sa présence.
Nous admettons le fluide nerveux par la même raison que l'électricité, avec laquelle d'ailleurs il a la
plus grande analogie. Mais s'il fallait une nouvelle
preuve de son existence, nous pourrions la trouver
dans le peu d'efficacité des moyens que l'on a dirigés
contre les maladies nerveuses, et plus encore dans
l'action salutaire des bains russes et orientaux. Il est
à remarquer que les saignées générales ou locales,
obtiennent peu de succès contre les névroses, que
souvent même elles les exaspèrent. N'est-ce pas parce
que la saignée, en épuisant l'organisme, en diminuant l'activité du système sanguin, n'a fait qu'accroître la prédominance de l'action des nerfs, sans
avoir une influence assez directe sur le fluide nerveux? Que les émissions sanguines dissipent une inflammation déterminée par la congestion du sang,
rien de plus rationnel. Mais l'irritation nerveuse
n'étant plus de même nature, rien aussi de plus in-
certain, lorsqu'il s'agit de combattre une névrose,
dont l'intensité sera toujours en raison de la débilité
des autres systèmes. Si les antispasmodiques plus ou
moins excitans, si l'électricité, le galvanisme, et
d'autres moyens perturbateurs, ont mieux réussi

contre les névralgies, n'est-ce pas parce qu'ils ont stimulé le système nerveux, activé ou régularisé le cours de son fluide. Ces moyens agissant directement sur les nerfs, obtiennent parfois des succès; mais leur efficacité devient presque constante, quand ils sont aidés et pour ainsi dire développés par l'action puissante des bains d'étuve qui rétablissent l'harmonie entre tous les systèmes de l'économie.

Selon nous, les bains d'étuve ne guérissent les névroses qu'en rétablissant ou régularisant le cours du fluide nerveux dans tous les organes du sentiment. S'il en était autrement, ces bains triompheraient-ils de deux maladies opposées, la névralgie et la paralysie? Dans l'une, il y a excès, et dans l'autre, abolition de la sensibilité. Comment expliquer, sans paradoxe, qu'un même moyen remédie à ces deux accidens contraires, sans admettre que dans le premier cas, il y a surabondance, et dans le second, stagnation ou absence du fluide nerveux? L'action de la vapeur, secondée par les frictions, la fustigation, le massage, et souvent par les transitions du chaud au froid, provoque une prompte réaction, met en jeu le système nerveux, active le cours de son fluide, et rétablit l'harmonie, en le distribuant également dans l'appareil sensitif. Aussi, confiant dans cette théorie, et plus encore dans l'expérience, nous ne craignons pas de proposer les bains russes et orientaux comme le plus sûr moyen de combattre les maladies nerveuses, parce qu'ils ont obtenu des succès dans toutes les espèces de névroses. Plusieurs médecins distingués de l'Allemagne ont pu

constater ces heureux résultats. « Quoique les bains
» de vapeur russes, dit le docteur Schmidt, n'agis-
» sent sur la moëlle épinière que par les frictions et
» les douches appliquées sur l'épine dorsale, et sur
» le système nerveux, qu'en apaisant l'irritabilité
» et les crampes des nerfs; cependant l'action des
» bains de vapeur russes produit dans les maladies
» nerveuses des résultats si favorables, qu'on ne
» saurait trop en recommander l'usage en pareils cas.
» Le fait est que l'emploi de ces bains a souvent ob-
» tenu la guérison, non-seulement dans les cram-
» pes, les douleurs spasmodiques de l'estomac, les
» névralgies, les paralysies, mais encore dans les cas
» d'hypocondrie, d'hystérie, d'épilepsie. (*Diss. sur
les bains russes*, Berlin, 1824.)

« Les névralgies et la sciatique, ajoute le docteur
» Véring, deux maladies également douloureuses et
» opiniâtres, sont heureusement guéries par l'usage
» des bains russes, qui calment aussi l'irritabilité ma-
» ladive des nerfs. Les spasmes et les convulsions dis-
» paraissent également, ainsi que les paralysies des
» membres inférieurs et supérieurs. Mais il faut
» avoir soin d'ajouter à l'action principale du bain,
» celle des frictions continuelles de l'épine du dos. »
(*Diss. sur les bains russes*, Vienne, 1828.)

Les docteurs Meyer de Wurburg, Christian Hille
de Dresde, Barrié de Cologne, Rapou de Lyon,
ont tous rapporté, dans leurs expériences, de nombreuses guérisons de maladies nerveuses par le bain
russe ou oriental. Nous pouvons donc, avec la confiance qu'inspirent les témoignages de ces savans

médecins, recommander l'usage des bains d'étuve
contre toutes les maladies nerveuses, dès qu'elles ne
dépendront pas d'une altération organique profonde
ou d'un obstacle physique qu'ils ne pourraient dissiper.

Les maladies nerveuses suivent dans leur guérison
par les bains d'étuve une marche variée, dépendante
des symptômes qu'elles présentent. Sans anticiper
sur ce que nous avons à dire des modifications que
l'on doit apporter dans l'administration des bains,
suivant chaque genre de névrose, nous ferons une
observation générale.

Les personnes malades d'affections nerveuses doivent prendre les premiers bains à une température
modérée de 36 à 38 degrés; se soumettre aux arrosemens d'eau mitigée, afin de n'être pas trop im-
pressionnées, et de s'accoutumer graduellement à
l'action du bain : car leur imagination craintive se
forgeant des inquiétudes pusillanimes, troublerait
l'effet salutaire du bain. Après s'être familiarisées peu
à peu avec toutes ses pratiques, et surtout les arrosemens froids, les personnes nerveuses sont celles qui
goûtent le mieux tous les agrémens et l'efficacité
des bains russes et orientaux.

Les deux classes principales des maladies nerveuses qui doivent nous occuper, sont : 1° les névralgies ou douleurs des nerfs; 2° les paralysies ou abo-
litions de la sensibilité et de la contractilité.

DES NÉVRALGIES OU DOULEURS DE NERFS.

Nous comprenons sous le nom de névralgies toutes les affections où il y a douleur, irritation des nerfs, exaspération de la sensibilité. Cette maladie très fréquente se fait remarquer plus particulièrement aux nerfs de la face, du cou, de l'estomac, et au gros nerf sciatique. Elle présente pour caractères principaux une invasion brusque, une douleur vive, lancinante, parfois fugitive ou erratique, souvent intermittente, sans accélération du pouls, ni symptôme extérieur qui indique son siége.

Les névralgies n'ont d'autres dangers que leurs insupportables douleurs, qui résistent très souvent avec opiniâtreté aux secours les plus empressés de la médecine. Les bains d'étuve sont plus heureux que tous les antispasmodiques et opiacés qu'on leur oppose d'ordinaire, car ils réussissent presque constamment contre cette classe de névrose. Est-ce parce que la vapeur humide, aidée par les frictions, le massage, a dissipé la tension douloureuse des filets nerveux? est-ce parce que l'action tonique et sédative des arrosemens froids a calmé l'irritation des nerfs, en corrigeant leur fatigante mobilité? ou bien enfin par le concours de ces bains et de leurs pratiques, est-on parvenu à dissiper la congestion du fluide nerveux, et à régulariser son cours? Nous inclinons vers cette dernière hypothèse, sans cependant nous y arrêter trop long-temps, car notre tâche est surtout de décrire les modifications que l'on doit faire subir aux bains d'étuve, pour traiter les névralgies, et la marche qu'elles suivent habituellement dans leur guérison, sous l'influence de cette médication.

Malgré nos efforts, et certaines règles dictées par l'expérience, on ne doit pas oublier que nous avons affaire ici à une espèce de maladie, qui suit dans toutes ses phases une marche capricieuse, et met souvent en défaut les plus sages combinaisons. Lorsqu'une névralgie récente est attaquée de bonne heure par les bains russes, très souvent elle disparaît comme par enchantement. Si elle a déjà quelque durée, après les premiers bains, les douleurs changent ordinairement de place, se divisent, ou deviennent plus aiguës. Dans ce dernier cas, elles prennent souvent un caractère d'intermittence. Les frictions, le massage, sont ici d'un grand secours ; mais la douche de vapeur est de toutes les pratiques du bain celle qui obtient de plus heureux résultats, et provoque le plus facilement les crises salutaires, préludes de la guérison. Aussi doit-on y recourir dès que l'affection reste à un état stationnaire. Il est des malades très impressionnables, que la fustigation et les frictions à la brosse inquiètent ou fatiguent ; on peut les remplacer par le massage et les frictions à la main.

Dans les névralgies chroniques, le malade doit prendre sa première série de bains sans interruption, et si du sixième au huitième il n'y a pas eu de changement sensible, il est bon de recourir à la douche de vapeur, pour chercher à déterminer quelque crise favorable. Dès qu'on a atteint ce but, on est presque sûr de triompher de l'affection, quelle que soit sa chronicité. Ou ces douleurs devenues plus intenses disparaissent tout à coup, ou, après s'être déjà calmées, elles se font sentir de nouveau, pour se dissiper encore, et ne plus revenir. La guérison lente et graduée des névralgies est la moins ordinaire. Cette marche saccadée et incertaine qui leur est plus habituelle, et que nous avons déjà signalée dans les guérisons des rhumatismes et de la goutte, ne semble-t-elle pas indiquer les efforts de la nature pour régulariser le cours du fluide nerveux? Le bain d'étuve n'a-t-il pas été seulement un puissant modificateur qui, en mettant en jeu tous les systèmes de l'économie, a rétabli entre eux l'équilibre.

Si dans les premiers bains, nous avons recommandé la sobriété des arrosemens froids, il n'en est pas de même à la fin du traitement, où l'on doit chercher à donner du ton au système nerveux, afin de diminuer son irritabilité.

Contre les névralgies rebelles, je me suis souvent bien trouvé de joindre à l'action des bains d'étuve quelques frictions avec un liniment dont la base se compose d'extrait de belladone, et d'une légère quantité d'aconit et de digitale.

Un conseil qui n'est malheureusement pas assez suivi, et que cependant nous ne saurions trop renouveler aux malades guéris d'affections nerveuses; c'est de ne pas quitter brusquement l'usage des bains d'étuve, mais de les continuer comme moyen hygiénique, et comme bains de propreté, afin de prévenir les rechutes et de s'épargner bien des douleurs.

Guérisons des névralgies aiguës.

Névralgie de la face.

Observation. Madame Prague, actrice, d'un tempérament nerveux, fut prise, au mois de juillet 1835, d'une névralgie de toute la partie gauche de la face. Les douleurs lancinantes très aiguës ne permettaient aucun repos. Depuis six jours, la malade était en proie à ces cruelles souffrances que l'usage des antispasmodiques et des opiacés n'avait pu calmer. Elle vint prendre les bains russes à une douce température, avec arrosement d'eau tiède. Dès le troisième, il y eut un grand soulagement, et le sommeil revint. Après dix bains, la névralgie avait complétement cédé, et la malade put reprendre ses occupations habituelles. D'après notre conseil, elle prit encore quelques bains avec les arrosemens d'eau froide, et la névralgie n'a pas reparu depuis.

Névralgie du cou et de la tête.

Observation. Monsieur Hamard, commis-voyageur, âgé de 26 ans, d'une constitution nervoso-sanguine, après plusieurs nuits passées en diligence, ressentit, au mois d'octobre 1834, de violentes douleurs névralgiques qui envahissaient le cou, et toute la partie postérieure de la tête. Les linimens opiacés, les sangsues, les vésicatoires volans, avaient été employés sans succès, pendant dix jours; son médecin l'envoya aux bains russes. Ces douleurs lanci-

nantes que le malade comparait à celles qu'occasio-
nerait une longue aiguille enfoncée dans les chairs,
se calmèrent un peu après quatre bains ; mais au sixième, il y eut une crise assez forte qui fit recourir
à la douche de vapeur dirigée sur le mal. Cette crise
dura peu de jours, et la guérison fut radicale après
quatorze bains. Chaque fois que ses affaires ont ra-
mené le malade à Paris, nous l'avons revu aux
bains, et il nous a appris que, malgré ses fréquens
voyages, il ne s'était jamais ressenti de sa névralgie.

Névralgie intermittente sus-orbitaire.

Observation. Monsieur Duperray, constitution
sanguine, à la suite d'un exercice violent qui l'avait
mis en transpiration, fut pris, au mois de mai 1834,
d'une névralgie sus–orbitaire, qui revenait périodiquement tous les matins de huit heures à midi. Les
douleurs étaient tellement aiguës, qu'un sillon rougeâtre avec gonflement dessinait parfaitement le
trajet des nerfs sus-orbitaires. L'œil droit injecté en-
trait en convulsion pendant la crise des douleurs.
Toutes les ressources de la médecine, l'opium, l'extrait de belladone appliqué à haute dose, furent
inutiles. Nous conseillâmes les bains russes au malade. Pendant plusieurs jours, il en prit jusqu'à deux
de suite, passant rapidement de la vapeur que l'on
dirigeait localement, à la douche d'eau froide. Les
bains étaient particulièrement administrés au moment de l'accès. Quatorze bains ont dissipé sans retour cette névralgie.

Névralgie chronique de la tête.

Observation. Monsieur Julien Pomathéo, libraire,
âgé de 36 ans, d'un tempérament nerveux, éprouvait depuis long-temps des malaises, des inquiétudes
nerveuses, quelquefois même des hallucinations;
lorsqu'en 1833, après s'être exposé à un courant
d'air, au sortir d'un bain d'eau tiède, il ressentit de
violentes douleurs névralgiques, qui s'étendaient
depuis la partie postérieure de la tête jusqu'à la
mâchoire inférieure. Les calmans internes, les opiacés à l'extérieur, les sangsues à l'anus, les synapismes aux pieds, les vésicatoires aux bras, n'avaient
pu triompher de ces douleurs insupportables qui se
calmèrent cependant, au mois de mai, pendant un
voyage que le malade fit dans le midi. De retour à
Paris, au mois d'août, la névralgie revint plus forte
que jamais, et se fit sentir avec violence pendant
tout l'automne et tout l'hiver, que le malade passa
en grande partie dans une maison de santé. Au mois
de février, tous les accidens de la névralgie augmentèrent d'intensité. Les nuits se passaient sans sommeil, l'odorat se perdit, la vue de l'œil gauche diminua de jour en jour de lucidité, et ne tarda pas
à se perdre entièrement. Confié aux soins d'un de
nos médecins distingués de la Capitale, rien ne fut
épargné contre cette cruelle maladie, les narcotiques, les bains généraux et les pédiluves, etc.,
furent employés en vain. Au mois de mai 1835, le
malade entreprit un traitement par les bains russes

seulement. Les trois premiers le soulagèrent et lui
rendirent le repos. Au sixième, il prit une douche
de vapeur locale; au huitième, il eut une crise assez
violente qui dura quelques jours. Après le douzième
bain, toutes ces douleurs lancinantes qui envahissaient la cinquième paire de nerfs, avaient complétement disparu. Le malade continua cependant à
prendre encore une quinzaine de bains par précaution, et jamais il n'a souffert depuis d'aucune douleur névralgique.

Névralgie chronique du cou.

Observation. Monsieur de Lucy, propriétaire,
âgé de 62 ans, d'un tempérament sanguin-nerveux,
après s'être exposé à un courant d'air, ressentit une
forte douleur nerveuse derrière la tête et le cou.
Pendant deux ans, malgré les secours de la médecine, le malade resta en proie à ces douleurs, qui lui
rendaient les mouvemens très difficiles. Il fit exprès
le voyage de Paris, pour combattre sa maladie.
Nous lui ordonnâmes les bains russes pour tout traitement. Après le cinquième bain, les mouvemens
du cou étaient plus faciles; au douzième, il y eut
une forte crise, et les douleurs s'étendirent vers la
partie supérieure du dos. Elles étaient bien diminuées au seizième, et avaient entièrement cédé à
vingt-cinq bains. Cette guérison date de trois années
sans rechute.

De la sciatique.

Parmi les névralgies, celle du nerf sciatique est une des plus fréquentes, des plus douloureuses, et des plus tenaces aux agens médicinaux. Tantôt c'est une douleur lancinante, dont le point de départ est dans le bassin ou au haut de la cuisse, et se projette tout le long de sa partie postérieure ou externe; tantôt elle se fixe de préférence au genou, ou à la partie externe de l'articulation du pied. Souvent la douleur se transporte d'un point à un autre; d'autres fois, elle disparaît tout à coup pour revenir avec plus d'intensité aux moindres variations atmosphériques, surtout au retour des vents d'Est.

Si nous énumérions ici tous les remèdes qui ont été mis en usage contre cette névrose, nous passerions en revue presque toute la matière médicale, dont les préparations essayées tour à tour ont été bientôt abandonnées. Les saignées, les applications de sangsues, les vésicatoires, parfois saupoudrés de morphine, par la méthode endémique, les moxas, et l'électricité, ont seuls survécu à cette polypharmacie. Si ces agens ont obtenu quelques succès, dans combien de cas n'ont-ils pas échoué? Ils avaient été successivement employés sans résultats contre la plupart des sciatiques qui ont cédé aux bains russes. L'action de la vapeur, secondée par les frictions, le massage, la fustigation, les douches de vapeur, et dans certains cas par l'électricité, offre sans contredit la réunion des moyens curatifs les plus puissans

que l'on puisse opposer à cette douloureuse maladie.
Les nombreuses guérisons obtenues nous font concevoir l'espérance de triompher de toutes les sciatiques, par cette médication assez long-temps continuée; car, si l'on peut objecter quelques insuccès,
ce n'est que dans certains cas très chroniques, où le
malade a manqué de persévérance.

Il ne faut pas se dissimuler que, s'il est facile de
guérir une sciatique récente par les bains russes, ce
n'est qu'en mettant une constance quelquefois opiniâtre que le malade obtiendra la guérison de cette
affection passée à l'état chronique. Ainsi, il n'est pas
rare de voir des sciatiques aiguës guérir en six bains,
et d'autres dont l'existence date depuis plusieurs années, résister jusqu'à quarante ou cinquante bains.
La sciatique suit ordinairement, dans sa guérison,
cette marche critique que nous avons signalée dans
les névralgies. Les changemens, les déplacemens,
l'augmentation même de la douleur, se manifestent
souvent à plusieurs reprises, avant la cure radicale
des sciatiques chroniques. Il arrive, dans certains
cas, que les douleurs disparaissent du jour au lendemain; d'autres fois, elles ne cèdent entièrement
que quelque temps après l'usage des bains. Lorsque
la sciatique est ancienne, il convient de prendre les
douze premiers bains de suite, en commençant la
douche de vapeur dès le sixième. S'il survient une
époque critique, il faut suspendre momentanément
la douche, pour y revenir dès que l'affection reste à
l'état stationnaire. La guérison qui a suivi cette
marche perturbatrice, est beaucoup plus durable

que dans les cas où la sciatique a cédé insensiblement.
Après cette première série, le malade prendra ses
bains tous les deux jours, jusqu'à entière guérison.
Il les continuera ensuite comme moyen hygiénique,
pour prévenir les rechutes, alors même que les douleurs auront complétement disparu.

Guérisons de sciatiques aiguës.

Observation. Monsieur Blondel, négociant, tempérament sanguin, âgé de 44 ans, éprouvait depuis
un an quelques douleurs vagues dans les membres,
surtout aux bras. Au mois de février 1835, le malade ressentit dans la hanche gauche une douleur lancinante qui se projeta bientôt tout le long de la
cuisse jusqu'au pied gauche. Depuis huit jours, le
malade était privé de sommeil, lorsqu'il vint prendre les bains russes. Dès le deuxième, la douleur
passa en partie dans la jambe droite. Après le troisième, le malade marchait sans bâton. En six bains,
la sciatique n'existait plus. Depuis dix mois, la guérison s'est maintenue sans rechute, malgré les variations fréquentes de l'atmosphère auxquelles le malade
s'expose ordinairement.

Observation. Monsieur Sanse, bottier, constitution nervoso-sanguine, âgé de 35 ans, souffrait depuis huit jours d'une sciatique tellement douloureuse, qu'il se traînait à peine courbé en deux, et
poussant de fréquens cris de douleur. Huit jours
après cette attaque de sciatique, qui jetait le malade

dans le désespoir, il fut conduit aux bains russes par
un de ses amis qui leur devait une belle guérison.
Dès le troisième bain, la marche devint facile, et
le sommeil assez calme; après le sixième bain, il
ne restait plus aucune trace de la sciatique, qui n'a
pas reparu depuis près d'un an.

Guérisons des sciatiques chroniques.

Observation. Monsieur Auguste Masse, tempérament sanguin, âgé de 50 ans, éprouvait depuis
cinq ans des douleurs plus ou moins aiguës dans tout
le trajet du nerf sciatique. Malgré les fumigations
sèches, les frictions laudanisées et avec le baume opo-
deldoch, les douleurs devinrent tellement vives que
le malade fut obligé de garder le lit pendant cinq
mois. Après avoir encore essayé plusieurs douches
de vapeur et vingt fumigations aromatiques, le malade n'éprouvant aucun soulagement se fit transporter aux bains russes, supportant avec beaucoup de
peine la voiture, et marchant avec des béquilles,
sans pouvoir étendre la jambe. Après les premiers
bains, la douleur avait augmenté d'intensité; mais
au huitième, le malade marchait sans bâton, pouvant s'asseoir sans douleur, et étendre la jambe avec
moins de difficulté. Le massage et les frictions furent
surtout pratiqués, pendant le bain, tout le long de
la cuisse et de la jambe douloureuse. Le malade continua ses bains jusqu'à trente : au mois d'août 1835
la guérison fut complète, car depuis cette époque,
la sciatique n'a pas reparu.

Observation. Monsieur le vicomte du Bouchage, pair de France, souffrait depuis plusieurs années de douleurs rhumatismales et nerveuses. En 1835, de violentes douleurs de sciatique se firent sentir. Les sangsues, les vésicatoires, l'application de préparations de morphine, furent successivement employés pendant près d'un an, sans que le malade éprouvât d'amélioration sensible. Au mois de juillet 1834, le malade vint prendre les bains russes, et les suivit avec beaucoup d'exactitude. La première série de bains, pris à une température assez faible, ne détermina pas de grands changemens dans la maladie. Du calme dans les douleurs, un repos plus tranquille, avait été le seul résultat obtenu, lorsque, vers le trentième bain, il survint une crise assez forte qui céda bientôt aux douches de vapeur. Dès cette époque, le malade prit ses bains à une haute température; plusieurs petites crises d'augmentation ou de déplacement de la douleur survinrent, et ne tardèrent pas à obtenir la guérison radicale, vers le quarantième bain. Peu de temps après la disparition des douleurs, le malade fit un assez long voyage, au commencement de l'hiver de 1834, sans que la sciatique ait reparu depuis plus d'une année.

Des névroses partielles et internes.

Ces affections, assez faciles à reconnaître par leurs caractères nerveux, troublent plus ou moins les fonctions des organes où elles se sont fixées. Nous

dirons seulement un mot des migraines, des irritations cérébrales, et des palpitations du cœur, ren-
voyant les névroses des organes digestifs et génitaux
aux chapitres qui traiteront des maladies propres à
ces systèmes.

De la migraine.

La migraine accidentelle cède très promptement
à l'usage des bains russes ; quand elle est périodique
et chronique, elle offre plus de résistance. Les frictions, la fustigation, les douches de vapeur sur les
extrémités, et les arrosemens froids sur la tête, suffisent ordinairement pour dissiper les migraines ac-
cidentelles. La migraine périodique demande que
les bains soient, autant que possible, administrés
pendant les accès, et qu'on insiste sur les arrosemens
froids dirigés sur la tête, sans cependant pousser
trop loin la réfrigération. L'administration de quinine, avant l'accès, l'application d'emplâtre d'opium
sur les tempes, ne doivent pas être négligées contre
la migraine périodique. Si elle s'accompagne de vomissemens ou d'envies de vomir, les frictions, et
quelquefois la douche de vapeur sur l'estomac, sont
encore indiquées.

Guérisons de migraines.

Observation. Mademoiselle de Villars, âgée de
dix-huit ans, tempérament lymphatico-nerveux,
éprouvait depuis un mois de fréquentes migraines.

Elle prit douze bains russes avec beaucoup de régularité, répétant les arrosemens froids sur la tête. Ces douleurs qui avaient résisté à beaucoup de moyens, disparurent complétement ; mais, comme cette jeune demoiselle était assez mal réglée, nous lui conseillâmes de continuer les bains comme moyen hygiénique, afin de rétablir la menstruation, et de prévenir le retour de la migraine.

Observation. Madame la marquise de Vermeuil, d'une constitution nervoso-bilieuse, âgée de 42 ans, éprouvait depuis trois années des migraines qui revenaient périodiquement tous les mois. Pendant l'été de 1834, elle vint prendre quelques bains russes, aux approches de l'attaque. Dès le troisième mois, la migraine ne reparut plus. Elle les continua cependant jusqu'à trente-cinq, et fut entièrement délivrée de ses douleurs de tête et des vomissemens qui les accompagnaient.

Observation. Monsieur Ducoudray, tempérament nerveux, âgé de 39 ans, à la suite de longs travaux de cabinet, ressentait de fortes migraines qui l'obligeaient souvent à garder le lit pendant dix à douze heures, sans pouvoir prendre de nourriture. Au mois de mars 1835, le malade suivit un traitement par les bains russes ; après douze bains, les migraines étaient devenues beaucoup plus rares et moins longues. Il parvint à s'en débarrasser entièrement, après avoir pris quarante bains, dans l'espace de trois mois. Depuis un an, la migraine n'a pas reparu.

Des irritations cérébrales.

Les irritations cérébrales sont assez fréquentes chez les hommes qui se livrent avec excès aux travaux intellectuels : les auteurs, les gens à procès, ceux qui vivent sous l'empire de fortes émotions, etc. Le brillant inaccoutumé des yeux, le gonflement des veines frontales, la pâleur et quelquefois la rougeur de la face, l'air préoccupé et distrait, les maux de tête, le froid des extrémités, le trouble des digestions et l'insomnie, sont autant de symptômes des irritations cérébrales.

Contre ces affections, les bains russes sont d'une efficacité presque exclusive. C'est à l'action de la vapeur, aux frictions et aux fustigations dirigées particulièrement vers les extrémités, et aux arrosemens froids presque continuels sur la tète, qu'est due la disparition de l'irritation cérébrale, et la conjuration de tous les dangers qui peuvent en résulter. Tout porte à croire que ce succès, résultat exclusif du bain russe, est dû au rétablissement de l'équilibre du fluide nerveux, qui obéissant à cette loi si connue d'Hippocrate, *ubi stimulus, ibi fluxus*, s'était porté vers le cerveau, où la stimulation avait été exercée outre mesure.

Guérisons d'irritations cérébrales.

Observation. Monsieur le docteur Sarlandière travaillait avec ardeur, depuis plusieurs années, à un ouvrage très important. Après plusieurs nuits

passées dans une étude opiniâtre, il ressentit quelques pesanteurs vers la tête; les yeux vifs et animés
s'injetèrent légèrement; le système nerveux fortement ébranlé rendait parfois la marche incertaine;
l'excitation cérébrale était arrivée au point que le
malade ne pouvait qu'avec beaucoup de peine se
soustraire à ses travaux.

Après avoir calmé l'irritation par des applications
de sangsues derrière les oreilles, le docteur Sarlandière vint prendre les bains russes, insistant sur les
frictions, la fustigation vers les extrémités, et répétant les lotions fraîches sur la tête, durant tout le
bain. Pendant la réaction qui lui succède, le malade eut soin de garder sur la tête une éponge imbibée d'eau fraîche, afin de modérer la circulation
vers le cerveau. Après une douzaine de bains pris
de cette manière, l'irritation cérébrale se dissipa, et
le malade put reprendre ses travaux accoutumés.

Observation. Monsieur Découlombe, d'une constitution nerveuse, atteint depuis quatre mois d'une
irritation cérébrale, survenue à la suite d'affaires
contentieuses très graves, et de travaux de cabinet
trop prolongés, vint prendre les bains russes, au
mois de mars 1834. Deux ou trois saignées générales avaient été pratiquées presque sans résultats
avantageux. Après les six premiers bains, pendant
lesquels le malade répéta souvent les arrosemens
froids sur la tête, il y eut une grande amélioration.
Les bains furent continués à un jour d'intervalle,
et pendant leur usage, les idées devinrent plus lu-

cides, le sommeil plus long et plus tranquille. Les bains furent continués, et au vingtième, il ne restait plus aucune trace d'irritation cérébrale; en continuant les bains russes comme moyen hygiénique, le travail de cabinet devint beaucoup plus facile et moins fatigant.

Des palpitations.

Si les palpitations n'ont d'autre cause qu'une irritabilité nerveuse, les bains russes en triomphent facilement. Les frictions, les arrosemens froids, et dans quelques cas rebelles les douches de vapeur, sont les pratiques auxquelles on doit recourir.

Quand les palpitations dépendent d'une congestion sanguine, occasionée par quelque dérangement dans le système circulatoire, il faut administrer le bain de manière à rétablir la circulation vers le point où elle est gênée, et y joindre la saignée, si elle est nécessaire. Lorsque les règles sont supprimées ou incomplètes, les extrémités froides, il convient d'insister sur les frictions et la fustigation des membres inférieurs, de diriger la douche de vapeur sur les pieds et le bas-ventre, afin d'activer la circulation vers ces parties. On fait asseoir la malade pour recevoir les arrosemens froids, dans le but de refouler le sang vers les extrémités inférieures, que l'on doit tenir chaudement après le bain, pendant tout le temps de la réaction. Au sortir de l'établissement, un exercice modéré est salutaire. Dans certains cas rebelles, l'application d'un petit nombre de sangsues aux parties sexuelles, et les bains de pieds synapisés, doivent concourir avec l'action des bains.

Il faut prendre garde de confondre avec les palpitations, certains battemens désordonnés du cœur, provenant de la dilatation ou de l'hypertrophie de cet organe; car, dans ce cas, on doit proscrire les bains d'étuve, pour recourir à un autre traitement.

Guérisons de palpitations.

Observation. Madame veuve Colin, âgée de 25 ans, tempérament nerveux, par suite de nombreuses contrariétés morales, éprouvait depuis trois ans de fréquentes palpitations nerveuses. La moindre cause physique ou morale déterminait, pendant des heures entières, des battemens de cœur très précipités. Après avoir essayé tous les antispasmodiques, dont la malade n'obtenait que des soulagemens momentanés, elle vint se confier à nos soins, au printemps de 1835. Nous ordonnâmes les bains russes, d'abord à une très douce température, et des arrosemens d'eau tiède. Après six bains, les accidens nerveux étaient calmés. Nous prescrivîmes alors les arrosemens d'eau mitigée, et plus tard les arrosemens d'eau froide, qui dissipèrent entièrement les palpitations. Pour sa guérison radicale, qui date depuis dix mois, la malade a pris vingt bains russes.

Observation. Mademoiselle de Rivière, jeune pensionnaire, âgée de 17 ans, d'une constitution lymphatico-nerveuse, avait eu, depuis 14 ans, une menstruation difficile et incomplète ; la peau était pâle ; aussi éprouvait-elle, surtout aux approches des règles, de fréquentes palpitations. Les toniques à l'intérieur, les applications de sangsues, avaient été mis en usage sans résultats. La malade prit ses premiers bains assez faibles pour ne pas trop accélérer le cours du sang ; les frictions à la brosse, et de légères fustigations furent pratiquées aux extrémités. Quelques jours avant les règles, des douches de vapeur furent dirigées sur le bas-ventre, pour y appeler une plus grande fluxion de sang. Après douze bains, la circulation était activée aux extrémités, les règles plus abondantes, la peau plus colorée et plus chaude ; les palpitations avaient complétement disparu au dix-huitième bain. La jeune malade continua cependant encore les bains russes, pendant quelques mois, comme moyen préservatif, surtout aux approches des règles.

De l'hypocondrie ou vapeurs nerveuses.

Les affections morales, l'abus des plaisirs ou des travaux intellectuels, en ébranlant constamment le système nerveux, jettent parfois les personnes douées d'un tempérament impressionnable, dans un état d'irritation générale, de douleurs vagues, et les plonge dans une noire mélancolie. Telle est la situation de l'hypocondriaque, qui, pour se délivrer de son tourment, consulte tous les médecins, accepte avec enthousiasme tous les remèdes, et les abandonne bientôt. Que cette névrose provienne du cerveau ou des organes digestifs, dont l'irritabilité réagit sur le foie ou les centres nerveux : il est constant que les principales indications à remplir sont de calmer cette irritation, d'activer la circulation, pour prévenir les stases du sang veineux, et de régulariser les fonctions du foie et des organes digestifs, toujours plus ou moins altérés par cet état de perturbation nerveuse.

Il serait difficile de trouver, en médecine, un moyen plus propre à remédier à tous ces désordres, que les bains russes et orientaux. Après avoir calmé cette irritabilité générale, et rétabli l'harmonie entre les systèmes, les arrosemens d'eau froide qui terminent le bain, impriment à toute l'économie une tonicité qui corrige la fatigante mobilité des nerfs. Il est entendu qu'un régime et un exercice convenables doivent concourir avec les bains à la guérison.

« Un certain nombre d'hypocondriaques, dit le » docteur Rapou, ont été soumis à l'action des bains » de vapeur. Tous ceux qui ont persisté dans ce » moyen, en ont éprouvé d'heureux effets. Les bains » à l'orientale, accompagnés ou suivis des frictions, » m'ont toujours paru préférables à ceux par en- » caissement. » (*Méthode fumigatoire*, tome 2, page 328.)

La première difficulté à vaincre à l'égard des hypocondriaques est de les décider à prendre les bains d'étuve, qu'ils abordent ordinairement avec une crainte pusillanime, inspirée par une foule de raisonnemens erronés, propres des hypocondriaques. Aussi faut-il leur donner les premiers bains à une douce température, pour les accoutumer. La seconde difficulté est d'en empêcher l'abus, lorsque le bien-être inaccoutumé qu'ils en ressentent leur en a donné le goût. Car, dès qu'ils sont arrivés à prendre suffisamment d'eau froide, ils se trouvent après le bain en quelque sorte métamorphosés en des êtres nouveaux. A cet état dolorique et de faiblesse générale, à cette tristesse profonde, a succédé une gaité franche, une souplesse, une agilité dans tous les mouvemens. Ces effets, que ressentent tous ceux qui prennent les bains russes, sont parfois exagérés par les hypocondriaques; aussi faut-il toujours être en garde contre les abus. Mais pour que tous ces effets ne soient pas passagers, il faut leur faire continuer long-temps ces bains, comme moyen hygiénique, et les forcer à un travail assez fatigant.

Observation. Monsieur Auguste Davanne, négociant retiré, d'une constitution lymphatique et nerveuse, âgé de 38 ans, après des affaires long-temps continuées, et quelques contrariétés morales, était tombé dans un état d'hypocondrie qui le rendait, depuis quelques années, insupportable à lui-même et à tous ceux qui l'entouraient. Au milieu de toutes les jouissances de la vie, il fuyait les plaisirs, accusant sans cesse des douleurs vagues et nerveuses, fixées tantôt sur une partie, tantôt sur une autre. Il n'est pas besoin de dire que toutes les ressources de la médecine avaient été successivement mises à contribution, avant l'usage des bains russes que le malade commença au printemps de 1835.

Dès le premier mois, pendant lequel furent administrés douze à quinze bains, la plupart des accidens
nerveux étaient dissipés, le sommeil était plus calme,
les fonctions digestives plus régulières. Le malade
éprouva bientôt de ses bains un bien-être tel, que
son enthousiasme l'eût entraîné à en abuser, si nous
ne l'avions modéré par nos conseils. Il les continua
cependant comme moyen diététique, et jusqu'à ce
jour aucun symptôme d'hypocondrie n'est venu
troubler la vie heureuse qu'une fortune assez considérable lui permet de goûter.

De l'épilepsie.

Il n'est personne qui ne connaisse cette terrible
maladie, et n'ait été témoin des convulsions qui tourmentent le malheureux qui en est affecté. Les recherches nombreuses de la médecine sur ses causes
et son traitement, n'ont conduit presqu'à aucun
résultat. D'après notre manière de voir sur la nature des névralgies, ne pourrait-on pas jusqu'à un
certain point se rendre compte des causes de l'épilepsie. Ne serait-il pas possible que la surexcitation
du cerveau, qui foudroie en quelque sorte le malade
et le jette dans un état convulsif, ne dépendît que
d'une congestion cérébrale instantanée, je dirais
presque d'une apoplexie du fluide nerveux qui,
réagissant bientôt sur tout le système, détermine les
convulsions.

L'avant-coureur de l'attaque, *l'aura* épileptique,
ce frémissement qui part des extrémités, suivant le

trajet des gros troncs nerveux pour se porter avec la rapidité de l'éclair jusqu'au cerveau, n'indique-rait-il pas le départ et la marche du fluide nerveux, qui va former congestion sur cet organe? Si cette théorie n'est qu'une hypothèse, du moins elle est plus rationnelle que de chercher la cause de cette maladie dans la congestion sanguine que l'on a trouvée dans le cerveau des épileptiques succombés peu de temps après leur attaque. Il est évident que ce symptôme n'était qu'un effet subséquent, et que cette stase du sang a été occasionée par l'état convulsif des muscles, qui a gêné, suspendu en quelque sorte le cours des fluides dans les vaisseaux du cou et de la tête.

Si cette explication est exacte, on peut espérer et concevoir la guérison de l'épilepsie par les bains russes. Les arrosemens d'eau froide sur la tête peuvent prévenir ou dissiper l'irritation cérébrale, pendant que l'action révulsive de la vapeur et des frictions régularise dans toute l'économie le cours du fluide nerveux. Ce qu'il y a de certain, c'est qu'il y a des cas d'épilepsie guéris par les bains d'étuve. Nos expériences, encore peu nombreuses sur cette maladie, se bornent à quelques affections épileptiformes, qui ont parfaitement cédé à ce moyen. Dans une épilepsie bien caractérisée, et dont l'existence datait de plusieurs années, les attaques qui se répétaient d'abord tous les jours, ne se manifestaient plus qu'une ou deux fois par semaine, après trente-cinq bains russes. Durant le traitement, trois attaques avaient avorté dans l'étuve. Nous en étions ar-

rivé à ce point, lorsqu'à notre grand regret le malade nous fut enlevé par son médecin ordinaire,
sans que jamais nous ayons su pourquoi.

A défaut de nos propres observations, nous pourrions citer celles du docteur Hufeland, de Berlin,
rapportées dans les bulletins de la société médicale
d'émulation, au mois de juin 1823. Sur douze cas
d'épilepsie, cinq ont été guéris et deux sensiblement
améliorés, par l'emploi des bains de vapeur, quoique les appareils, dit le docteur Rapou, fussent très
défectueux. Le docteur Schmidt, de Berlin, cite
dans sa dissertation publiée en 1824, plusieurs
épilepsies guéries par l'usage des bains russes. Si ces
faits sont encore trop peu nombreux pour nous
donner la certitude de la guérison, l'intérêt de l'humanité et de la science nous fait un devoir de tenter
ce moyen sur les épileptiques, trop souvent abandonnés par la médecine à leur malheureux sort.

Nous pensons qu'il faut, dès l'origine de l'épilepsie, recourir aux bains russes, et les continuer avec
exactitude et persévérance, en ayant soin de répéter
les arrosemens froids sur la tête, et les frictions et
le massage sur tout le corps, cherchant ainsi par
toutes ces pratiques sagement combinées, à dissiper
la congestion cérébrale, à faire cesser la tension convulsive des nerfs, et à régulariser le cours du fluide
nerveux.

Guérisons d'attaques épileptiformes.

Observation. **Monsieur le marquis della Flor****,
ancien ambassadeur d'Espagne, d'une constitution
lymphatico-nerveuse, se vit obligé de suspendre ses
longs travaux diplomatiques, à cause d'une affection
nerveuse épileptiforme. Sans cause déterminante, au
milieu de ses travaux, comme au sein des plaisirs,
le malade perdait tout à coup le fil de ses idées, et
la connaissance de ce qui l'entourait. De légers mouvemens convulsifs se manifestaient à la face, qui se
couvrait de pâleur; ses jambes semblaient se dérober
sous lui; après quelques minutes, tous ces accidens
se dissipaient, et le malade reprenait ses occupations
avec sa facilité habituelle. Les attaques ne se ré-
pétèrent d'abord que quelquefois par mois ; mais
après deux ans, elles étaient devenues presque journa-
lières, et duraient environ dix minutes. Après avoir
été traité sans succès, pendant deux années, par
toutes les sommités médicales de Paris et d'Angle-
terre, le malade se confia aux soins d'un de nos médecins distingués, qui lui conseilla les bains russes,
parce qu'il avait été témoin de la guérison de plusieurs névroses très graves. Dix bains avaient considérablement diminué et éloigné les accès. Après
quinze bains, il n'y avait plus d'attaques. Le malade
continua cependant ses bains comme moyen préservatif, et depuis un an, cette affection épileptiforme
n'a pas reparu, quoique le malade ait repris ses travaux de cabinet.

Guérison d'épilepsie.

Observation. « Une dame, dit le docteur Schmidt,
» après avoir souffert pendant huit ans de crampes
» d'estomac, vit tout à coup diminuer cette affec-
» tion, et les règles se supprimer; mais elle ressentit
» un mal de tête continuel, qui devint tous les jours
» plus fort, et rendit la malade incapable d'aucune
» affaire. Quelques mois après, elle eut une attaque
» d'épilepsie. Cette nouvelle maladie augmenta en
» sens inverse de la diminution des crampes d'es-
» tomac. D'abord, il n'y eut d'attaque épileptique
» que tous les quinze jours; plus tard, ces attaques
» se renouvelèrent toutes les semaines, ensuite tous
» les jours, et enfin deux fois par jour, le matin et
» le soir. A ces maux venaient se joindre de temps
» en temps les crampes d'estomac. Deux années s'é-
» coulèrent ainsi, depuis le commencement de la
» maladie qui ne faisait qu'augmenter de jour en
» jour. Une infinité de remèdes pris sans méthode,
» n'amenèrent aucune amélioration dans l'état de la
» malade. Son visage était enflé et bleuâtre, son œil
» mat et fixe, tout son aspect stupide; la langue ne
» se mouvait que difficilement en parlant, la parole
» était confuse; la tenue de tout le corps était af-
» faissée comme celle d'un imbécile. Dans cet état,
» elle prit un bain russe, pendant lequel elle devait
» recevoir, toutes les cinq minutes, des arrosemens
» froids sur la tête. Mais cette dernière partie de
» l'ordonnance ne put s'exécuter, à cause des dou-

» leurs que la malade éprouva de la première pluie
» d'eau froide, ce qui rendit impossible de la per-
» suader à récidiver; il fallut donc se contenter des
» arrosemens froids ordinaires. Le succès fut au-delà
» de toutes les espérances, car l'attaque qui se re-
» produisait tous les soirs depuis un an, n'eut plus
» lieu dès le soir même du premier bain. Le jour
» suivant, il n'y eut plus d'attaque. Depuis, il s'est
» écoulé quatre mois, pendant lesquels la malade a
» pris trois bains russes par semaine, et aujourd'hui
» elle est entièrement délivrée de la plus légère at-
» taque d'épilepsie. Les crampes d'estomac elles-mê-
» mes n'ont pas reparu. Tout l'aspect de la malade
» est changé. L'œil a repris sa vivacité, le gonfle-
» ment des vaisseaux qui la défigurait a disparu;
» la tenue du corps démontre qu'il y a augmenta-
» tion des forces; la digestion est facile, et l'embon-
» point prouve que la nutrition se fait bien. Il ne
» manque qu'une seule chose, c'est le retour des rè-
» gles qui peut seul nous délivrer des rechutes.
» Mais nous espérons maintenant obtenir ce dernier
» résultat par la continuation des bains. » (*Diss.*
sur les bains russes, Berlin, 1824, page 28.)

Danse de St. Guy et mouvemens convulsifs.

Quoique nous n'ayons jamais eu occasion de
traiter cette singulière névrose, qui se manifeste par
de fréquens mouvemens convulsifs et désordonnés,
nous ne pensons pas moins que les bains d'étuve
peuvent être très utiles pour la combattre, sur-

tout à son origine. Le docteur Rapou, dans son traité de la méthode fumigatoire, tome 2, page 306, a publié trois guérisons de cette maladie, par l'usage du bain oriental. Nous citerons ici une névrose convulsive qui avait la plus grande analogie avec une corée commençante, et dont la guérison radicale, en un seul bain russe, semble tenir du prodige.

Guérison d'une névrose convulsive.

Observation. Monsieur Victor, coiffeur, tempérament nerveux, âgé de 38 ans, commença à ressentir, au mois de janvier 1835, des frémissemens nerveux dans les jarets. Il survint bientôt dans les jambes des douleurs lancinantes qui se répétaient plusieurs fois par jour, et déterminaient dans toutes les extrémités des secousses semblables à celles de l'étincelle électrique. A la fin de février, la maladie avait fait de rapides progrès; de fréquens mouvemens convulsifs et désordonnés survenaient dans les jambes qui se dérobaient sous le malade. Traité par un de nos savans professeurs, les pilules calmantes, les linimens narcotiques, les antispasmodiques de toutes espèces furent mis en usage; les bains d'eau tiède, les douches de vapeur, avaient été prescrits, sans qu'aucun de ces moyens eût arrêté le cours de la maladie. Les mouvemens convulsifs envahissaient tous les membres, et se répétaient presqu'à chaque minute, lorsqu'au mois de mars, le malade vint prendre un bain russe. La température du bain avait

été assez élevée, les frictions, le massage, la fustigation, et les arrosemens d'eau froide, avaient
été successivement employés. Au sortir de l'étuve,
les mouvemens semblaient être plus fréquens et
plus forts. Je perdis de vue le malade, lorsqu'un
mois après, venant me consulter pour un de ses
amis, il m'apprit à mon grand étonnement que dès
le soir même du jour de son bain, tous ses mouvemens convulsifs avaient disparu, ainsi que les douleurs qui les accompagnaient, sans que depuis six
mois, il en ait rien ressenti.

De la rage traitée par les bains russes.

Quoique le célébre Sanchès, dans son mémoire
adressé en 1779 à l'académie de médecine de Paris,
ait dit d'une manière positive : « Je conseille les
» bains russes contre l'hydrophobie; » nous n'aurions peut-être jamais soupçonné l'efficacité de ce
moyen contre cette cruelle maladie, si le docteur
Buisson, dans une courte notice lue en 1834 à
l'académie des sciences, ne nous avait cité plusieurs
guérisons de rage dues aux bains russes. Ce praticien
s'étant guéri lui-même par ce moyen de cette terrible névrose, nous n'hésiterons pas à consigner ici
quelques-unes de ses observations, curieuses pour la
science, et du plus haut intérêt pour l'humanité.

« L'hydrophobie ou rage, dit le docteur Buisson,
» est spontanée ou consécutive. Elle est spontanée
» chez certains animaux, tels que le chien, le loup,
» etc. , en un mot, chez tous les animaux qui

» ne suent pas.... Les animaux qui suent, tels que
» l'homme, le cheval, etc. , ne deviennent hydro-
» phobes que par l'absorption du virus rabique.

» Jusqu'à ce jour, on ne connaissait aucun moyen
» de guérir cette terrible maladie; on n'était pas
» même sûr de la prévenir par la cautérisation des
» plaies.... Un bain de vapeur prévient l'hydropho-
» bie; un bain de vapeur guérit l'hydrophobie.

» Un bain de vapeur peut prévenir l'hydropho-
» bie : cependant, pour plus de sûreté, j'en fais
» prendre sept de 58 à 48 degrés, selon la consti-
» tution des personnes, et leur facilité de suer. Je
» fais coucher le malade entre deux lits de plumes,
» et le jour, je lui fais boire une grande quantité
» d'une infusion de bourrache chaude. Je prescris
» beaucoup d'exercice, et le laisse libre pour sa
» nourriture. Je défends surtout de parler de l'ac-
» cident, crainte d'affecter son moral. La maladie
» déclarée, je ne fais prendre qu'un seul bain, et y
» laisse le malade jusqu'à sa guérison.

» L'hydrophobie dure trois jours; l'expérience
» m'a prouvé que la guérison est sûre le premier
» jour; le deuxième, elle est incertaine; le troisième,
» impossible. D'ailleurs, qui attendra le dernier
» jour, connaissant ce moyen? on n'attendra pas
» même la maladie, on la préviendra toujours.

» La maladie ne se déclare jamais avant le sep-
» tième jour : on peut donc faire un long voyage,
» pour se procurer des bains de vapeur dits à la russe.
(*Pages* 7 *et* 8.)

Guérison d'hydrophobie.

Observation. « Appelé pour donner mes soins à une femme hydrophobe, dit le docteur Buisson, après l'avoir saignée, je m'essuie à son mouchoir plein de bave. Ayant une plaie à l'indicateur de la main gauche, je ressentis une douleur au neuvième jour, partant du doigt indicateur, suivant le nerf radical, et se communiquant jusqu'au cerveau. L'accès était d'environ deux ou trois minutes, et l'intermission de six à sept minutes. Les yeux étaient extrêmement douloureux, et semblaient sortir de leurs orbites. La lumière m'affectait vivement, et par conséquent tous les corps lucides, tels que le verre, les métaux, etc. Mes cheveux étaient d'une telle sensibilité, qu'il me semblait que sans les voir, j'aurais pu les compter. L'impression d'un courant d'air m'était non-seulement douloureuse, mais prolongeait les accès. Mon corps me paraissait plus léger que l'air; je croyais qu'en m'élançant de terre, j'aurais pu m'élever à une hauteur prodigieuse, et qu'en me jetant d'une croisée, je n'aurais pu toucher le sol. J'avais la glotte douloureuse, et à l'épiglotte je sentais un peu d'inflammation : j'éprouvais des nausées continuelles; je salivais beaucoup, et crachais continuellement; je sentais les glandes sublinguales engorgées; mais ayant voulu m'en assurer, en me regardant dans la glace, je n'ai jamais pu réussir; ma vue était tellement affectée, que j'ai été forcé d'y renoncer. J'avais une envie conti-

nuelle de courir et même de mordre, et je me sen—
tais soulagé en me promenant vite dans ma chambre,
mordant mon mouchoir. Je buvais avec beaucoup
de peine; l'horreur que j'avais de l'eau me paraissait tenir à sa lucidité : en fermant les yeux, je buvais.

» Ne pensant qu'à la mort, je cherchais la plus
prompte et la moins douloureuse; je croyais depuis
long-temps qu'un bain de vapeur pouvait prévenir
l'hydrophobie, mais non la guérir. Résolu de mourir dans un bain de vapeur à la russe, je prends le
thermomètre de Réaumur à la main, crainte qu'on
me refuse de la chaleur...., et à 42 degrés, je fus
guéri!.... J'avoue que je ne croyais pas à une guérison qui tenait du prestige. Je crus n'éprouver
qu'une plus longue intermission, que le contact
de l'air extérieur ferait cesser. Néanmoins, je sors,
dîne et bois copieusement, me couche et dors bien.
Depuis ce moment, je n'ai jamais rien senti. »

DE LA PARALYSIE.

La paralysie est la diminution ou l'abolition de la
sensibilité ou de la contractilité. Elle peut être essentiellement nerveuse ou symptomatique, lorsqu'elle dépend d'un obstacle accidentel, qui suspend
les fonctions du système nerveux, comme dans les
cas d'épanchemens dans le cerveau ou dans la moëlle
épinière.

En conseillant les bains russes et orientaux contre
cette maladie, on ne doit pas s'attendre à des succès
constans. Lorsqu'elle est due à une lésion, ou à une

profonde altération des centres nerveux, les bains, comme tous les agens médicinaux, resteront impuissans. D'ailleurs, telle paralysie qui n'aura pas trouvé dans le bain russe le modificateur qui lui convient, peut guérir par les eaux minérales, l'électricité ou le galvanisme, comme nous avons vu des cas qui, après avoir résisté à tous ces agens, ont cédé aux bains d'étuve.

Les moyens que nous venons de signaler nous paraissent préférables, dans la généralité des cas, aux applications répétées des sétons, des moxas, des cautères, le long de la colonne vertébrale. Nous les avons vus échouer le plus souvent sur les paralytiques assez nombreux que nous avons eu occasion d'examiner. Lorsque la paralysie est à son début, que la surexcitation des centres nerveux qui l'a précédée persiste encore, on comprend l'utilité de ces moyens puissamment révulsifs; mais quand la paralysie est due à une lésion organique, à un épanchement chronique, ou qu'il ne reste plus aucune trace d'irritation nerveuse, que doit-on attendre de ces moyens énergiques qui torturent le malade, et peuvent aggraver les accidens par l'épuisement des forces? Avant de recourir à ces pratiques douloureuses, l'humanité fait un devoir d'examiner scrupuleusement les cas où l'on peut en retirer quelques résultats avantageux.

De la paralysie nerveuse.

Cette paralysie est l'état opposé de la névralgie : comme nous avons cru voir la cause de cette dernière maladie dans la congestion, la surabondance du fluide nerveux, par opposition, nous pensons que la paralysie essentielle provient de l'épuisement plus ou moins grand de ce fluide « comparable presqu'en tout, » disent les docteurs Roche et Sanson, à l'épuisement » du fluide galvanique dans une pile qui vient de pro- » duire de grands effets. » En faveur de cette opinion, il est à remarquer que cette paralysie succède ordinairement à de violentes névralgies, à des surexcitations trop fréquentes et trop long-temps prolongées du système nerveux, ou qu'elle arrive dans la vieillesse, alors que le temps a usé la sensibilité, en épuisant les sources de la vie.

Il n'est pas rare de voir la paralysie frapper certains organes, tandis que d'autres, vivant dans un état névralgique, semblent nous indiquer qu'il y a eu aberration du fluide nerveux, et que s'il y a congestion vers tel point, c'est parce que son cours a été suspendu dans telle autre partie; de même que nous expliquons la congestion sanguine du cerveau, dès que la circulation est gênée aux extrémités.

Une autre considération pour nous faire croire à cette théorie, c'est que souvent les parties paralysées, avant d'arriver à entière guérison par les bains d'étuve, éprouvent des élancemens, des douleurs névralgiques, qui semblent indiquer les efforts du fluide nerveux, pour reprendre son cours dans un membre où il a été plus ou moins long-temps suspendu. Phénomène qui nous paraît avoir quelque analogie avec le sentiment de cuisson pénible que nous éprouvons, lorsque le sang cherche à vaincre la résistance des vaisseaux dont le calibre a été diminué par l'action contractile du froid.

D'après ces données, on comprend l'action des bains russes contre cette espèce de paralysie, et l'on peut dans la généralité des cas y recourir avec succès, parce qu'en activant la circulation et la nutrition générale, ils réveillent dans la partie paralysée l'énergie vitale, et y rappellent le fluide qui préside aux fonctions du système nerveux.

On obtient plus facilement la guérison des paralysies nerveuses chez les jeunes sujets, et lorsqu'elle est plus récente; aussi doit-on recourir aux bains russes, dès l'invasion de la maladie, aussitôt que les fourmillemens et l'engourdissement se font sentir. La fustigation, les frictions à la brosse dans la vapeur, comme pendant les arrosemens froids, doivent être dirigées particulièrement le long de la moëlle épinière, et sur les membres paralysés. Il est inutile de faire coucher le malade après le bain, car on ne cherche pas la transpiration, qui pourrait le fatiguer; mais seulement la réaction à la périphérie du corps, l'activité de la circulation, et l'effet tonique de l'eau froide. Pendant l'usage des bains, le malade doit prendre une nourriture substantielle, et se livrer à un exercice modéré. Si, durant le traitement, il survient dans les parties paralysées des élancemens, des tiraillemens, des douleurs nerveuses, on peut les considérer comme un pronostic favorable à la guérison. Le malade doit alors prendre les bains à une plus douce température, et suspendre la fustigation et les douches de vapeur jusqu'à ce que ces accidens soient calmés. Nous nous sommes parfois bien trouvé de joindre à l'action des bains l'emploi de l'électricité par étincelles et commotions, la percussion musculaire, les frictions de baume Fioraventi, ou d'autres préparations alcooliques.

Dans les cas rebelles, car il ne faut pas s'attendre à guérir toutes les paralysies nerveuses par les bains russes, surtout quand elles sont chroniques, nous avons eu recours avec succès à l'électroponcture que nous faisions administrer alternativement avec les bains. Si la paralysie est locale, indépendamment des douches de vapeur ou d'eau froide sur le mal, le galvanisme, appliqué à l'aide d'aiguilles sur le nerf principal, est un excellent moyen. Plusieurs malades qui ont été soumis à cette méthode par notre savant confrère, le docteur Sarlandière, en ont éprouvé d'heureux résultats.

GUÉRISONS DE PARALYSIES NERVEUSES.

Paralysie générale.

Observation. Monsieur Loyer, marchand, rue du faubourg St-Denis, n° 174, tempérament sanguin-nerveux, âgé de 45 ans, commença à ressentir, le 15 février 1834, des inquiétudes, puis de violentes douleurs dans les jambes. A ces accidens succéda bientôt un engourdissement assez prononcé. Six bains d'eau tiède, douze bains de vapeur en boite, n'arrêtèrent point la paralysie qui gagnait de jour en jour. Le mouvement des jambes devint impossible. Des saignées, douze bains d'étuve de St- Louis, des frictions avec des linimens excitans, furent successivement mis en usage sans succès. Le malade entra alors à l'Hôtel-Dieu, qu'il quitta après quinze jours d'un traitement infructueux. Il prit huit fumigations aromatiques, et six bains de tripes. Malgré tous ces moyens, en deux mois, la paralysie avait gagné les membres supérieurs, les doigts, le cou, de sorte que le malade restait dans un fauteuil, sans pouvoir se lever, ni soutenir sa tête pour se faire raser. Le docteur Antomarchi lui conseilla les bains russes; il s'y fit transporter à bras. Du dix au douzième bain, le malade put marcher avec des béquilles; du dix-huit au vingtième, il quitta ses béquilles pour prendre un bâton; après trente bains, la guérison était complète, et le malade avait repris ses fatigantes occupations, au mois d'octobre 1834. Déjà plus d'une année s'est écoulée, et le malade n'a ressenti aucune atteinte de sa paralysie générale.

Paraplégie.

Observation. Monsieur Pritelli, rue des Petits-Hôtels, n° 18, d'une constitution nerveuse, âgé de 72 ans, fut pris, au mois de juillet 1833, de vio-

lentes douleurs dans le bas de la colonne vertébrale,
à la hauteur des reins. Il ne tarda pas à ressentir
des fourmillemens, de l'engourdissement, et une
diminution de la sensibilité dans la jambe gauche.
On fit une application de sangsues à l'anus, et on
posa un cautère sur la cuisse gauche. La paralysie
devenait de plus en plus complète, et la jambe droite
fut bientôt attaquée. La vessie, les intestins, et l'estomac, ne faisaient plus qu'avec peine leurs fonctions. Après avoir en vain essayé, pendant deux
mois, les ressources de l'art, le malade vint prendre
les bains russes. Huit bains de suite n'obtinrent aucune amélioration. Au quinzième bain, il ressentit
plus de force et de facilité dans la marche. Après
vingt-cinq bains, les douleurs des reins et la paralysie des jambes étaient presque complétement dissipées. Il ne restait plus à la plante du pied gauche
qu'un peu d'engourdissement qui ne tarda pas à se
dissiper. Depuis, le malade a suivi les bains comme
moyen hygiénique, et a joui d'une aussi bonne santé
qu'on peut l'espérer à son âge avancé.

Hémiplégie.

Observation. Louis Nogent, garçon glacier, âgé
de 32 ans, d'un tempérament nervoso-sanguin,
après être descendu en transpiration dans une gla-
cière, fut frappé, en 1831, d'une paralysie du bras
et de la jambe droite. Ayant subi sans succès une
foule de traitemens, à l'Hôtel-Dieu et à St-Louis,
ce malheureux, se traînant à peine à l'aide d'un

bâton, était réduit à demander l'aumône aux passans. Nous le conduisimes aux bains russes, qui lui
furent administrés gratuitement, au mois de février
1833. Après les six premiers bains, la peau qui depuis l'invasion de la maladie n'avait pas fait ses fonctions, avait recouvré sa transpiration et sa circulation habituelle. Après quinze bains, la sensibilité
revenait peu à peu dans les membres paralysés ; au
vingt-huitième bain, le malade pouvait marcher
sans bâton. Il fallut cependant quarante-cinq bains
pour guérir cette paralysie qui datait de deux années. Nous les lui fîmes continuer jusqu'à cinquante,
et le malade alla travailler à la gare de St-Ouen,
sans s'être jamais ressenti de sa paralysie, depuis
trois ans.

De la paralysie symptomatique.

Nous avons dit que la paralysie symptomatique
était occasionée par une lésion organique souvent
indépendante du système nerveux. Les épanchemens
dans le cerveau ou dans la moëlle épinière sont une
de ses causes les plus fréquentes. Nous pensons que
ces obstacles physiques, par la compression qu'ils
exercent sur les centres de la sensibilité, entraînent
la paralysie, en gênant ou suspendant le cours du
fluide nerveux.

Il n'est personne qui, en posant le coude sur un
corps dur, n'ait parfois comprimé le nerf cubital
contre l'extrémité inférieure de l'os du bras. Aussitôt
un fourmillement, un engourdissement se fait sentir

dans toutes les parties où ce nerf distribue ses filets. L'avant-bras, la main, mais plus particulièrement les trois derniers doigts, sont en quelque sorte paralysés momentanément. Le mouvement est difficile, le tact obtus, la sensibilité abolie. Ces accidens ne dépendraient-ils pas de l'obstacle qui s'oppose au cours du fluide nerveux ? Si cette compression persistait, n'entraînerait-elle pas la paralysie? car dès qu'elle vient à cesser, ce fluide reprend son cours, et ramène avec lui le mouvement et la sensibilité. Par cet exemple bien familier, nous nous formons une idée de la cause et de la marche des paralysies symptomatiques.

Avant de conseiller les bains russes et orientaux contre cette espèce de paralysie, il faut être prudent, et attendre que l'épanchement ait été résorbé, du moins en partie, par les saignées locales ou générales. C'est seulement lorsque les premiers accidens ont été dissipés, que l'on peut sans crainte et avec succès recourir aux bains d'étuve, pour réveiller l'énergie vitale, rétablir le cours du fluide nerveux, et régulariser la circulation générale, toujours plus ou moins languissante dans les membres paralysés.

Par précaution, la température de l'étuve ne sera pas portée à un degré trop élevé; le malade maintiendra sur le front une éponge imbibée d'eau fraîche, pendant toute la durée du bain, et répétera les arrosemens froids sur la tête, afin de modérer la circulation vers le cerveau, tandis que les frictions, la fustigation, seront dirigées sur les extrémités inférieures et les membres paralysés.

Hémiplégie.

Observation. Monsieur le baron de Neuchez, rue Grange-Batelière, n° 26, d'une constitution sanguine, âgé de 72 ans, au mois de mai 1834, après avoir déjeûné très légèrement, fut pris subitement d'une paralysie de tout le côté droit. L'épanchement formé dans le côté gauche du cerveau, fit tomber le malade sans connaissance. Revenu un peu à lui, la tête était pesante, la langue déviée n'articulait qu'avec peine des paroles entrecoupées, la station et la marche étaient impossibles. L'estomac et la vessie étaient devenus très paresseux. Pendant trois mois que le malade ne put quitter la chambre, on fit plusieurs applications de sangsues à l'anus, et l'on eut recours aux linimens excitans. Le malade parvint à marcher, ou plutôt à se trainer à l'aide d'une canne, lorsqu'au mois de septembre de la même année, il prit les bains russes. On insista particulièrement sur la fustigation et les frictions à la brosse, sur tout le côté paralysé; de temps en temps, les frictions se pratiquaient avec le baume de Fioraventi. Après quinze bains, la sensibilité était assez bien revenue, et la marche était plus facile. Après vingt bains, la parole était beaucoup mieux articulée, et le malade pouvait faire d'assez longues courses, sans trop se fatiguer. Il continua ses bains jusqu'à cinquante; il se manifesta alors une assez forte éruption à la peau,

qui se dissipa bientôt, et améliora sensiblement l'état
du malade. En usant des bains comme moyen hygiénique, monsieur de Neuchez jouit pour son âge
d'une belle santé, quoiqu'il ait conservé encore un
peu de pesanteur dans la jambe droite.

Paraplégie.

Observation. Claude Vandran, peintre, rue Laval,
n° 2, âgé de 42 ans, tempérament sanguin, avait
ressenti une attaque de choléra, qui fut promptement dissipée. Le 5 mai 1833, il éprouva de violens
maux de tête ; le 8 du même mois, après un travail
assez fatigant et un effort, il ressentit des fourmillemens, des picotemens, de la faiblesse dans les pieds
et les jambes, et de temps en temps des mouvemens
convulsifs dans la main droite. Le 9, les jambes, à
la sensibilité près, étaient dans un état complet de
paralysie. Je pratiquai d'abord une saignée générale,
et le lendemain je fis faire une application de sangsues à l'anus, pensant qu'il pouvait y avoir un peu
d'épanchement dans la colonne vertébrale. Le 12,
je fis transporter le malade aux bains russes par
quatre hommes, car la marche et la station étaient
de toute impossibilité. Les deux premiers bains furent administrés à la température de 40 à 42 degrés,
avec de fortes fustigations et frictions à la brosse,
dirigées tout le long de la moëlle épinière et les
membres inférieurs; l'eau froide ne fut pas non plus
négligée à la fin du bain. Dès le second, le malade
pouvait déjà se tenir sur ses jambes, le dos appuyé

contre son lit. Après le quatrième, il marchait avec un bâton ; après le sixième, il put retourner chez lui, et remonter ses escaliers sans appui. Tous les accidens de la paralysie avaient disparu. Je fis prendre encore six bains au malade, par précaution, et depuis trois ans, la guérison s'est parfaitement soutenue.

CHAPITRE IV.

DES MALADIES DE LA PEAU TRAITÉES PAR LES BAINS RUSSES.

La grande série des maladies de la peau semble s'accroître de jour en jour par la corruption des mœurs. Ces affections sont héréditaires ou doivent leur origine à la violation des règles de l'hygiène, aux excès de table ou à la malpropreté. Dans un grand nombre de cas, les maladies de la peau ne sont que les reliefs d'affections internes, dont la nature cherche à se débarrasser en rejetant le principe morbifère à la périphérie du corps. Cette coïncidence se remarque souvent pendant l'usage des bains d'étuve; car il n'est pas rare de voir certaines affections de poitrine ou des organes digestifs se dissiper tout à coup par l'apparition de dartres ou d'autres éruptions à la peau. Si par un accident quelconque ces maladies cutanées viennent à disparaître, l'affection interne reprend son intensité première. Nous insistons sur cette observation, pour faire comprendre combien peut être puissante l'action expansive des bains d'étuve contre certaines maladies des organes profonds.

Il n'entre pas dans notre plan de décrire les affections de la peau; nous ne pourrions qu'esquisser les magnifiques tableaux tracés par l'auteur de la monographie des dermatoses. Notre tâche se borne à parler des accidens cutanés qui sont traités avec succès par les bains russes et orientaux.

Tout le secret de la médication des maladies de la peau par les bains d'étuve consiste à débarrasser l'économie, par les sueurs critiques, du principe délétère, du levain morbifique qui préside à leur développement. Cette dépuration nous paraît rigoureusement démontrée par la marche que suivent les maladies de la peau dans leur guérison. Au commencement des bains, une dartre paraît plus vive, et le liquide ichoreux–jaunâtre qui suinte à sa surface devient plus abondant, comme si la nature, secondée par la vertu expansive du bain d'étuve, redoublait d'efforts pour rejeter au dehors le principe dartreux. Cette période de *poussée* ou d'accroissement ne se manifeste-t-elle pas également dans l'emploi des eaux minérales ? Nous avons dit que dans certains cas il s'exhalait du corps des dartreux une odeur nauséabonde parfois insupportable : ces émanations fétides ne peuvent-elles pas être chargées d'un principe délétère ?

C'est d'après ces considérations que nous expliquons la vertu curative des bains d'étuve contre la plupart des affections de la peau ; car on chercherait en vain un plus puissant dépuratif.

« Les bains de vapeur sont très avantageux contre » la gâle, les dartres et les autres maladies cutanées » invétérées. » (*Dict. des sciences médicales*, t. 2, pag. 562.)

« Il est indubitable, dit Timony, que le bain
» d'étuve oriental tient le corps net et le garantit de
» plusieurs maladies, surtout cutanées..... C'est en
» se baignant ainsi qu'on guérit les dartres, la gale,
» les maladies de la peau. » (*Diss. sur les bains orien-*
taux, pag. 17 et 18.)

« L'emploi des bains de vapeur russes, dit le doc-
» teur Christian-Hille, sans autre secours, a com-
» plétement extirpé les maladies cutanées chroniques,
» même dans les cas les plus opiniâtres. Nous cite-
» rons plusieurs espèces de dartres, les demangeai-
» sons du prurigo, les teignes laiteuses, certaines
» hydropisies de la peau, etc. » (*Diss. sur les bains*
russes, Dresde, 1829, chap. 5.)

La préférence que certains peuples anciens et modernes ont accordée aux bains d'étuve, comme préservatifs et comme curatifs des maladies de la peau,
n'est-elle pas pour nous une garantie de leur efficacité? « Il parait, dit Vicq-d'Azyr, que les anciens
» habitans de la Grèce étaient exempts des maladies
» de la peau, si répandues parmi le peuple..... Les
» auteurs de ce temps n'en ont pas fait mention,
» ou les regardaient comme des fléaux réservés aux
» barbares. » Si la sévérité des mœurs est une raison
qui mérite d'être prise en considération, on ne doit
pas oublier non plus que ces peuples se purifiaient
constamment par le bain d'étuve, dans le *laconicum*,
adopté plus tard par les Romains. On a remarqué
que depuis le quinzième siècle, les affections cutanées s'étaient accrues parmi nous; mais on n'a pas
fait attention que vers cette époque on commença

à délaisser les bains d'étuve jusqu'alors répandus dans toute la France. Si les Orientaux, sous leur soleil brûlant, au milieu des sables et des insectes de toute espèce qui viennent sans cesse irriter la peau, sont moins affligés d'éruptions cutanées, n'est-ce pas à l'usage habituel de leurs bains d'étuve qu'ils sont redevables de ce bienfait ?

La description et la classification des maladies cutanées laisse peu de chose à désirer ; que ne pouvons-nous en dire autant de leur traitement ! Toutes les applications locales, tous les cosmétiques plus ou moins irritans auxquels on a eu recours, devaient aggraver le mal, loin de le détruire, puisqu'ils attaquaient les symptômes, et non le principe de la maladie. Ce serait vouloir arrêter le cours d'un ruisseau par une digue construite loin de sa source. Les médecins sages et prudens bornent aujourd'hui le traitement des affections de la peau aux tisanes amères, considérées comme dépuratives, et aux bains sulfureux. On ne saurait contester l'efficacité de ce dernier moyen ; mais on a dû remarquer comme nous, que du moment où le malade a cessé d'être sous l'influence des eaux minérales sulfureuses, souvent l'affection revenait avec la même intensité. Si la guérison, par les bains d'étuve, est moins rapide, elle est aussi plus complète et plus durable, parce que les accidens cutanés ne disparaissent que par l'épuisement du principe délétère qui les entretenait. Cependant, dans certains cas rebelles, nous croyons avoir hâté la guérison, en faisant alterner les bains d'étuve avec les bains de Barréges. Par cette réunion , l'on obtient à la fois une action dépurative et spécifique.

En préconisant l'efficacité des bains d'étuve contre les maladies de la peau , nous sommes loin de prétendre qu'on puisse les administrer indistinctement dans tous les cas. Lorsque les affections cutanées aiguës parcourent bien leur période , comme la rougeole, la variole, la scarlatine, l'érysipèle, etc., il vaut mieux s'en abstenir, pour ne point troubler le travail de la nature. Mais si ces éruptions se développent difficilement ou tendent à se répercuter à l'intérieur, il est utile de recourir aux bains d'étuve à une très douce température, afin de rappeler l'irritation à l'extérieur. Dans cette circonstance , il est plus prudent de s'abstenir des frictions , de la fustigation et des arrosemens froids.

Nous ne parlerons pas de la gale ni d'autres maladies contagieuses, contre lesquelles les bains d'étuve ont une efficacité incontestable, parce que le traitement de ces affections demande des établissemens spéciaux.

DES DARTRES.

Les dartres sont ordinairement des affections cutanées chroniques , se manifestant par des éruptions de petits boutons, d'où suinte un liquide visqueux qui irrite la peau, provoque les demangeaisons et se concrète en petites furfures ou en croûtes plus ou moins épaisses.

Il est peu de remède aussi efficace que les bains russes et orientaux pour combattre les affections dartreuses : non-seulement ils nettoient parfaite-

ment la peau et la débarrassent des concrétions formées à sa surface , mais par leur puissance dépurative
ils chassent de l'économie le principe dartreux. « Les
» bains russes, dit le docteur Schmidt, de Berlin,
» sont un spécifique devant lequel disparaissent sans
» exception toutes les espèces de dartres , sans que
» l'on ait à en craindre les suites. L'efficacité de ces
» bains est si grande contre ces affections, qu'il n'est
» jamais nécessaire d'employer d'autres remèdes, à
» moins que dans les cas compliqués. » (*Diss. sur
les bains russes* , Berlin , 1824.)

C'est surtout dans les dartres chroniques, et quand
il y a eu répercussion , que l'on peut mieux juger la
vertu curative des bains d'étuve. Ils rappellent constamment à la périphérie du corps ces affections qui
parfois, depuis plusieurs années, exerçaient des ravages funestes sur les viscères internes. Nous avons
vu de nombreux malades fort étonnés, après une
série de bains, de se voir guéris de maladies chroniques de la poitrine , des organes digestifs ou de la
vessie, par l'apparition de dartres à la peau. Ce levain morbifère troublait les fonctions de l'économie;
la force expansive des bains d'étuve l'a attiré au dehors jusqu'à son entier épuisement. Cette observation importante a été souvent confirmée par l'expérience. « Les dartres répercutées par des traitemens
» inhabiles, ajoute encore le docteur Schmidt, sont
» aussi guéries par les bains russes, qu'on emploie
» avec succès dans cette circonstance contre toutes
» les maladies internes occasionées par cette réper-
» cussion. » (*Ouvrage cité.*)

« Les éruptions de la peau, dit le docteur Vé-
» ring, répercutées par un traitement imprudent,
» sont rappelées à la surface du corps par l'usage
» des bains russes, et les suites funestes d'une pareille
» imprudence disparaissent promptement par ce
» moyen. » (*Des bains russes*, Vienne, 1828.)

Au commencement du traitement, avons-nous
déjà dit, les dartreux ne seront pas étonnés si la dartre
devient plus vive et le suintement du liquide ichoreux plus abondant, car c'est par cette salutaire dépuration que les bains d'étuve expulsent de l'économie le principe générateur du mal. Les bains ne donnent pas de dartres, mais par leur vertu excentrique,
ils attirent à la périphérie du corps toute l'acrimonie
disséminée dans les divers points de l'organisme.
Ce phénomène se manifeste dans tous les traitemens
efficaces contre les dartres. « Nous avons été à même
» d'observer, dit le professeur Alibert, que lorsqu'on
» administre un remède, les affections dartreuses
» augmentent pendant un certain laps de temps plus
» ou moins long.... Nous avons prouvé que dans une
» telle circonstance il ne fallait en aucune manière
» se désister des moyens indiqués par les principes
» de l'art. » (*Monographie des Dermatoses*, t. 2,
pag. 18.)

Dans les cas de répercussion dartreuse, il faut être
réservé sur les arrosemens froids, et recourir de préférence aux frictions, afin de déterminer à la peau
une irritation passagère, en augmentant sa vitalité.
Dans les cas de dartres vives, on doit se contenter
de l'action de la vapeur et des arrosemens d'eau tiède,

remplaçant les lotions savonneuses par une solution de gélatine. En général, les dartreux doivent se coucher après le bain, pour augmenter encore la réaction et la dépuration.

Contre les dartres chroniques rebelles, on ne doit pas négliger les boissons amères, et prescrire de temps en temps quelques bains sulfureux que l'on alterne avec les bains d'étuve.

Lorsque les dartres ont disparu de la peau, la prudence exige que l'on continue encore l'usage des bains, jusqu'à l'entier épuisement du levain qui les a fait naître. Ce conseil a été donné par tous les médecins qui se sont occupés des maladies de la peau. « Nous avons aussi démontré, ajoute l'auteur dis-
» tingué que nous venons de citer, combien il im-
» portait de combattre une affection cutanée, même
» après la disparition des phénomènes extérieurs,
» comme on poursuit un ennemi redoutable long-
» temps après qu'il a pris la fuite, et dont on vou-
» drait empêcher le retour. » (*Ouvrage cité*, p. 18.) Nous nous bornerons à citer quelques exemples de guérison des diverses espèces de dartres.

Guérisons de dartres.

Dartre furfuracée.

Observation. Madame Séverin, marchande de nouveautés, d'une constitution lymphatique, âgée de 28 ans, avait depuis plusieurs années une dartre furfuracée qui occupait les poignets, les aisselles, les

jarrets et quelquefois les jambes. Les bains de Barréges et les autres traitemens que la malade avait
subis n'avaient pu que calmer momentanément l'affection dartreuse. Cette dame vint prendre les bains
russes au mois de mars 1834. Après quelques bains,
les pellicules blanchâtres se détachèrent et disparurent bientôt; la dartre prit une couleur plus vive,
et le fluide ichoreux qui l'entretenait devint plus
abondant au huitième bain. Il diminua peu à peu
jusqu'au quinzième. Après vingt bains, la malade
n'avait plus que les traces de son affection. Elle continua cependant les bains pendant quelque temps,
par précaution, et déjà, depuis un an, elle n'a pas
vu reparaitre sa dartre.

Guérison de dartre squammeuse ou écailleuse.

Observation. Monsieur Frédéric, valet-de-chambre, tempérament lymphatique, âgé de 34 ans, était
depuis longues années tourmenté de dartres qui commencèrent d'abord par des éruptions de petits boutons et se convertirent bientôt en croûtes écailleuses.
Au mois de juin 1833, cette dartre, d'où suintait une
eau rousse, occupait tout le dos de la main droite
et le dessus du cou, elle grandissait et devenait plus
vive de jour en jour, malgré un traitement homéo-
pathique que le malade suivit pendant plusieurs
mois. Il commença les bains au mois de mars et en
prit douze de suite. Les pellicules squammeuses tombèrent et le liquide jaunâtre coula plus abondamment. Le malade prit quelques infusions de sapo-

naire et continua ses bains à un jour de distance.
Au vingtième bain l'écoulement du liquide et l'é-
tendue de la dartre avaient sensiblement diminué;
après les cinq bains qui succédèrent, il ne restait plus
qu'une tache rougeâtre à la main et au cou. Au
trentième bain on ne retrouvait plus vestige de la
maladie. Quelques bains pris de temps en temps
consolidèrent la guérison radicale, qui s'est soutenue
jusqu'à ce jour.

Guérison de dartre vive.

Observation. Monsieur Isidore, limonadier, tempérament lymphatico-sanguin, âgé de vingt-cinq
ans, fut atteint en 1834 d'une dartre vive qui lui
couvrait les bras, le devant de la poitrine et une
partie de la figure. Les bains multipliés, la tisane
de salsepareille, les frictions avec les pommades de
toutes espèces étaient restées sans succès. Au mois
de juillet 1835, il suivit un traitement par les bains
russes. Les premiers rendirent la dartre plus vive
et augmentèrent l'écoulement du liquide ichoreux
qui suintait à sa surface; mais dès le dixième bain
la guérison fit de rapides progrès, et fut complète
après vingt bains.

Guérison de teigne faveus e.

Observation. Monsieur Dévouye, propriétaire,
maire d'une commune près Chantilly, âgé de 58
ans, d'une constitution lymphatico-nerveuse, au

mois de décembre 1833, vit paraître sur la poitrine
une dartre squammeuse qu'il négligea et qui disparut après trois mois. Il éprouva bientôt de violentes
douleurs d'oreilles, accompagnées d'un faible écoulement. Le mois suivant, les douleurs voyagèrent
d'une oreille à l'autre, de fortes demangeaisons survinrent à la tête, les cheveux tombèrent, et des
croûtes faveuses, superposées les unes sur les autres
comme les tuiles d'un toit, envahirent toute la partie antérieure du cuir chevelu. Un de nos plus habiles médecins fut consulté, et prescrivit les bains
sulfureux de Barréges, jusqu'à quarante ou cinquante, les cataplasmes de fécule, les infusions de
douce-amère et de scabieuse. Après avoir suivi ce
traitement pendant trois mois, et avoir fait usage de
différentes pommades, il eut recours, au mois de
janvier 1835, à l'homéopathie; rien ne put améliorer cette affection, lorsque son médecin ordinaire lui
conseilla de tenter les bains russes. Le malade les
commença à la fin du mois de février; l'éloignement
de sa position ne lui permit de les prendre que tous
les deux jours. Après douze bains, les croûtes furent soulevées par un liquide sanieux, qui fluait
avec abondance, et répandait une forte odeur de
souris. Au vingtième bain, l'écoulement était tari,
et les croutes desséchées se détachèrent avec la plus
grande facilité. Après vingt-cinq bains, il ne restait
plus qu'une tache rougeâtre à la place des croûtes
faveuses, les cheveux repoussèrent aussi épais qu'a-
vant la maladie; trente bains ont suffi pour opérer
la cure radicale de cette dégoûtante affection, sans

qu'il soit survenu depuis un an le moindre dérangement dans la parfaite santé dont jouit monsieur Dévouye.

Des dartres pustuleuses (ou des boutons).

Nous classons dans la catégorie des dartres pustuleuses, les affections cutanées que l'on désigne vulgairement sous le nom de boutons. Tels sont le *varus comédo*, ou boutons d'échauffaison ; le *varus goutte-rose*, ou couperose ; la *mentagre*, ou éruption du menton ; le *prurigo*, ou violentes demangeaisons.

Ces maladies de la peau, très communes de nos jours, dépendent d'une disposition héréditaire, de l'irritabilité des cryptes sébacés, de l'irrégularité des évacuations menstruelles ou hémorrhoïdales, ou enfin de l'abus des liqueurs, et d'une nourriture trop succulente. Ces affections, qui jamais ne compromettent la santé, n'en sont pas moins désagréables et difficiles à guérir.

DU VARUS COMÉDO , DES TANNES OU BOUTONS D'ÉCHAUFFAISON.

On désigne sous ces divers noms une inflammation des cryptes sébacés qui, sécrétant en trop grande abondance une matière grasse, forment des concrétions semblables à de petits vers. Ces corpuscules vermiformes manifestent leur présence par un petit point noir. Ils existent parfois en si grande quantité sur le front et les ailes du nez, que l'on croirait un coup de fusil à poudre tiré au visage. Cette affection plus ordinaire aux peaux brunes, plus familière à l'âge de la puberté, est parfois très désagréable aux jeunes personnes. Il est inutile d'essayer contre les tannes les topiques de toute espèce, les boissons dépuratives, les bains ordinaires. Cette médication sera toujours stérile; le moyen le plus sûr est de recourir aux bains d'étuve, aux frictions, aux lotions savonneuses, pour modifier la vitalité des cryptes sébacés, et débarrasser la peau de la trop grande quantité de matière huileuse qui se concrète à sa surface. Toutes ces pratiques peuvent rester impuissantes, si après le bain, on n'a pas soin d'extraire par une pression méthodique toutes les petites concrétions vermiformes, qui tôt ou tard agissant comme corps étranger, détermineront un point inflammatoire, et deviendront le germe d'un bouton.

Nous avons souvent traité cette variété de boutons abandonnés par la médecine, et avec de la persévérance, nous en avons constamment triomphé. Après avoir nettoyé la peau par les bains d'étuve, nous consacrions quelque temps à l'extraction de ces petits points noirs, répétant cette opération jusqu'à leur entier épuisement. Nous faisions ensuite laver la face avec une légère solution d'eau blanche, ou de toute autre lotion faiblement astringente, afin de fermer les petits cryptes sébacés, et de les empêcher de se remplir de nouveau. C'est dans ce but, et pour corriger la trop grande irritabilité des papules de la peau, que les arrosemens froids sont utiles vers la fin du traitement.

Par cette méthode à la fois simple et rationnelle, nombre de jeunes personnes que cette éruption désagréable forçait à cacher leur visage sous des voiles épais, ont recouvré leur fraîcheur naturelle.

Guérisons du varus–comédo ou de tannes.

Observation. Mademoiselle Rosambert, jeune créole, âgée de 18 ans, d'un tempérament bilieux, d'une peau brune et grasse, avait une menstruation assez irrégulière. Depuis plusieurs années, sa face était couverte de boutons et de petites concrétions vermiformes, qui en étaient le germe. Pendant deux ans, elle essaya en vain les boissons amères et dépuratives, les bains de Barréges, les pommades adoucissantes ou cosmétiques. Cette jeune personne fut confiée à nos soins, au mois d'avril 1835. Lorsqu'elle soulevait le voile noir qu'elle portait sans cesse, pour cacher cette infirmité, sa figure offrait des milliers de boutons et de petits points noirs semblables à des grains de poudre implantés dans la peau. Pendant deux mois, nous lui fîmes prendre, à un ou deux jours d'intervalle, les bains d'étuve accompagnés de frictions et de lotions savonneuses sur toute la peau. Tous les trois ou quatre bains, par une pression méthodique, nous fîmes l'extraction d'une assez grande quantité des concrétions de cérumen, qu'elle désignait sous le nom de petits vers. La peau devint bientôt moins grasse, plus lisse, et le teint plus clair. Après vingt-cinq bains, il ne restait plus que quelques gros boutons qui n'étaient pas encore arrivés à maturité, et quelques taches violacées des boutons qui étaient passés à suppuration. Sous l'influence seule des bains russes, ces restes de l'affection ne tardèrent pas à disparaitre, et la peau de cette jeune et belle pensionnaire recouvra tout son brillant naturel.

Observation. Monsieur Gauthier, jeune étudiant, âgé de 21 ans, d'une constitution sanguine, avait eu depuis son jeune âge des boutons sur la face et au dos. Après un an d'une vie assez dissipée, ces tannes et les boutons qui leur succédaient, prirent un tel développement, que souvent les boutons laissaient après eux de petites cicatrices semblables à celles d'une petite vérole volante. Après vingt-six bains russes, pris dans l'espace de six semaines, et des séances assez répétées pour l'extraction des petites concrétions vermiformes, nous parvînmes à triompher de cette éruption désagréable. Vers la fin du traitement, nous recommandâmes les arrosemens froids sur la face, et des lotions avec l'extrait de Saturne très étendu d'eau, afin de modérer l'irritabilité des papules de la peau, et de prévenir le retour de l'affection.

DU VARUS GOUTTE-ROSE (COUPEROSE), ROUGEURS DE LA FACE.

Cette affection se déclare par des boutons d'un rouge vif à leur base, et dont le sommet conique sécrète une matière blanchâtre, bientôt desséchée en une croute légère à la surface de la peau.

L'abus des cosmétiques ou des boissons alcooliques, la gêne ou la suppression des règles ou d'un
flux hémorroïdal, le retour de l'âge chez les femmes,
sont les causes les plus ordinaires de la couperose.
Elle est assez difficile à guérir, surtout quand, arrivée à l'état chronique, elle se lie à quelques déran-
gemens du foie ou des organes digestifs. Cependant,
avec un peu de persévérance, on en triomphe à
l'aide des bains russes. Les arrosemens froids sur le
visage, pendant qu'à l'aide des frictions, de la douche de vapeur, on cherche à régulariser les sécrétions gastriques et le cours du sang, à rétablir les
règles ou le flux hémorroïdal, sont les indications à
suivre dans le traitement de la couperose.

Guérisons de couperose.

Observation. Madame Courtain, épouse d'un officier, constitution sanguine, âgée de 24 ans, fut
atteinte d'une couperose, au mois de février 1834,
à la suite d'une suppression brusque des règles.
Depuis trois mois, les rougeurs à la face devenaient
de plus en plus vives, surtout vers ses époques. Elle
commença les bains russes au mois de juin, répétant
les arrosemens froids sur la tête, pendant que les
frictions et la douche de vapeur furent particulièrement dirigées sur le bas-ventre, afin de chercher à
rétablir les règles. Elles reprirent leur cours ordinaire aux deux premières époques, et les rougeurs
de la figure disparurent après vingt bains russes.

Observation. Madame Vautrain, rentière, d'un
tempérament sanguin, âgée de 52 ans, fut affectée,
à son retour d'âge, d'une couperose qui couvrait
toute la face. Les rougeurs avaient pris une teinte
beaucoup plus vive depuis six mois. La peau
du corps était pâle, les extrémités habituellement
froides. Les frictions à la brosse sur tout le corps,
la fustigation, et parfois les douches de vapeur aux
extrémités, furent les pratiques auxquelles on eut
particulièrement recours pour appeler la circulation
à la périphérie du corps, pendant qu'à l'aide de l'é-
ponge froide et des arrosemens froids, on détour-
nait la congestion vers la face. Après quinze bains,
les rougeurs avaient sensiblement diminué d'intensité; il fallut cependant trente-cinq bains, pour les
dissiper entièrement.

DE LA MENTAGRE OU BOUTONS DE LA BARBE.

La mentagre, ainsi désignée, parce que son siége
habituel est dans la barbe du menton, se manifeste
par des pustules tuberculeuses qui suppurent, se
dessèchent, et renaissent sans cesse dans les poils de
la barbe. Cette affection, liée souvent avec les dé-
rangemens des intestins, quoique rebelle, « cède
» cependant avec assez de facilité, dit le docteur Ra-
» pou, au traitement fumigatoire. J'en ai vu sou-
» vent, au bout de dix à quinze jours de l'usage des
» vapeurs, se dissiper sans retour, quelques-unes
» revenir plusieurs fois, et disparaître constamment
» sous l'emploi du même moyen. » (*Méthode fumigatoire*, tome 2, page 55.)

Dès les premiers bains, les pustules semblent s'enflammer davantage, et sécréter une plus grande quantité de liquide purulent. Après cette poussée, que nous considérons comme dépurative, les symptômes d'irritation ne tardent pas à se calmer sous l'action des arrosemens froids. Le malade doit faire sa barbe avec des ciseaux plats, et s'astreindre à un régime convenable.

Dans les cas où la mentagre résiste, nous joignons à l'action dépurative des bains d'étuve, l'application d'un vésicatoire à la nuque, et nous touchons de temps en temps les boutons avec un peu d'acide hydrochlorique très étendu d'eau. Il est peu de mentagre qui soit rebelle à la combinaison de ces puissans moyens.

Guérison de mentagre.

Observation. Monsieur Gustave Charlot, architecte, tempérament lymphatico-sanguin, âgé de 29 ans, avait, depuis 1832, des boutons de mentagre sur toute la lèvre supérieure et le menton. Il en suintait une humeur blanchâtre, qui formait autant de petites croûtes, surtout chaque fois que le malade faisait sa barbe. Il fallut abandonner le rasoir, et prendre les ciseaux plats dont se servent les Juifs pour se raser. Les cosmétiques et les pommades de toutes espèces n'avaient fait qu'aggraver le mal. Le malade se décida à prendre les bains russes, au mois de novembre 1834; pendant les six premiers bains, il y eut une poussée très forte. De temps en temps, une petite douche de vapeur, alternée avec une petite douche d'eau froide, fut dirigée sur la partie malade. Après quinze bains, l'humeur jaunâtre était épuisée, et les boutons se desséchaient peu à peu. Au vingt-cinquième bain, il ne restait plus aucune trace de la mentagre qui n'a pas reparu jusqu'à ce jour.

Observation. Monsieur Joseph Combe, officier, d'une constitution sanguine, âgé de 54 ans, était affecté d'une mentagre qui avait débuté, depuis un an, par quelques boutons dans les moustaches. Six mois après, les boutons s'étaient étendus sur tout le menton. Le malade avait essayé plusieurs moyens qui ne lui avaient pas réussi, avant de prendre les bains russes, au mois de mai 1855. Les huit premiers bains avaient sensiblement diminué le nombre et l'inflammation des boutons. Mais le malade étant pressé de rejoindre son régiment, nous lui conseillâmes d'appliquer un vésicatoire derrière le cou, pendant que tous les trois jours nous touchions les boutons avec un peu d'acide hydrochlorique très étendu d'eau. Les affusions froides furent également répétées sur la face. A l'aide de ces moyens et de quinze bains russes, nous avons complétement triomphé de cette mentagre dans l'espace d'un mois.

Du prurigo ou demangeaisons violentes.

Cette fatigante maladie n'a que trop mérité son nom, par les demangeaisons insupportables dont est tourmenté le malheureux qui en est affecté. Il semble parfois qu'une multitude de fourmis parcourent la peau dans tous les sens. Pour calmer son tourment, le malade est entrainé d'une manière irrésistible à se déchirer avec les ongles.

Le prurigo récent cède avec assez de facilité aux bains d'étuve; mais à l'état chronique, il résiste parfois avec une ténacité remarquable. Dans tous les cas, l'usage régulier de ces bains procure un soulagement assez grand, pour que la plupart des malades le considèrent comme une espèce de guérison. Les frictions avec la gélatine au lieu de savon, les douches de vapeur très chaudes, altérnées avec les arrosemens froids; et après le bain, une légère embrocation de beurre de cacao, sont les pratiques qui nous ont le mieux réussi, pour guérir ou soulager le prurigo.

Guérisons de prurigo.

Observation. Monsieur Duparc, fonctionnaire en retraite, d'une constitution nerveuse, âgé de 58 ans, était depuis un an tourmenté d'un prurigo survenu à la suite de frictions irritantes, pratiquées sur la peau, pour combattre une affection catarrhale chronique. Les demangeaisons qui avaient d'abord envahi le dos, puis les bras et le devant des cuisses, étaient devenues tellement intenses, depuis six mois, que le malade passait une partie de ses nuits à se déchirer la peau avec ses ongles. Les bains alcalins et gélatineux n'avaient pu que calmer momentanément

les fatigantes demangeaisons. Le malade commença
les bains russes au mois de juin 1834. Les cinq premiers semblaient avoir exagéré le prurigo ; de fortes
douches de vapeur, et des arrosemens froids répétés
furent mis en usage ; les lotions savonneuses furent
remplacées par des frictions de gélatine, pratiquées
pendant le bain ; de légères embrocations de beurre
de cacao furent faites au sortir de l'étuve. En un
mois de traitement, le prurit avait diminué, et le
malade goûtait un repos plus paisible ; mais il fallut
trois mois, pendant lesquels le malade prit une cin-
quantaine de bains, pour dissiper ce prurigo qui
fort heureusement ne s'est pas encore réveillé depuis
un an.

Observation. Madame de Blainville, d'une constitution sèche et nerveuse, âgée de 40 ans, souffrait
depuis huit mois d'un prurigo général dont l'intensité croissait de jour en jour. Elle avait tenté tous
les remèdes pour s'en débarrasser, lorsqu'au mois
de mars 1835, elle eut recours aux bains russes.
Ils lui furent administrés de la manière que nous
venons d'indiquer dans l'observation précédente.
Après dix bains, les demangeaisons s'étaient concentrées sur le devant des cuisses ; elles descendirent
bientôt sur le devant des jambes, et autour de l'articulation du pied. Les douches de vapeur et d'eau
froide furent alors dirigées vers ces parties. Dès le
vingt-cinquième bain, les demangeaisons diminuè-
rent, mais elles ne cédèrent entièrement qu'après
trente-cinq bains.

Des éphélides ou taches de rousseur.

A la suite des traitemens vénériens, de désordres dans les règles, dans les fonctions du foie ou des organes digestifs, il se manifeste souvent à la peau des taches d'un jaune plus ou moins foncé.

Ces éphélides, qui n'ont d'autre inconvénient que d'enlaidir la peau, résistent à tous les remèdes internes et externes, et cèdent cependant avec assez de facilité aux bains d'étuve; sans doute, parce qu'ils ont la puissance d'activer la circulation de la peau, de rétablir les règles et les sécrétions des organes digestifs. Les frictions répétées sur tout le corps, le massage des parois du ventre et de l'estomac, avec les arrosemens froids, à la fin du bain, sont les pratiques les plus utiles pour combattre ces taches. Récentes, elles disparaissent en peu de temps; anciennes, elles se dissipent plus lentement. Dans ce cas, nous nous sommes bien trouvés de faire prendre quelques bains de Barrèges, pendant l'usage des bains russes.

Guérisons d'éphélides.

Observation. Monsieur Gustave Sévestre, bijoutier, d'une constitution bilieuse, âgé de 26 ans, après une gastro-entérite qui avait duré deux ans, eut le devant de la poitrine et le ventre couverts de taches jaunes qui se dessinaient sur la peau, comme une carte géographique. Pendant dix-huit mois, le malade eut recours à plusieurs moyens sans succès. Les bains de Barréges faisaient cependant pâlir les taches pendant quelque temps; mais dès que le malade suspendait leur usage, elles reprenaient bientôt leur teinte habituelle. Douze bains russes, pris en décembre 1835, avaient considérablement diminué l'étendue et l'intensité des taches. Après vingt bains, il n'en restait plus aucune trace, et elles n'ont pas reparu depuis.

Observation. Madame Dorval, âgée de 51 ans, d'un tempérament lymphatico-nerveux, après une couche laborieuse, et un dérangement dans l'époque de ses règles, avait, depuis six mois, des taches jaunes sur diverses parties du corps, notamment sur le cou et la poitrine. Les traitemens dépuratifs que la malade avait suivis étaient restés sans résultats, lorsqu'au mois de juin 1835, elle prit les bains russes. Quinze bains, pris dans l'espace d'un mois, ont suffi pour faire disparaître les taches, et rétablir parfaitement le cours des règles.

CHAPITRE V.

DES MALADIES LYMPHATIQUES TRAITÉES PAR LES BAINS RUSSES ET ORIENTAUX.

APRÈS avoir développé, à l'histoire des tempéramens, les caractères de la constitution lymphatique, et les heureux effets physiologiques que les bains russes et orientaux déterminent sur cette idiosyncrasie; il nous reste à examiner l'action médicatrice que ces bains peuvent avoir sur certaines maladies lymphatiques.

Dans les constitutions lymphatiques, tout décèle la faiblesse et l'inaction organique; la peau est pâle, bouffie, les fonctions languissantes, la circulation paresseuse, la nutrition incomplète élabore d'une manière anormale les sucs nutritifs, d'où viennent les flots de lymphe qui engorgent la peau, les extrémités, et toutes les parties peuplées de vaisseaux blancs. Aussi, le cou, la tête, la poitrine, et les alentours des articulations, sont-ils le siége le plus ordinaire des altérations organiques. Comme ce système important envahit toute l'économie, dès qu'une irritation quelconque s'empare des vaisseaux

blancs, il en résulte une foule d'altérations vitales,
de dégénérescences, qui varient à l'infini. Les scrofules, les engorgemens des glandes, les tumeurs
blanches, les hydropisies, certaines phthisies pulmonaires et altérations cutanées, ne forment qu'une
partie des maladies lymphatiques.

Il ne s'agit pas ici de combattre un virus, mais
de corriger une constitution souvent héréditaire.
D'après ces données, il est facile de se faire une idée
de la vertu curative des bains d'étuve contre cette
classe d'affections. Nous avons en effet démontré,
pendant tout le cours de cet ouvrage, que ces bains
activaient puissamment la circulation générale du
sang et de la lymphe; que, sous leur influence, les
sécrétions devenaient plus actives et plus parfaites;
la nutrition plus réparatrice, parce que ses matériaux étaient mieux élaborés. Comme toutes ces
fonctions sont plus ou moins gênées, dans les altérations lymphatiques, on est forcé de conclure que
les bains russes et orientaux sont un excellent moyen
pour les prévenir ou les combattre. L'action stimulante du calorique, les frictions, la fustigation,
obtiennent facilement ces résultats, en prévenant
ou dissipant les stases de la lymphe, tandis que les
arrosemens d'eau froide impriment aux tissus une
tonicité qui remédie à la débilité générale.

Ces vérités se rencontrent à chaque page, chez
les auteurs qui avant nous ont traité cette matière.
« Dans plusieurs maladies du système lymphatique,
» dit le docteur Christian-Hille, notamment dans
» celles qui procèdent du dérangement du cours de

» la lymphe et de son inaction, les bains de vapeur
» russes sont d'une grande utilité. On peut les ap-
» pliquer plus particulièrement dans les enflures
» des jambes, les ulcères, les nœuds des mamelles,
» dans beaucoup d'autres tumeurs du genre lym-
» phatique, ainsi que dans l'excès d'embonpoint.
(*Diss. sur les bains russes*, Dresde, 1829, ch. 5.)

» Les bains russes ont la plus grande efficacité,
» ajoute le docteur Meyer, contre les diverses ma-
» ladies du système lymphatique, qui proviennent
» de la pauvreté et de l'inaction du sang, notam-
» ment les affections scrofuleuses et les maux qui les
» accompagnent. » (*Des bains russes*, Wurburg,
art. 3, 1829.)

Malgré l'efficacité reconnue des bains d'étuve,
dans le traitement des affections lymphatiques, on
ne doit pas négliger les règles de l'hygiène, l'exercice modéré, une nourriture substantielle; ni les
agens médicinaux prescrits d'ordinaire contre cette
classe de maladies. Les boissons amères, l'iode et ses
nombreuses préparations, occupent sans contredit
le premier rang. Ce dernier médicament, administré à l'extérieur, concurremment avec les bains
d'étuve, produit les plus heureux résultats.

En général, les individus affectés de maladies
lymphatiques peuvent porter la température de l'é-
tuve à un degré assez élevé, de 40 successivement
à 45° Réaumur). Les frictions et la fustigation sont
d'un grand secours, pour activer le cours de la
lymphe; mais les arrosemens d'eau froide, assez
long-temps continués pendant et à la fin du bain,

sont des plus utiles, par la tonicité qu'ils impriment à tout l'organisme.

Il ne faut pas s'attendre, dans le traitement des maladies lymphatiques, à des résultats très prompts, ni croire à une guérison parfaite, lorsque les symptômes extérieurs ont disparu. Qu'on ne perde pas de vue qu'il s'agit ici de modifier la vitalité générale, de changer en quelque sorte toute une constitution, et qu'il faut par conséquent prendre ses bains avec exactitude et persévérance, pour arriver à une guérison complète.

Du scrofule ou humeurs froides, de l'engorgement des glandes et de l'enflure des extrémités.

Le scrofule, cette funeste diathèse qui se manifeste sous mille formes variées, et résume la plus grande partie des maladies lymphatiques, peut se guérir par les bains russes et orientaux assez long-temps continués, surtout quand on seconde leur action par l'usage des médicamens dont l'efficacité est aujourd'hui incontestable. C'est peut-être une de ces maladies dont le traitement prouve le mieux les progrès de l'art médical. Qu'il y a loin de l'imposition magique des mains royales et privilégiées du moyen âge, aux traitemens méthodiques que le Dr Lugol et tant d'autres médecins distingués ont dirigés contre cette affection ! Si l'iode a mérité de belles pages dans le livre de la science, les bains d'étuve n'ont pas obtenu moins de succès. Je crois que la réunion de ces deux agens sagement combi-

nés constitue, dans l'état actuel de nos connais-
sances, la méthode la plus rationnelle contre les
scrofules. Cette opinion a déjà été écrite par plusieurs médecins recommandables.

« Il est un moyen, disent les docteurs Bégin et
» Fournier-Pescay, dont nous devons conseiller
» l'usage pour prévenir le développement des scro-
» fules, et qui doit être considéré comme un pré-
» cieux auxiliaire dans le traitement de cette ma-
» ladie. Nous voulons parler des bains de vapeur
» d'eau bouillante pris, non pas dans une boite,
» mais dans une étuve à la manière des Égyptiens,
» des Turcs, et des Russes.... On obtient des effets
» vraiment merveilleux de l'immersion dans la va-
» peur, chez les scrofuleux.... Nous nous bornerons
» à indiquer l'usage de ce moyen, dont nous pou-
» vons garantir l'excellence. » (*Dict. des sciences
médicales*, tome 50, page 365.)

« Les éruptions scrofuleuses, dit le docteur Vé-
» ring, soit qu'elles se manifestent dans les parties
» chevelues, au visage ou aux membres, se gué-
» rissent sans danger, par la continuité des bains
» russes, aidés par l'usage des médicamens conve-
» nables pris intérieurement. Nous en dirons autant
» de l'enflure scrofuleuse des glandes du cou et de
» la gorge, chez les enfans comme chez les grandes
» personnes. Ce remède agit aussi d'une manière
» remarquable sur les maladies scrofuleuses des or-
» ganes de l'ouïe, du nez et des parties sexuelles. »
(*Diss. sur les bains russes*, Vienne, 1826.)

« Les bains russes, ajoute le docteur Schmidt,

» considérés comme remède, ont contre les scro-
» fules une très grande efficacité; mais comme tout
» autre remède, leur vertu est conditionnelle.
» Lorsque les tubercules et les engorgemens scro-
» fuleux ne se trouvent qu'à la périphérie du corps,
» on peut recourir aux bains russes, comme à un
» remède que l'observation a démontré mainte fois
» efficace. Il n'en est pas de même des tubercules
» internes. » (*Diss. sur les bains russes*, Berlin,
1824.)

Nous nous arrêterons un instant à cette dernière
opinion, entièrement conforme à la nôtre, pour
faire remarquer que, dans les cas où il y a déjà tubercules assez avancés des poumons ou des intestins,
les bains d'étuve seront impuissans, et pourraient
même hâter l'issue fatale de ces dégénérescences
organiques. Mais puisque l'iode, administré à l'intérieur, réussit contre les tubercules intestinaux,
pourquoi, dans les cas de phthisie scrofuleuse, ne
tenterait-on pas de faire respirer au malade la vapeur chargée de principes iodurés? Ce médicament
presque spécifique, administré sagement et directement sur le siége du mal, n'est-il pas la tentative la
plus rationnelle qui ait été proposée jusqu'ici contre
cette fatale maladie? Tout ce qui précède avertit
assez que, dans les cas de diathèse scrofuleuse, on
doit recourir de bonne heure aux bains d'étuve;
car, cette jeune personne au teint pâle ou légèrement rosé, à la face bouffie, à la peau fine et
blanche, cette beauté parfaite qui excite votre
admiration, est menacée de tomber un jour en

lambeaux, si l'on n'arrête les progrès du mal par l'usage long-temps continué des bains d'étuve, aidés d'un traitement approprié.

Le mode d'administration des bains, que nous avons tracé pour les tempéramens et les maladies lymphatiques, s'applique entièrement aux scrofules. Dans les cas d'engorgement des glandes, il faut faire précéder le bain général par la douche de vapeur, et prescrire des frictions avec la pommade d'hydriodate de potasse, ou toute autre préparation iodurée. Lorsqu'il y a enflure ou empâtement des extrémités par la stase de la lymphe qui ne circule plus, les frictions de bas en haut, la fustigation, sont indiquées pour rétablir la circulation des fluides. Jusqu'à ce que l'enflure ait disparu, le malade doit se coucher, cherchant par la sueur à débarrasser l'économie de la trop grande quantité de fluides séreux qui engorgent les vaisseaux. Le gonflement une fois dissipé, les arrosemens d'eau froide seront employés pour resserrer les tissus relâchés, et prévenir, par cette action tonique, la dilatation des tégumens.

Guérison de scrofule.

Observation. Mademoiselle Félicité Duvernay vivait depuis l'âge de quinze ans, époque de sa menstruation, sous l'influence du scrofule. Les yeux chassieux, la bouffissure du nez et des lèvres, la gêne de la respiration, l'engorgement fréquent des glandes du cou et des aines, étaient autant de sym-

ptômes qui annonçaient chez cette jeune personne,
âgée de 18 ans, la diathèse scrofuleuse la mieux
prononcée. D'après les conseils de son médecin de
province, elle fit le voyage de Paris, et commença
les bains russes au printemps de 1854. Tout en continuant les boissons amères, la malade prit de suite
douze bains à la température de 40 degrés. Les
frictions aux extrémités furent spécialement recom-
mandées. Après cette série, les jambes étaient dés-
enflées, le pouls plus développé, et les règles jusqu'alors incomplètes s'étaient parfaitement rétablies.

Les douze bains suivans furent pris à un jour
d'intervalle; les douches de vapeur et les frictions
de pommade d'hydriodate de potasse, dirigées sur
les glandes, les firent diminuer de jour en jour.
Tous les symptômes scrofuleux avaient disparu au
trente-deuxième bain d'étuve. La malade les continua cependant jusqu'à quarante, et depuis dix mois
que date la guérison, elle a joui d'une bonne santé.

Engorgement des glandes du cou.

Observation. Monsieur Charles Touvenet, jeune
officier de 28 ans, d'un tempérament lymphatique,
fut pris pour la seconde fois d'un engorgement scrofuleux de dix à douze glandes du cou. Elles étaient
enflammées, douloureuses à la pression, et menaçaient d'arriver à suppuration, lorsqu'au mois de
juin 1834, le malade suivit un traitement par les
bains russes. Dès le troisième bain, les douches de
vapeur, et les frictions de pommade iodurée et lé-

gèrement opiacée, furent dirigées sur les glandes. Après six bains, les douleurs avaient disparu, et les glandes étaient sensiblement diminuées de volume. Au quinzième bain, il ne restait aucune trace de l'engorgement qui n'a pas reparu depuis dix-huit mois.

Enflure des extrémités inférieures.

Observation. Madame Bouvrais, femme d'un ancien militaire, âgée de 45 ans, d'une constitution lymphatique, avait eu dans le cours de sa vie plusieurs accidens scrofuleux, notamment la suppuration de quelques glandes du cou. Depuis assez de temps, ces symptômes s'étaient calmés, lorsqu'au retour de l'âge, ses pieds et ses jambes s'engorgèrent de lymphe à un tel point, que la pression des doigts restait long-temps imprimée sur la peau. La malade prit dix bains de suite, insistant sur les frictions de bas en haut, et se couchant après son bain. La lymphe reprit bientôt son cours, de sorte qu'au quinzième bain, les extrémités inférieures ne s'enflaient plus que faiblement, après d'assez longues fatigues. Quelques douches d'eau froide furent alors administrées pour donner du ton à la peau, et resserrer son tissu. Au vingt-cinquième bain, l'enflure se dissipa pour ne plus revenir depuis six mois.

Des tumeurs blanches ou engorgemens lymphatiques des articulations.

Cette maladie, déterminée chez les individus d'une constitution scrofuleuse, à la suite d'un rhumatisme, d'une chute, ou d'une percussion quelconque, finit par envahir toutes les parties de l'articulation, les désorganise insensiblement, et se termine tôt ou tard d'une manière funeste, si l'on n'arrête les progrès du mal avant l'altération complète des tissus. Il faut donc recourir de bonne heure aux bains d'étuve, aux douches de vapeur, et aux frictions de pommade iodurée, qui sont, à notre avis, les plus puissantes ressources de la médecine contre cette grave maladie.

« Parmi les moyens thérapeutiques à employer » dans ce cas, dit le docteur Rapou, on ne pourra, » je présume, contester le premier rang aux bains » et douches de vapeur.... J'ai observé un grand » nombre de tumeurs blanches, et je suis fondé à » croire que toutes celles qui ne dépendent point » d'une affection générale, actuellement existante, » et dont les parties, les tissus qu'elles affectent » n'ont point encore changé de nature, ne peuvent » résister à l'emploi méthodique des douches de va- » peur, combinées avec les autres moyens de l'art, » et continuées assez long-temps. » (*Méthode fumigatoire*, tome 2, page 174 et 177.)

Sous l'influence des bains et des douches de vapeur, parfois l'inflammation et les douleurs sourdes

augmentent d'intensité. Cette marche, qui révèle encore assez de vitalité dans les tissus, est d'un augure
favorable; cependant si cette période inflammatoire
se prolonge, il convient de suspendre la douche de
vapeur, de modérer l'action stimulante des pommades iodurées, par une certaine quantité d'opium,
ou mieux encore de recourir à une application de
sangsues. Après cette crise, qui peut se répéter plusieurs fois, pendant le traitement, on remarque
une amélioration assez sensible dans les tissus affectés. Mais on ne doit pas oublier que les progrès
vers la guérison sont aussi insensibles que l'a été la
marche de la maladie, et que l'on doit par conséquent s'armer de persévérance; heureux encore, si
l'on arrive à une guérison parfaite!

De la coxalgie ou douleurs de l'articulation de la hanche.

Nous ne nous arrêterons pas à la coxalgie dépendante du scrofule, du rhumatisme, ou d'une percussion quelconque; parce que le traitement qui lui
convient, ne diffère de celui de la tumeur blanche,
que par les mouvemens méthodiques qu'il est bon
de faire exécuter, pendant le bain, à l'articulation
malade.

Guérisons de tumeurs blanches.

Observation. Monsieur Fléaux, employé de la
Douane, âgé de 32 ans, d'une constitution lym-

phatique, après s'être exposé plusieurs nuits aux intempéries atmosphériques, fut attaqué, en 1833, d'un rhumatisme du genou droit, qui, dès son origine, suivit une marche chronique, et dégénéra au bout de deux ans en une tumeur blanche. Les applications répétées de sangsues, et plus tard les vésicatoires et les moxas avaient échoué, lorsqu'au mois de mars 1835, le malade commença les bains russes. Le genou peu douloureux, augmenté de plus de moitié de volume, n'avait que des mouvemens très bornés. Après quinze bains russes, secondés par de fortes douches de vapeur, des frictions de pommade d'hydriodate de potasse, et des mouvemens méthodiques imprimés à l'articulation, il survint quelques douleurs passagères. Dès le vingtième bain, elles étaient calmées; l'engorgement avait sensiblement diminué, et les mouvemens de l'articulation malade étaient plus étendus. Il fallut cependant cinquante bains, pour guérir radicalement cette tumeur blanche, et permettre au malade de reprendre son service, sans qu'il ait, depuis huit mois, ressenti aucune atteinte de cette maladie.

Observation. Mademoiselle Julie Cordier, demoiselle de compagnie, lymphatique, âgée de 19 ans, avait depuis deux ans une tumeur blanche du genou gauche, attribuée à une chute. De fréquens bains de Barréges, accompagnés de frictions de pommade d'iode, avaient obtenu peu d'amélioration. Après huit bains russes avec douches de vapeur, il survint des douleurs assez vives qui cédèrent à une

application de douze sangsues. Dès le douzième bain,
la tumeur avait diminué d'un demi pouce dans sa
circonférence ; les frictions de pommade d'hydriodate de potasse aidèrent à la guérison radicale qui
fut complète au quarantième bain.

Guérison de coxalgie.

Observation. Monsieur **C. Pichon** , ébéniste,
d'une constitution scrofuleuse, âgé de 22 ans, au
sortir d'un bal, fut pris, pendant l'hiver de 1835,
d'une douleur sourde dans la hanche droite. Il survint, un mois après, tuméfaction et douleur assez
vive dans les mouvemens de la jambe. Tout faisait
craindre une luxation spontanée de la tête du fé-
mur, lorsque, deux mois après ces accidens, le malade vint prendre les bains russes. Nous prescrivîmes,
dès le début du traitement, les douches de vapeur et
les mouvemens lents et méthodiques de la jambe,
pendant le bain d'étuve. Après six bains, il se manifesta une récrudescence de douleurs qui cédèrent
à une application de dix sangsues. Depuis cette époque, les mouvemens devinrent plus faciles de jour
en jour, et la tuméfaction, ainsi que tous les accidens de la coxalgie, avaient disparu au vingtième
bain.

Des hydropisies.

Les hydropisies, plus fréquentes chez les individus lymphatiques, sont des épanchemens de sérosité

Leur dénomination varie suivant le siége qu'elles occupent. On les appelle hydrocéphale, hydrothorax, ou ascite, quand l'épanchement du fluide séreux a eu lieu dans les cavités du crâne, de la poitrine, ou du ventre; hydrocèle, ou hydrarthrose, lorsque l'épanchement remplit la tunique vaginale des bourses, ou la membrane synoviale d'une articulation; œdème, ou anasarque, dans les cas d'infiltration séreuse du tissu cellulaire ou de la peau.

Les causes des hydropisies sont : l'inflammation des membranes séreuses, la suppression de la transpiration, d'un écoulement sanguin, ou d'une éruption à la peau; enfin, tout ce qui peut troubler les fonctions des vaisseaux exhalans. Les indications du traitement sont donc de rétablir le cours des fluides circulatoires, les fonctions de la peau, surtout la transpiration, et de débarrasser l'économie d'une trop grande quantité de sérosité. D'après ces données, « on ne peut, dit le docteur Rapou, sans une » aveugle prévention, se dispenser de placer les » bains de vapeur au premier rang des moyens » thérapeutiques dont l'hydropisie réclame l'usage (*Méthode fumigatoire*, tome 2, page 263)»; puisqu'en effet il n'est rien de comparable aux bains d'étuve, accompagnés de frictions, pour rétablir la circulation, la transpiration, une éruption supprimée, ou pour débarrasser l'organisme d'un surcroît de sérosité par l'intermédiaire des vaisseaux exhalans.

Après avoir démontré que les sudorifiques sont

les remèdes par excellence contre l'hydropisie, le
savant docteur Itard ajoute : « Ce n'est point par
» l'estomac qu'on peut agir sur l'organe de la tran-
» spiration ; il faut le stimuler directement par des
» applications immédiates. Les moyens qui peuvent
» remplir ce but sont les bains de vapeur.... C'est
» une remarque à faire, que le petit nombre de gué-
» risons opérées par les sueurs, et consignées dans
» les recueils, n'ont été obtenues que par les médi-
» cations cutanées. Langius, Rivière, Boerhaave,
» nous en offrent des exemples. » (*Dict. des sciences
médicales*, tome 22, page 415.)

Avant de recourir aux bains russes et orientaux
contre les hydropisies de la peau et des extrémités,
il faut prendre garde qu'elles ne dépendent d'altérations organiques, et peut-être même de la suppuration d'organes intérieurs ; car dans ce cas, il faut
renoncer aux bains russes, crainte de hâter l'issue
fatale.

Les indications à suivre dans le traitement de
l'hydropisie, par les bains d'étuve, sont faciles à
saisir. Dans tous les cas, on portera la température
de l'étuve à un degré élevé, n'usant que d'eau tiède
ou mitigée, et faisant coucher le malade après son
bain, afin de provoquer d'abondantes transpirations. On recourra aux frictions et à la fustigation,
quand il y aura paresse ou défaut d'équilibre dans
la circulation, et aux douches de vapeur dans les
cas d'hydropisie locale, ou de suppression d'un écoulement sanguin. A tous ces moyens, on peut joindre
avec avantage de légers purgatifs, et les boissons

diurétiques. Après la disparition de tous les sym—
ptômes de l'hydropisie, il est utile de revenir aux
arrosemens d'eau froide, pour donner de la tonicité
aux tissus relâchés, et réparer les forces du malade.

Guérison d'hydrarthrose ou hydropisie articulaire.

Observation. Monsieur Moreau, capitaine en retraite, d'une constitution sanguine, à la suite d'une
chasse, où il avait reçu la pluie pendant plusieurs
heures, fut atteint, au mois d'octobre 1835, d'une
hydropisie volumineuse des membranes synoviales
des deux genoux. Deux applications de sangsues
avaient plutôt diminué les douleurs que l'épanchement. Dix jours après l'invasion du mal, le médecin
ordinaire du malade lui conseilla les bains russes,
avec douches de vapeur. Il en prit ainsi huit de
suite, transpirant beaucoup après chaque bain. L'é-
panchement que l'on voyait diminuer de jour en
jour, était entièrement résorbé après douze bains
d'étuve.

Guérison d'anasarque ou hydropisie de la peau.

Observation. Madame veuve Chevalier, âgée de
38 ans, d'un tempérament sanguin et lymphatique,
avait eu pendant sa vie quelques atteintes de rhumatisme, et transpirait très difficilement. Après
deux jours passés en diligence, cette dame éprouva
de légères douleurs qui se dissipèrent en peu de
jours; mais la peau et le tissu cellulaire s'infiltrèrent

par tout le corps, excepté le cou et la tête. Cette hydropisie de la peau avait depuis huit jours résisté aux tisanes sudorifiques, lorsque la malade vint prendre les bains russes, dans l'automne de 1834. Ce fut seulement au cinquième bain, que la transpiration devint assez abondante. La malade prit douze bains de suite, élevant la température assez haut, et se couchant pendant demi-heure après chaque bain. Au dix-huitième, l'hydropisie avait complétement disparu, et la peau reprit ses fonctions avec la plus grande régularité.

Guérison d'une ascite ou hydropisie du ventre.

Observation. Madame de Beauchêne, âgée de 40 ans, d'une constitution lymphatique, à la suite d'une inflammation chronique des intestins, et de la suppression des règles, fut atteinte d'une hydropisie intestinale. Depuis six mois, l'épanchement augmentait peu à peu, le ventre tendu faisait sentir des flots de liquide à la pression, la peau était sèche, les urines rares, et la soif habituelle. Après avoir employé les purgatifs et les boissons sudorifiques, qui avaient procuré peu de diminution dans l'épanchement, et avaient réveillé l'irritation intestinale, cette dame prit d'abord vingt bains d'étuve, dans le mois d'août 1833. Le ventre devenu plus souple avait diminué d'un tiers de volume; nous prescrivîmes de l'eau nitrée pendant l'usage des bains. Après avoir passé huit jours à la campagne, la malade prit encore vingt-deux bains, pendant les mois de septembre et d'octobre. L'hydropisie avait disparu complétement par le rétablissement des urines et de la transpiration naturelle.

Monsieur le docteur Rapou cite plusieurs guérisons d'hydrocèles, et le docteur Itard, la cure de deux enfans hydrocéphales, par les bains d'étuve. Nous n'avons pas eu occasion de traiter cette dernière maladie; mais le peu d'exemples que nous venons de donner, doit suffire pour faire comprendre l'efficacité des bains russes et orientaux contre les hydropisies.

CHAPITRE VI.

DES MALADIES DE POITRINE TRAITÉES PAR LES BAINS RUSSES ET ORIENTAUX.

LES affections de poitrine sont très fréquentes dans nos climats inconstans, où les variations atmosphériques troublent sans cesse l'harmonie qui doit régner entre la peau et les organes respiratoires. L'action directe de l'air froid est sans doute une des causes des affections de poitrine ; mais la plus ordinaire et la plus puissante est la gêne ou la suppression des fonctions de la peau. Personne n'ignore les relations intimes qui existent entre l'organe cutané et la membrane muqueuse qui tapisse les voies aériennes ; tout le monde sait aussi que la suppression brusque de la transpiration entraîne presque nécessairement une affection pulmonaire plus ou moins grave. Il ne nous sera donc pas difficile de faire comprendre la vertu curative des bains d'étuve contre cette classe de maladies, puisqu'ils rétablissent si puissamment les fonctions de la peau.

Nous avons démontré que l'usage diététique des bains d'étuve prévenait les maladies de poitrine. A l'appui de cette vérité, nous avons cité l'exemple des Orientaux et des Russes, qui, vivant dans des climats opposés, n'en sont pas moins, au rapport de Timony, de Sanchès, de plusieurs autres médecins et voyageurs célèbres, presqu'exempts des affections pulmonaires, à cause de l'usage fréquent de leurs bains de transpiration. Il ne nous reste plus qu'à examiner, parmi les maladies qui nous occupent, celles que l'on peut traiter avec succès par cette méthode thérapeutique.

« Le rhume de cerveau récent ou chronique, dit » le D' Christian-Hille, les inflammations de la gorge, » les rhumes de poitrine ou catarrhes pulmonaires, » et le commencement des maladies phthisiques mu- » queuses ou tuberculeuses, trouvent dans le bain » de vapeur russe un excellent remède; non seule- » ment par les effets directs de la vapeur sur les » causes de la maladie, mais encore en établissant » une révulsion forte vers la peau. » (*Diss. su r l es bains russes*, Dresde, 1829.)

« L'expérience a démontré jusqu'à l'évidence, » ajoute le docteur Meyer, que les bains de vapeur » russes sont d'une efficacité incontestable contre » les maladies des organes de la respiration : telles » qu'affections catarrhales, rhumes opiniâtres de poi- » trine ou de cerveau, contre la toux, l'oppression » de la poitrine, l'enrouement, l'extinction de la » voix, la sécheresse de la gorge, etc. » (*Diss. sur les bains russes*, art. 3, Wurburg, 1829.)

Nous ferons remarquer en passant que dans la nomenclature des maladies de poitrine traitées avec succès par les bains russes, nous passons sous silence la pleurésie, la pneumonie, l'asthme, les crachemens de sang, la phthisie, parce que, comme nous le dirons plus tard, les bains russes doivent être proscrits dans le traitement de ces affections arrivées à un certain degré d'intensité.

La cause des maladies pulmonaires dont les médecins allemands viennent de nous donner l'énumération, nous explique leur guérison par les bains d'étuve. Lorsque le froid ou l'humidité ont suspendu la transpiration, refoulé vers la poitrine une partie du sang qui circule à la périphérie du corps, il y a nécessairement congestion, inflammation des organes respiratoires. Dans le bain d'étuve, la vapeur émolliente que le malade respire profondément calme l'irritation interne, la transpiration se rétablit, tandis que les frictions, la fustigation détournent la congestion sanguine, en appelant dans toute la peau une surabondance de sang.

Est-il contre ces maladies une médecine plus physiologique, un remède plus direct et plus actif? oserait-on lui comparer l'action faible et indirecte des tisanes émollientes, et certains révulsifs dont l'action est ordinairement si bornée ?

La marche que suivent les affections de poitrine pour arriver à leur guérison, est assez généralement la même. Si elles débutent, elles disparaisent d'ordinaire avec une promptitude remarquable. Si elles ont déjà quelque durée, elles augmentent parfois dans les premiers bains pour céder bientôt. Quand elles sont très chroniques, le plus fréquent

et le plus favorable de tous les effets est de les voir
revenir à l'état aigu.

Dans le cas où l'inflammation est assez forte, une
saignée locale ou générale est souvent utile avant l'u-
sage des bains.. Le malade doit rester pendant une
bonne partie de son bain à une température modérée
de 34 à 36 degrés R., et respirer profondément la vapeur émolliente qui, en pénétrant directement dans
les conduits aériens et les cellules pulmonaires, détache les mucosités qui les tapissent, facilite l'expectoration, et calme l'irritation interne. Viennent
ensuite les frictions et la fustigation, qui ont pour
but d'activer la circulation vers la peau et les extrémités. Vers la fin du bain le malade portera rapidement la température à 38 ou 40 degrés, terminera
par les arrosemens d'eau tiède ou mitigée, pour aller
se jeter sur le lit de repos où il s'enveloppera d'une
couverture de laine pour faciliter la transpiration et
la réaction extérieure. Afin de suppléer aux arrosemens d'eau froide qui modèrent la circulation cérébrale, le malade maintiendra sur le front et les
yeux une éponge imbibée d'eau fraîche pendant
toute la durée du bain. Il ne doit quitter l'établissement que parfaitement sec et assez chaudement
vêtu.

Des maux de gorge, des enrouemens, des extinctions et des embarras de la voix.

Lorsque ces affections dépendent de l'action du
froid qui a irrité localement la gorge, ou géné les

fonctions de la peau , les bains russes en triomphent avec une facilité souvent remarquable.

« Il y a vraiment du bonheur , dit le docteur » Schmidt, à voir avec quelle promptitude les bains » russes opèrent sur l'enrouement. Ils méritent dans » ce cas la préférence sur tout autre remède. Une » grande irritabilité de la gorge qui à l'impression » de l'air froid produit une extinction de voix, est » guérie par quelques bains russes, pris même en hi- » ver, sans qu'il en reste la moindre trace. » (*Diss. sur les bains russes* , Berlin 1824.)

L'expérience confirme chaque jour le témoignage de ce médecin distingué ; car, il n'est pas rare d'entrer dans une étuve avec un enrouement ou une extinction de voix encore récente, et d'en être débarrassé le même jour ou le lendemain.

Les bains russes ont également une action remarquable sur la voix des chanteurs, lorsqu'elle est voilée par certaines mucosités grisâtres accumulées dans l'arrière-gorge. L'expectoration de ces filets muqueux s'opère facilement, et la voix qui semble s'être développée par une plus grande extension du tissu pulmonaire et des muscles assouplis de la poitrine, rend des sons plus purs et plus sonores. Nous avons eu souvent occasion de faire cette observation chez plusieurs artistes distingués, qui venaient prendre les bains russes chaque fois que les sons de leur voix étaient voilés , ou lorsqu'ils devaient remplir un rôle fatigant. Ils nous ont souvent répété qu'après l'usage du bain russe les sons sortaient de leur poitrine sans effort.

Dans toutes ces circonstances, l'administration du bain ne diffère en rien des règles que nous venons de tracer dans le chapitre précédent.

Guérisons d'affections de la gorge.

Il n'est rien d'aussi fréquent que la guérison des affections de la gorge par les bains russes. Nous ne citerons que quelques cas pour servir d'exemples.

Observation. Monsieur Boutin, propriétaire, d'une constitution sanguine, âgé de 35 ans, fut atteint d'un assez violent mal de gorge, le lendemain d'une chasse où il avait été pendant plusieurs heures exposé à une pluie froide. Depuis trois jours, l'inflammation de la gorge faisait des progrès assez rapides, la déglutition était difficile et douloureuse, lorsque le malade vint prendre les bains russes, au mois de novembre 1835. Il en prit cinq de suite; au second bain, une douche de vapeur fut promenée pendant quelques minutes sur les extrémités inférieures. Le mal de gorge fut complétement dissipé au cinquième bain.

Observation. Monsieur Sébire, avocat à la cour royale, ayant pris froid à la suite d'une plaidoierie fatigante, éprouva une extinction de voix, qui lui permettait à peine de se faire entendre. Dès le lendemain, il prit un bain russe, le surlendemain, un second, et put, au troisième jour, reprendre ses travaux du palais.

Observation. Monsieur Coudère, jeune artiste distingué, s'étant livré avec ardeur aux exercices du chant, éprouvait depuis quelque temps des embarras dans la voix. Des mucosités accumulées dans l'arrière-gorge, voilaient parfois les sons. Par l'usage assez régulier des bains russes, il parvint bientôt à dissiper cette irritation de la gorge, à se débarrasser des mucosités, et à recouvrer tous ses moyens et la pureté de sa voix.

Des rhumes de cerveau et de poitrine, ou des catarrhes aigus et chroniques.

Nous venons de voir que les rhumes de cerveau et de poitrine sont au nombre des maladies des organes respiratoires, contre lesquelles les médecins allemands préconisent les bains russes. « En effet, » ajoute le docteur Schmidt, il n'y a pas de plus » puissant, ni de plus prompt remède que les bains » russes contre les toux catarrhales. Ils agissent sur- » tout d'une manière remarquable, dans les ca- » tarrhes obstinés et les rhumes de cerveau rebelles. » Il est étonnant de voir avec quelle promptitude » les voies nasales, fermées depuis des années, sont » ouvertes de telle sorte, que la respiration par le » nez, dont on avait presque perdu l'usage, s'opère » avec la plus grande facilité. » (*Diss. sur les bains russes*, Berlin, 1824.)

L'action émolliente de la vapeur qui pénètre dans tous les conduits de la respiration, le rétablissement des fonctions de la peau, et la dérivation des fluides circulatoires vers la périphérie du corps, sont, avons-nous dit, les trois principaux phénomènes qui nous expliquent ces heureux résultats.

Dans les rhumes de cerveau, il faut respirer la vapeur par le nez, et n'user que des arrosemens d'eau tiède sur la tête. Contre les catarrhes de poitrine, l'aspiration profonde de la vapeur à 35 degrés, dans les cas aigus, et à 40 degrés, quand l'affection est chronique, est toujours indiquée. Les frictions et la fustigation aux extrémités, sont aussi très utiles; mais, comme nous l'avons déjà fait remarquer, on ne doit recourir, à la fin du bain, qu'aux arrosemens d'eau mitigée, et faire coucher le malade pendant 25 minutes, pour activer la réaction externe. Il est très avantageux de prendre les bains le plus régulièrement possible, afin que, dans l'intervalle de l'un à l'autre, la peau reste toujours sous leur influence.

La guérison des affections catarrhales suit une marche dépendante de leur durée. Il est rare qu'il faille plus de deux ou trois bains russes, pour dissiper un rhume qui commence. S'il a déjà quelque temps d'existence, l'expectoration augmente ordinairement pendant les premiers bains; mais elle ne tarde pas à se dissiper avec l'irritation pulmonaire. Car dans cette époque de crise, le rhume, au lieu de mettre huit ou dix jours à parcourir sa période inflammatoire, est arrivé à son apogée dans un laps de temps beaucoup plus court.

Lorsque le catarrhe est très chronique, il demande beaucoup plus de temps, et par conséquent plus de persévérance pour en obtenir la guérison. Il faut respirer la vapeur aromatisée à une assez haute température, afin de modifier la vitalité de la membrane interne qui tapisse les bronches, et de chercher à faire passer le catarrhe chronique à l'état aigu. C'est ce qui arrive dans la généralité des cas, après un certain nombre de bains d'étuve, et c'est aussi le symptôme le plus favorable pour la rapidité et la durée de la guérison.

Au lieu de recourir aux applications de vésicatoires ou de cautères, qui agissent sur une surface très circonscrite, n'a-t-on pas plus d'avantage de combattre les affections catarrhales par les bains d'étuve, qui agissent à la fois directement à l'intérieur, et puissamment à l'extérieur?

Le plus utile conseil que nous puissions donner aux personnes sujettes aux rhumes de cerveau et de poitrine, est d'attaquer promptement ces affections, et de suivre l'usage diététique des bains russes et orientaux, au moins une fois par semaine, surtout en hiver. Car, en entretenant ainsi les fonctions de la peau, on prévient sûrement ces fréquentes irritations de poitrine.

GUÉRISONS DE RHUMES.

La guérison des rhumes de cerveau et de poitrine par les bains d'étuve, est un fait constant et journalier. Nous ne nous arrêterons donc pas à multiplier ici les exemples.

Guérison de rhume de cerveau aigu.

Observation. Monsieur Simon, négociant, d'un tempérament sanguin, après deux nuits passées en diligence, où il avait ressenti un grand froid aux pieds, fut atteint d'un rhume de cerveau des plus violens. Il eut recours aux bains russes dont il avait l'habitude. Trois bains d'étuve, accompagnés de la douche de vapeur sur les pieds, ont complétement dissipé ce rhume de cerveau.

Guérison de rhume de cerveau chronique.

Observation. Monsieur Sivial, entrepreneur, âgé de 44 ans, ayant habité trop tôt une maison récemment bâtie, avait depuis deux ans un rhume de cerveau, accompagné d'un écoulement de mucosités épaisses qui répandaient parfois une odeur désagréable. Après avoir tenté inutilement plusieurs remèdes pour se débarrasser de cette incommodité, le malade vint aux bains russes au mois d'août 1835. Les huit premiers bains firent augmenter l'écoulement du nez, en le rendant beaucoup plus limpide. Au douzième bain, il était beaucoup diminué et ne répandait aucune mauvaise odeur. Vingt-cinq bains, pris dans l'espace d'un mois et demi, ont tari l'écoulement et guéri ce rhume de cerveau chronique. Le malade a continué les bains russes comme moyen préservatif, et depuis, cette affection ne s'est pas renouvelée.

Guérisons de rhumes de poitrine aigus.

Observation. Monsieur Godart, négociant, âgé de 26 ans, d'une constitution sanguine, s'enrhuma fortement au sortir d'un bal masqué, au mois de janvier 1835. La toux, presque continuelle, ne lui permettait pas de repos. Le surlendemain, il vint prendre un bain russe, en prit un second le jour suivant, et fut entièrement guéri.

Observation. Madame Cousin était fortement enrhumée depuis quinze jours, sans qu'aucune tisane émolliente eût pu calmer sa toux déchirante. Elle vint prendre les bains russes, au mois de février 1835. Les deux premiers bains augmentèrent la toux et l'expectoration, pendant trois jours; mais au quatrième, le rhume avait considérablement diminué. Il fallut cependant six bains, pour guérir complétement ce rhume opiniâtre.

Guérisons de catarrhes chroniques.

Observation. Monsieur Balme, d'un tempérament sanguin, d'un âge mûr, était sujet, depuis plusieurs années, à des catarrhes chroniques, qui se réveillaient avec plus d'énergie dans les saisons froides et pluvieuses. Pris d'une nouvelle attaque de catarrhe, au commencement de l'hiver de 1836, le malade, qui avait en vain tenté plusieurs moyens, eut recours aux bains russes. Pendant les six pre-

niers bains, l'irritation et l'expectoration augmentèrent. Le catarrhe passa de l'état chronique à l'état
aigu; au douzième bain, les symptômes d'irritation
étaient bien calmés; après quinze bains, il ne restait
presque plus d'expectoration; en vingt-cinq bains,
la guérison fut complète. Le malade continua cependant les bains comme moyen hygiénique et préservatif, pendant tout l'hiver.

Observation. Monsieur Chéreau, officier en retraite, âgé de 52 ans, avait un catarrhe chronique,
depuis longues années. Une toux déchirante et habituelle n'avait pas cédé aux vésicatoires, aux cautères, en un mot, à tous les révulsifs et à tous les
traitemens possibles. Il commença les bains russes,
au mois d'octobre 1835. Dès les premiers bains,
l'expectoration devint plus abondante et plus facile;
après douze bains pris de suite, les nuits étaient
calmes. Au vingtième bain, il y eut une récrudescence, le catarrhe passa à l'état aigu. Dès cette époque, la maladie marcha assez rapidement vers sa
guérison; car au trentième bain, il ne restait presque
plus de trace de catarrhe que le matin. Le malade
porta cependant le nombre de ses bains jusqu'à quarante, pour obtenir une guérison radicale.

De la pneumonie, de la pleurésie et de la phthisie.

Nous avons dit que les bains russes et orientaux
prévenaient ces maladies inflammatoires du poumon
plutôt qu'ils ne les guérissaient. La raison, nous

l'avons cherchée dans la révulsion extérieure et dans l'entretien des fonctions de la peau ; la preuve, nous l'avons trouvée chez les peuples de l'Orient et de la Russie, où ces graves maladies de poitrine sont beaucoup plus rares que dans nos contrées. Nous avons fait observer aussi qu'il fallait être très prudent dans cette circonstance, où l'on doit toujours craindre d'augmenter l'affection en activant la circulation générale.

Aux premiers débuts d'une pleurésie, et d'une pneumonie, on peut, à l'aide des bains d'étuve, les faire avorter par la prompte révulsion qui s'opère à l'extérieur. « Ces bains ont quelquefois fait cesser » les symptômes d'une irritation intérieure, sem- » blables à ceux de la phthisie, et qui sans doute » ne dépendaient que d'un état de sécheresse de la « peau. » (*Dict. des sciences médicales*, tome 2, page 53.)

Nous en dirons autant de certains points doulou- reux de la plèvre, qui cèdent assez facilement aux bains d'étuve, accompagnés de la douche de vapeur. Mais dès que l'inflammation des poumons ou de leur enveloppe a déjà parcouru une partie de sa pé- riode inflammatoire, ou qu'il y a épanchement, nous croyons imprudent de recourir aux bains d'étuve, ainsi que dans les cas de phthisie, où il y a déjà for- mation des tubercules, ou crachement de sang. Il est évident qu'ils seraient, dans ce dernier cas sur- tout, des plus nuisibles, et qu'on doit de préférence recourir aux antiphlogistiques.

Guérisons d'un point pleurétique.

Observation. Madame Léger, d'une constitution nervoso-sanguine, âgée de 30 ans, avait eu, au mois de décembre 1834, une fausse pleurésie qui avait cédé, en quinze jours, à un traitement antiphlogistique. Dès cette époque, la malade avait conservé dans le côté droit de la poitrine un point pleurétique assez douloureux. Au mois de juin 1835, la malade prit douze bains d'étuve, avec massage et douche de vapeur sur le point douloureux ; elle se trouva entièrement guérie.

Observation. Monsieur Daniel, commis-voyageur, d'un tempérament sanguin, âgé de 33 ans, avait eu deux fluxions de poitrine, l'une dans l'hiver de 1834, et l'autre dans l'automne de 1835. Au mois de décembre de l'année 1836, en arrivant à Paris, à la suite d'un long voyage, il se vit menacé d'une nouvelle attaque de pleurésie. Le malade vint nous consulter ; nous lui conseillâmes quelques bains d'étuve, avec des arrosemens d'eau tiède. La réaction fut forte vers la peau, et tous les symptômes avant-coureurs de la pleurésie se dissipèrent en six bains.

CHAPITRE VII.

DES MALADIES DES ORGANES DIGESTIFS, TRAITÉES PAR LES BAINS
RUSSES ET ORIENTAUX.

LES maladies des organes digestifs sont dues particulièrement aux écarts de régime qui, en exagérant les fonctions du canal alimentaire, déterminent une inflammation plus ou moins forte. La plupart de ces affections peuvent être traitées avec succès par les bains russes et orientaux. « Lorsqu'on » tombe, dit Sanchès, dans quelques maladies qui » ont leur siége dans l'estomac, telles que les dé- » goûts pour les alimens, les digestions difficiles, » suivies de pesanteur, de vomissemens, de vents, » de rapports, de coliques, de dévoiement; il faut » faire usage des bains de vapeur, avec des frictions, » chaque jour, pendant un mois, six semaines. » (*Mémoire de la société royale de médecine*, 1779.)

Défaut d'appétit, paresse d'estomac, dégoût, excès de table, etc.

Sans qu'il y ait encore inflammation gastrique, il est beaucoup de personnes qui manquent d'appé-

tit, éprouvent des dégoûts, des rapports, ou dont les digestions sont longues et incomplètes. Dans tous ces cas, on peut recourir avec avantage aux bains russes. « Il est faux de dire que les bains russes trou-
» blent la digestion, dit le docteur Schmidt; elle
» est au contraire extraordinairement activée par
» les frictions du ventre. Ceux qui, après le repas,
» ont des flatuosités ou des gonflemens du ventre,
» peuvent prendre hardiment les bains russes, cer-
» tains d'être bientôt délivrés de ces incommodités. »
(*Diss. sur les bains russes*, Berlin, 1824.)

Un fait certain et journalier, c'est qu'ils réveillent l'appétit et accélèrent les digestions, en augmentant la sécrétion des sucs gastriques. Lorsque l'estomac paresseux, débilité, n'opère qu'incomplétement la nutrition, il faut répéter les frictions et le massage sur les parois du ventre, et faire des arrosemens froids sur la tête. Il est peu de baigneurs qui n'accusent un plus grand appétit au sortir de l'étuve.

« Après quelques excès de table, dit le docteur
» Chevalier de Véring, les bains russes réparent
» les forces d'une manière extraordinaire. » (*Diss.
sur les bains russes*, Vienne, 1828.)

« Les grands repas, les excès de boissons et de
» plaisirs, dit Sanchès, produisent une langueur
» dans tout le corps, et suppriment la transpiration
» insensible. Qu'on m'indique un remède aussi ef-
» ficace, pour guérir ces indispositions, que le bain
» russe. » (*Mémoire cité*, 1779.)

Nous ajouterons à l'autorité de ces médecins, l'expérience; car nous avons vu, plusieurs fois, des personnes entrer dans l'étuve dans un état voisin de l'ivresse, 'et sortir de l'établissement parfaitement débarrassées des fumées du vin.

On objectera sans doute que les bains d'eau troublent les digestions; nous répondrons ce que nous avons déjà répété bien des fois : les bains d'eau diffèrent essentiellement dans leurs effets des bains russes. Une autre objection plus sérieuse, c'est que les bains d'étuve, en activant la circulation à la périphérie du corps, privent l'estomac de la quantité de sang nécessaire à la coction des alimens. Mais si l'on réfléchit à l'activité imprimée à la circulation générale, à la sécrétion plus abondante des sucs gastriques et de la bile, aux mouvemens que les frictions et le massage des parois abdominales impriment au bol alimentaire, on comprendra facilement l'augmentation des fonctions digestives.

Néanmoins on ne peut pas indistinctement, et dans tous les cas, faire usage des bains russes au sortir de table; il faut déjà en avoir pris quelques-uns, et s'être familiarisé avec leurs pratiques. En général, on peut les prendre peu de temps après les repas; nous avons cru remarquer, cependant, que le lait pur se digérait assez mal dans l'étuve.

Pesanteurs d'estomac.

Observation. Madame Dublin, âgée de 28 ans, d'un tempérament nerveux-lymphatique, éprouvait depuis deux ans des pesanteurs d'estomac. Rarement elle mangeait avec appétit, et la digestion de la petite quantité d'alimens qu'elle prenait, était longue et difficile. Les excitans, les apéritifs, ayant mal réussi à la malade, elle tenta l'usage des bains russes. Dès le cinquième, elle sentit revenir son appétit; elle les continua, cependant, tout le mois d'août 1835, et recouvra entièrement ses facultés digestives. Depuis, l'usage d'un bain russe par semaine a suffi pour l'entretenir dans un état de parfaite santé.

Digestions laborieuses.

Observation. Monsieur Nicot, homme de cabinet, âgé de 45 ans, d'une constitution lymphatique, avait depuis cinq ans des digestions très laborieuses. Cet état maladif, entretenu par la vie sédentaire , fut combattu avec succès par les bains russes. L'appétit se développa, les digestions devinrent faciles, après vingt bains. Quelques-uns pris de temps en temps ont régularisé les fonctions digestives.

Observation. A la suite d'un souper qui s'était prolongé toute la nuit, quatre célèbres gastronomes vinrent prendre un bain russe, presqu'au sortir de table, et dans un état voisin de l'ivresse. Entrés à notre insu dans le bain, nous blâmâmes cette imprudence, quoique les personnes fussent depuis long-temps déjà familiarisées à son action. Ce ne fut pas sans quelque étonnement que nous vîmes ces quatre Rogers-bon-temps, sortir de leur bain la tête et l'estomac parfaitement libres. Quelques instans de sommeil achevèrent de les rendre à leur état naturel, et leur permirent de faire face à un bon déjeûner, au sortir de l'établissement.

Ce fait s'est répété plusieurs fois depuis, et nous avons toujours vu cesser le commencement d'ivresse. L'étuve qui avait servi était remplie d'émanations alcooliques. En citant ces observations exactes, nous ne prétendons pas en faire une règle de conduite; mais seulement établir qu'en général les bains russes favorisent les digestions, loin de les troubler.

Des gastrites et des entérites aiguës.

Lorsqu'il y a prédisposition à la gastrite, un commencement d'inflammation des organes digestifs, les bains russes et orientaux font avorter promptement ces inflammations débutantes, en déplaçant la congestion sanguine, par la révulsion qu'ils opèrent sur toute la périphérie du corps. Mais lorsque ces inflammations internes, ayant déjà parcouru une partie de leur période, sont arrivées à un assez haut degré, le régime, les boissons émollientes, les applications de sangsues, sont plus utiles, et doivent être mis en usage avant les bains d'étuve, dans la crainte que l'activité imprimée aux fluides circulatoires n'augmente les accidens.

Au commencement de gastrites inflammatoires, j'ai plusieurs fois usé des bains d'étuve avec succès.

GUÉRISONS DE GASTRITES DÉBUTANTES.

Au mois de juillet 1835, je fus pendant trois jours privé d'appétit, éprouvant des chaleurs dans l'estomac; ma langue chargée d'abord devint bientôt rougeâtre à sa pointe. Un peu de régime, et six bains russes ont dissipé complétement cette gastrite commençante.

Guérison de gastrite commençante.

Observation. Monsieur Breton, négociant, âgé de 28 ans, d'un tempérament sanguin, avait depuis six jours une gastrite aiguë. Avant d'appliquer les sangsues qui lui avaient été conseillées, il voulut essayer les bains russes qui lui avaient déjà réussi contre plus d'une indisposition. Il se mit au régime, et après huit bains, pris dans l'espace de douze jours, sa gastrite avait complétement cédé.

Guérison de gastro-entérite récente.

Observation. Mademoiselle Corbeille, âgée de 24 ans, d'un tempérament lymphatique-bilieux, après un usage immodéré de purgatifs, fut prise, au printemps de 1835, de chaleurs avec légères douleurs de l'estomac et des intestins, de fréquentes envies de vomir, et d'un peu de diarrhée. La vie était concentrée sur les organes digestifs, la peau habituellement pâle et sèche faisait mal ses fonctions; la malade éprouvait depuis quelques jours de légers frissons, lorsque nous lui conseillâmes les bains russes, contre ces accidens peu graves encore. Après les six premiers, pris à une assez douce température, la peau avait recouvré ses fonctions; les diarrhées et les envies de vomir avaient cessé. Douze bains dissipèrent tous les accidens des voies digestives; l'appétit revint, et les digestions devinrent faciles.

Des gastrites et des entérites chroniques.

« Des succès dont le nombre se multiplie chaque
» jour, dit le docteur Rapou, ne permettent pas
» même à la plus aveugle prévention de révoquer
» en doute l'utilité de la méthode fumigatoire, dans
» le traitement des phlegmasies aiguës. Son efficacité
» dans les inflammations chroniques, repose sur des
» bases plus solides encore.... On préférera, toutes
» choses égales, les bains à l'orientale dans les affec-
» tions des organes digestifs. » (*Méthode fumigatoire*, tome 1, pages 276 et 279.)

Le témoignage de ce praticien expérimenté est des plus conformes aux faits que nous avons eu occasion d'observer. Car si nous avons recommandé la sobriété des bains d'étuve dans les cas d'inflammation aiguë des organes digestifs, nous les préconiserons contre ces affections passées à l'état chronique, lorsque, fixées depuis long-temps sur les conduits alimentaires, elles sont devenues en quelque sorte une nouvelle fonction. Pour modifier puissamment ce mode de vitalité des organes digestifs, pour dissiper

cette inflammation interne, est-il une indication
plus rationnelle, que d'appeler vers la peau les fluides circulatoires qui l'entretiennent, que de régulariser ou d'activer les sécrétions qui président aux
phénomènes de la digestion. Personne ne contestera
aux bains d'étuve cette double vertu, quand surtout
ils sont accompagnés de frictions, de fustigation,
ou de massage, sur toute la périphérie du corps.
Mais ce travail révulsif ne peut s'opérer que d'une
manière lente et graduée; le malade doit donc mettre
beaucoup de persévérance et d'exactitude dans l'u-
sage de ses bains.

Contre les affections chroniques des intestins,
nous recommanderons particulièrement les frictions
et le massage des parois de l'estomac et du ventre,
afin d'imprimer aux paquets intestinaux divers mouvemens ou oscillations qui modifient leur vitalité,
activent les sécrétions et la digestion des alimens.
Dans certains cas on peut recourir avantageusement
à la douche de vapeur locale. Lorsqu'il y a consti-
pation opiniâtre, les lavemens et les laxatifs doivent
être mis en usage sans trop compter sur l'action des
bains d'étuve pour la combattre.

Les premiers pas vers la guérison sont l'augmentation de l'appétit et l'accélération des digestions :
il n'arrive presque jamais que la gastrite chronique
revienne à l'état aigu avant son entière guérison.

Dans les cas d'altérations organiques du tube
digestif, de cancer d'estomac, de tubercules intestinaux, etc., on doit proscrire les bains russes
crainte de hâter l'issue fatale.

Guérison de gastrite chronique.

Observation. Madame Bigot, âgée de 55 ans, d'une constitution sanguine, était affectée depuis deux ans d'une gastrite dont la marche lente s'était déclarée par des digestions incomplètes, des pesanteurs d'estomac, et de temps en temps de légers vomissemens. Un régime lacté suivi pendant un an avait calmé ces accidens, lorsqu'au mois de mars 1835, la malade fut envoyée aux bains russes par son médecin. La rougeur de l'extrémité de la langue, la chaleur et la sensibilité de l'épigastre, la paresse des digestions persistaient encore. Cette malade suivit les bains avec assez de régularité pendant deux mois. Les douze premiers augmentèrent l'appétit et facilitèrent un peu les digestions. Au vingtième la sensibilité et la chaleur de l'estomac avaient disparu. Cependant la langue restait blanchâtre et les alimens substantiels passaient encore avec peine. La malade continua les bains, et ce ne fut qu'au trente-sixième, qu'elle obtint une guérison radicale. Depuis elle a repris son embonpoint et digère avec facilité toute espèce d'aliment.

Guérison de gastro-entérite chronique.

Observation. Monsieur Achille Robert, négociant en vins, âgé de 44 ans, d'un tempérament bilieux-sanguin, se vit obligé de quitter son commerce par suite d'une gastro-entérite qui le tourmentait depuis

quatre ans. Après avoir répété les applications de
sangsues et suivi pendant long-temps un régime
sévère, le malade eut recours aux bains russes dans
le mois de décembre 1834. Les potages de fécules
et le lait avaient été pendant un an la nourriture
habituelle du malade. Lorsqu'il commença ses bains,
les viandes blanches passaient encore avec beaucoup
de peine ; il continua son régime et prit d'abord
quinze bains de suite. L'appétit avait augmenté peu
à peu, et la durée des digestions s'était beaucoup
abrégée. La douche de vapeur fut promenée de
temps en temps sur l'estomac et le ventre, le massage fut également employé. Au vingtième bain il
y eut une évacuation de bile assez abondante ; dès
cette époque l'état du malade s'améliora de jour en
jour. Après quarante bains il fut entièrement débarrassé de sa gastro-entérite, qui l'avait jeté dans une
hypocondrie désespérante.

De l'hépatite légère ou jaunisse.

Dans les cas d'irritation légère du foie, accompagnée de jaunisse, on peut retirer de bons effets des
bains russes, pourvu qu'il n'y ait ni inflammation
vive, ni douleur, ni lésion organique du foie. La
sécrétion de la bile ne tarde pas à reprendre son
cours, et la petite quantité qui s'était répandue dans
le sang et donnait à la peau une teinte jaunâtre, a bientôt disparu par les selles ou les urines. On ne doit
pas négliger l'usage des boissons diurétiques.

Guérisons de jaunisse légère.

Observation. Monsieur Duperray fut atteint d'une légère irritation du foie , accompagnée d'une jaunisse assez prononcée. Sans presque rien changer à son régime et à son habitude de vie , il se débarrassa de cette affection après huit bains russes et l'usage de boisson nitrée.

Observation. Madame Géfrois , âgée de 22 ans, d'une constitution nervoso-lymphatique , avait depuis deux ans la peau jaunâtre , sans cependant souffrir du foie. Impatientée de traiter sans succès cette jaunisse légère qui ternissait son teint naturel , cette dame suivit les bains russes pendant deux mois , et retourna en province où elle habitait, après avoir recouvré sa fraîcheur première.

DES AFFECTIONS NERVEUSES DES ORGANES DIGESTIFS.

DE LA GASTRALGIE , DES CRAMPES D'ESTOMAC , DES COLIQUES INTESTINALES ET VENTEUSES , DES ÉRUCTATIONS , DES VOMISSEMENS , SPASMODIQUES , ETC.

Ces irritations nerveuses des organes digestifs sont dues, pour la plupart, à l'abus des plaisirs et des excitans du système nerveux, ou succèdent à une attaque du choléra. L'état naturel de la langue, les douleurs lancinantes et passagères, l'absence de douleurs à la pression du ventre et des intestins, sont autant de symptômes qui distinguent ces névroses des inflammations gastriques et intestinales avec les-

quelles nous les trouvons souvent confondues dans
le monde.

Les bains russes et orientaux combattent avec
succès cette classe de névroses.

« Dans beaucoup de cas d'irritations nerveuses et
» de crampes d'estomac, dit le docteur Schmidt, les
» bains russes ont été non-seulement calmans, mais
» encore parfaitement curatifs. » (*Diss. sur les bains
russes*, Berlin, 1824.)

« La cardialgie, ou douleur nerveuse de l'esto-
» mac, dit le docteur Rapou, le vomissement spas-
» modique et toute névrose essentielle, soit dans
» l'organe principal, soit des autres parties de l'ap-
» pareil digestif, sont efficacement combattues par
» les bains d'étuve. » (*Mét. fumig.*, t. 2, p. 525.)

Contre ces névroses intestinales, il faut répéter
pendant le bain les frictions et le massage des parois
abdominales. En imprimant ainsi aux viscères gastriques de fréquentes oscillations, les douleurs deviennent bientôt moins fortes, les digestions plus
régulières. Au commencement du traitement, la
douche de vapeur, que l'on promène, avant le bain
général, sur l'estomac et le ventre, détend les filets
nerveux contractés douloureusement. Lorsque les
principaux accidens sont dissipés, on a recours aux
arrosemens froids, qui donnent du ton au système
nerveux, et corrigent son irritabilité. Dans les cas
rebelles, la douche de vapeur alternée avec une
douche d'eau froide locale, a déterminé d'heureux effets. Par cette méthode perturbatrice, nous
sommes parfois arrivé à dissiper en peu de temps les

irritations nerveuses intestinales les plus chroniques.
Quand, sous l'influence des bains, les douleurs
viennent à augmenter ou à se déplacer, c'est, comme
dans toutes les névralgies, un symptôme favorable
à la guérison.

Pendant tout le cours du traitement, le malade
doit éviter l'abus des plaisirs vénériens, les excitans
du système nerveux, le café, le thé, le vin blanc,
les sauces épicées, le poivre, etc.

Guérison de gastralgie avec crampes d'estomac.

Observation. Monsieur de Vilarge, officier, d'une
constitution nerveuse, âgé de 52 ans, éprouvait depuis deux années des crampes et des élancemens
nerveux dans l'estomac. Le moindre écart de régime,
une nuit passée au bal, réveillait ces crises. Parfois
l'estomac se ballonnait ; les médicamens antispasmodiques et opiacés avaient été mis en usage avec peu
de succès pendant six mois, lorsque le malade vint
prendre les bains russes, en octobre 1835. Les frictions, le massage, et de temps en temps les douches
de vapeur furent d'abord dirigées vers l'estomac. Dès
le quinzième bain, cet organe ne se ballonnait plus,
les douleurs et les crampes avaient diminué d'intensité ; le malade continua ses bains, recourant de
temps en temps à la douche de vapeur alternée avec
la douche d'eau froide. La guérison fut entière après
trente bains, pris dans l'espace de deux mois. En suivant les bains comme moyen hygiénique, le malade
n'a eu aucun souvenir de sa gastralgie.

Guérison de gastralgie avec vomissemens spasmodiques.

Observation. Madame de Moutrille, d'un tempérament nerveux, ressentait depuis un an de violentes douleurs nerveuses de l'estomac, accompagnées de vomissemens spasmodiques ou d'éructations. L'épigastre était assez sensible à la pression, les digestions étaient troublées par de fréquentes crises. Les moyens ordinaires de la médecine n'ayant obtenu que des soulagemens momentanés, un de nos célèbres professeurs lui conseilla les bains russes, au mois d'août 1834. Dix bains avaient dissipé les vomissemens. La malade, obligée de suspendre son traitement pour un voyage d'un mois, ressentait encore dans la région de l'épigastre des douleurs lancinantes qui cédèrent, avec tous les accidens de la gastralgie, à douze autres bains et six douches de vapeur.

Guérison d'une irritation nerveuse de l'estomac et des intestins.

Observation. Monsieur Clémenceau, homme de cabinet, d'une constitution bilieuse et nerveuse, âgé de 42 ans, éprouva une violente attaque de choléra, qui exposa sa vie pendant huit jours. La convalescence de cette terrible maladie fut des plus longues; il lui était resté une irritation nerveuse de l'estomac et des intestins, souvent accompagnée de coliques, de diarrhée, de flatuosités; en un mot, tout le tube digestif était dans un état de souffrance presque continuel. Les traitemens divers, secondés par un régime sévère, avaient échoué. Le malade tenta les bains d'étuve russes, au mois de juin 1835, et les suivit avec assez d'assiduité pendant trois mois. Au vingtième bain, les coliques et les diarrhées avaient disparu. Les cinq bains qui suivirent, déterminèrent un débordement de bile qui soulagea beaucoup le malade. Cependant, il restait encore quelques douleurs lancinantes, des éructations qui cédèrent peu à peu aux douches de vapeur. Au trente-cinquième bain, on insista davantage sur les arrosemens froids; il fallut cinquante bains, pour obtenir une guérison radicale, et rendre au malade son appétit, ses digestions, et son embonpoint ordinaire.

DU CHOLÉRA MORBUS

traité par les bains russes et orientaux.

Il n'entre pas dans notre plan de disserter sur le choléra-morbus, ni de décider à quelle classe appartient cette redoutable maladie. Est-ce une gastro-entérite, est-ce une névrose?.. Les symptômes nerveux nous ont toujours paru prédominans. Les crampes douloureuses dans tous les membres, les vomissemens spasmodiques, une contraction profonde qui resserre la région épigastrique comme avec une *barre*, puis la crampe du cœur, nous expliquent les principaux phénomènes cholériques. En effet, le cœur contracté ne pousse plus avec force le sang vers les extrémités et la périphérie du corps; de là,

la pâleur, la sécheresse, et le froid glacial de la peau
et des extrémités; de là aussi les concentrations sur
les organes internes, notamment sur l'estomac et
les intestins. Stagnant dans ses vaisseaux, le sang
perd peu à peu sa partie séreuse qui entretient les
vomissemens et les diarrhées abondantes. Privé ainsi
de sa partie la plus limpide, le sang ne tarde pas à
acquérir la consistance de la gelée de groseilles, et
donne au malheureux qui est affecté de cette cruelle
maladie, cet aspect d'un noir violacé.

Combattre les accidens nerveux, rompre la concentration fixée sur les organes digestifs, en rappelant à la périphérie du corps et aux extrémités la
circulation, la chaleur et la vie, telles sont les principales indications à remplir pour combattre le choléra. Pour atteindre ce double but, on a eu recours
aux narcotiques, aux antispasmodiques, aux révulsifs externes, aux vésicatoires, aux synapismes; on a
fait prendre la glace à l'intérieur, en recommandant
de frictionner et de couvrir chaudement le malade,
afin de provoquer la transpiration. L'expérience a
démontré que cette méthode thérapeutique avait
mieux réussi que les médicamens existans, et le traitement entièrement antiphlogistique.

D'après ces faibles données, ne comprend-on pas
tout d'abord de quelle efficacité peuvent être les
bains d'étuve contre le choléra? Est-il un moyen
plus prompt que cette chaleur de 40 à 45 degrés,
avec frictions et fustigation sur tout le corps? La
réaction instantanée qui succède au bain, n'est-elle
pas des plus puissantes, pour rompre les concen-

trations internes, et, s'il s'agit de combattre les crampes nerveuses, les bains d'étuve, secondés du massage, ne sont-ils pas encore le meilleur remède? Aussi, l'avons-nous employé avec un succès qui a dépassé toutes nos espérances, puisque, sur le petit nombre de cholériques que nous avons soumis à cette méthode, une seule personne a succombé.

La guérison sera d'autant plus certaine, qu'on recourra plus promptement aux bains d'étuve; car, lorsque la coagulation du sang a déjà eu lieu, il n'y a plus guère d'espoir de succès.

On doit porter rapidement la chaleur de l'étuve à 40 degrés Réaumur, frictionner, fustiger et masser le malade, pendant demi-heure, à cette température, en lui faisant avaler de petits morceaux de glace. Si les extrémités restent froides, on dirigera localement la douche de vapeur, pour y appeler le sang. Après trois quarts d'heure, on terminera le bain par 45 degrés, et les arrosemens d'eau mitigée, afin d'obtenir la réaction. Le malade sera couché pendant une heure, enveloppé de deux couvertures, en continuant à lui faire avaler de petits morceaux de glace. Avant de lever le malade, il convient de frictionner de laudanum les membres affectés de crampes violentes. Les potions anti-émétiques, les lavemens astringens, ne seront pas non plus négligés; car on ne saurait recourir promptement à trop de moyens, pour combattre les rapides progrès de cette terrible maladie.

Ces moyens, administrés avec discernement, offrent toutes les chances de succès. Si les symptômes

persistent, il ne faut pas craindre de faire prendre
un second bain le même jour, et les continuer jusqu'à entière guérison.

Lorsque cette redoutable épidémie semait partout
la mort, si la médecine, dans ses essais, avait tourné
ses regards vers cette méthode thérapeutique; si le
Conseil de salubrité avait accepté l'offre qui lui fut
faite, d'ériger des bains russes dans les hôpitaux,
et d'en surveiller l'administration; il est probable
que nous aurions aujourd'hui moins de pertes douloureuses à regretter.

Guérisons de choléra par les bains russes.

Observation. Madame Galen, portière à la rue
Pigale n° 26, âgée de 54 ans, d'une constitution
sanguine et nerveuse, fut atteinte d'un violent choléra asiatique, au mois de juin 1832. Des vomissemens, des crampes, jetaient les membres dans un
état convulsif, et arrachaient des cris déchirans à
la malade. La face décomposée, les yeux hagards,
la peau et les extrémités glacées, tout annonçait que
la malade, depuis deux heures dans cet état de crise,
n'avait que peu de temps à vivre. Nous la fîmes
transporter immédiatement dans un bain d'étuve
russe, établi dans la maison même. La température
de 40 degrés Réaumur, les frictions à la brosse, la
fustigation, furent mises en usage. Après un quart
d'heure, la malade sentit diminuer ses crampes; on
éleva successivement la température à 45 degrés.
Elle sortit de l'étuve où elle avait séjourné près

d'une heure, et fut transportée sur un lit, où on
l'enveloppa de couvertures pendant deux heures.
Dès le jour même de son bain, les principaux accidens cholériques étaient dissipés. Elle en prit un
second le même jour, et le sur-lendemain de son attaque, la malade commençait à vaquer à ses petites
occupations. Quelques bains achevèrent la guérison
de cette cruelle maladie, qui ne laissa après elle aucune trace.

Observation. Madame Duvernay, demeurant rue
Pigale n° 27, ancienne femme de chambre de l'impératrice Joséphine, d'un tempérament sanguin-
nerveux, âgée de 60 ans, fut prise du choléra, au
mois de juillet 1832. Les crampes d'estomac, les coliques furent bientôt suivies de diarrhée et de vomissemens abondans. Une application de sangsues,
les potions anti-émétiques, les lavemens d'amidon,
ne purent arrêter ces accidens, pendant toute la
nuit. Le lendemain, les jambes éprouvant des crampes violentes, notre premier soin fut de faire transporter la malade aux bains russes. Elle en prit deux
le même jour; dès le lendemain, les crampes avaient
cédé; la diarrhée et les vomissemens se dissipèrent
au quatrième bain. Après le septième, la malade
était en convalescence. Elle les continua cependant
jusqu'à douze, sans négliger les moyens ordinaires,
et sa guérison fut complète.

Observation. Monsieur Jacques Vaudran, cocher,
demeurant rue Laval n° 4, d'une constitution bilio-

so-sanguine, fut atteint d'un choléra assez violent. Six heures après l'invasion de l'attaque, il fut transporté dans l'étuve, et y resta une heure. La température fut portée à 45 degrés; les principaux accidens de crampes se calmèrent dès le jour même. Après quatre bains, la guérison était complète, et le malade reprit ses occupations, le sixième jour de sa maladie.

Maigreur et obésité.

J'ai lu quelque part que Galien avait reconnu aux bains d'étuve avec fustigation, la vertu d'engraisser ou de maigrir, suivant certaines circonstances ou habitudes organiques. Nombre de baigneurs qui fréquentent l'établissement, ont remarqué que les bains russes avaient déterminé l'un ou l'autre de ces résultats. Nous avions besoin de pareilles autorités pour étayer cette vérité, qui au premier abord semble paradoxale, parce qu'on ne s'explique pas dans quelles conditions les bains d'étuve peuvent produire ces effets opposés.

« Une grande maigreur et un embonpoint exces-
» sif, dit le docteur Rapou, sont deux états maladifs
» qui reconnaissent en général pour cause, l'inégale
» distribution des forces vitales, ou une sorte d'ir-
» régularité dans les fonctions assimilatrices. Les
» bains de vapeur sont en général applicables à l'un
» et à l'autre cas. » (*Essai sur l'atmidiatrique*, page 184.)

Lorsque la maigreur est due à la paresse des organes digestifs, qui opèrent mal les phénomènes de la nutrition, les bains russes la combattront avec succès par l'accélération qu'ils impriment aux fluides circulatoires, chargés de distribuer dans toute l'économie les matériaux nutritifs. Les frictions et la fustigation sont indiquées dans ce cas, ainsi que les arrosemens froids pour augmenter la tonicité, et prévenir ou réparer la déperdition occasionée par la transpiration. On ne doit pas se coucher après le bain. Nous avons vu nombre de personnes maigres, acquérir un certain embonpoint par l'usage long-temps continué des bains russes; plusieurs garçons de bain nous en ont offert un exemple remarquable.

Quand l'obésité doit son origine à une certaine disposition organique, ou à une nourriture trop abondante, convenablement élaborée par les organes digestifs, on doit peu attendre des bains d'étuve pour la combattre. Une nourriture plus sobre, un exercice soutenu sont des moyens plus efficaces à lui opposer. Mais quand il y a ce qu'on appelle vulgairement *fausse graisse*, provenant de certains désordres des organes alimentaires, du défaut d'exercice ou d'une prédisposition lymphatique qui engorge le tissu cellulaire et les tégumens, les bains russes pourront dissiper cet état d'obésité. Sous leur influence, les sécrétions deviendront plus abondantes, la circulation de la lymphe devenant plus active n'engorgera plus les tissus. Il ne faut pas craindre, dans ce cas, de provoquer d'abondantes transpirations en se couchant après le bain; car si cette déperdition fatigue momentanément l'économie, d'un autre côté

l'activité acquise par les organes digestifs répare
promptement les forces.

Observation. Mademoiselle Charieux, lingère,
d'une constitution bilioso-nerveuse, âgée de 25 ans,
était tombée dans un état de maigreur extrême, par
suite de fortes contrariétés morales qui avaient long-
temps troublé les organes digestifs. Elle avait perdu
l'appétit, lorsqu'elle commença les bains russes.
Trois par semaine lui rendirent l'appétit et de faciles
digestions, et après trois mois de traitement, l'embonpoint habituel était revenu.

Observation. M. le général P...., d'un tempérament lymphatico-nerveux, par suite de digestions
laborieuses et d'une circulation languissante, avait
vu successivement son ventre et ses membres se
bouffir d'une fausse graisse. Il suivit les bains russes
pendant tout l'été de 1835, transpirant fortement
après chaque bain. Au commencement de l'automne,
les digestions étaient devenues régulières, les chairs
avaient recouvré leur fermeté, et la fausse graisse
qui engorgeait les tissus avait disparu. L'usage hygiénique des bains russes prévint le retour de l'o-
bésité.

Amaigrissement ou atrophie des membres.

A la suite des rhumatismes et des sciatiques chroniques, très souvent les membres ou les muscles qui
avoisinent les articulations malades diminuent de vo-

lume. La circulation paresseuse ne distribuant plus les matériaux de la nutrition à la partie malade, elle s'atrophie peu à peu, perd ses forces et la facilité de ses mouvemens. Les muscles de l'épaule, des genoux et des cuisses nous ont offert les plus fréquens exemples d'atrophie.

Les bains russes et orientaux combattent avantageusement l'atrophie, surtout si l'on y recourt dès le principe de la maladie. La circulation et la nutrition finissent par se rétablir; mais cet effet ne s'obtient que d'une manière lente et graduée. Aussi cette affection nécessite-t-elle un traitement assez prolongé.

Les frictions, la fustigation, le massage et la douche de vapeur sont autant de pratiques indiquées contre l'atrophie, parce qu'elles concourent toutes à activer la circulation vers la partie atrophiée. Insensiblement les muscles recouvrent leur mouvement et leurs forces. Vers la fin du traitement, il faut insister sur les arrosemens d'eau froide, pour augmenter la tonicité des membres. Il est bon aussi de recourir de temps en temps aux vapeurs aromatiques qui augmentent la tonicité.

Observation. Monsieur Rayer, négociant, constitution sanguine, âgé de 38 ans, avait eu pendant deux ans un rhumatisme chronique de l'épaule gauche. Peu à peu les muscles de cette articulation et notamment le muscle deltoïde, perdirent leur volume et leur force; l'épaule était réduite aux deux tiers de son volume ordinaire; les mouvemens d'élévation du bras étaient impossibles, lorsque le ma-

lade vint prendre les bains russes, au mois de dé‐
cembre 1835. Le massage, les frictions et la douche
de vapeur furent dirigés localement contre l'épaule
atrophiée. Après vingt-cinq bains, les mouvemens
de l'épaule étaient complétement rétablis. Il fallut
cinquante bains, pris dans l'espace de deux mois,
pour rendre au bras sa force et son volume ordinaire.

Observation. Monsieur Duchesne, entrepreneur,
tempérament sanguin, âgé de 36 ans, après une
chute sur le genou droit, ressentit une douleur
sourde pendant six mois. Une sciatique survint,
gêna les mouvemens de la cuisse, lui fit perdre de ses
forces et réduisit l'extrémité inférieure des muscles à
un état d'amaigrissement prononcé. Au-dessus du
genou, la cuisse droite avait un pouce de circonfé‐
rence de moins que l'autre. Le malade prit les bains
russes au mois de juin 1830. En vingt bains, la
jambe avait recouvré ses mouvemens et sa force;
mais ce ne fut qu'après soixante-six bains que l'a‐
trophie disparut.

CHAPITRE VIII.

DES MALADIES DES ORGANES GÉNITO-URINAIRES TRAITÉES PAR LES BAINS RUSSES ET ORIENTAUX.

Cette classe de maladies n'est pas une des moins importantes que nous ayons à examiner ; mais nous devons nous borner, dans cet ouvrage, à l'examen des affections génito-urinaires qui peuvent être traitées avec quelques succès par les bains russes et orientaux. Après avoir rapidement passé en revue quelques désordres plus familiers à l'appareil génital des femmes, nous terminerons par les maladies vénériennes qui nous offriront un champ plus vaste à exploiter.

DES RÈGLES.

Aménorrhée.—Suppression critique.

Le phénomène important de la menstruation nous offre trois périodes à examiner : à l'époque où cette fonction s'établit ; pendant le cours de la vie, et à l'âge critique de la femme. Dans le chapitre des Ages, nous avons signalé les changemens que cette fonction nouvelle apportait dans toute l'organisation de la jeune fille adolescente; nous avons dit comment les bains russes et orientaux, aidés du massage et de la douche de vapeur dirigée sur le bas-ventre, facilitent le développement des règles.

Pendant le cours de leur vie, les femmes qui habitent les grandes villes mènent en général une vie dissipée ou trop sédentaire, et sont habituellement mal réglées, d'où résultent naturellement une foule d'accidens qui réagissent sur les autres systèmes. Les palpitations du cœur, les maux de tête, les tintemens d'oreilles, l'altération des traits de la face, une pâleur livide, etc., sont souvent les suites d'une menstruation incomplète. On trouvera difficilement un moyen plus efficace que l'usage hygiénique des bains d'étuve, pour régulariser le cours des règles. « Quoi- » que les femmes turques, dit le docteur Tymoni » que nous avons déjà cité, ne fassent pas beau- » coup d'exercice, car elles sont presque tout le jour » assises sur leur sopha et elles sortent rarement ; » cependant elles sont communément bien réglées, » et elles souffrent peu de vapeurs : ce que je ne sau- » rais attribuer qu'à l'usage fréquent de leurs bains » d'étuve, où elles se plaisent d'ailleurs beaucoup. » (*Des bains orientaux*, pag. 19.)

L'activité imprimée à la circulation générale et le relâchement du corps de la matrice nous expliquent l'efficacité des bains d'étuve pour entretenir et faciliter les règles.

Peut-on faire usage des bains russes et orientaux pendant la menstruation ? Lorsque l'écoulement du

sang se fait mal , quelques bains sont utiles au commencement ; mais il est sage de s'en abstenir lorsque
cette fonction suit sa marche régulière , et surtout
lorsque la femme est sujette à des pertes considérables.
Nous devons cependant faire observer que le cours
des règles n'a point été troublé chez cinq femmes
baigneuses qui ont administré les bains dans notre
établissement.

Nous ne saurions trop conseiller aux personnes
mal réglées de prendre deux ou trois bains quelques
jours avant leur époque. Dans ce cas , il faut diriger
la douche de vapeur sur le bas-ventre , masser et
frictionner les parois abdominales , afin d'activer la
circulation vers la matrice et de relâcher son tissu.
Nous faisons recevoir l'arrosement d'eau mitigée
assis , afin que , frappant seulement sur la partie
supérieure du tronc, il refoule le sang vers les extrémités qui restent plongées dans la vapeur.

A l'âge critique des femmes , il est rare que la
suppression des règles ne jette quelque désordre
dans le système circulatoire : de là ces congestions
dangereuses, ces apoplexies , ces paralysies , etc. Il
n'est rien de comparable aux bains d'étuve , pour
prévenir ou corriger les accidens qui peuvent résulter de cette suppression , et rétablir l'équilibre dans
la circulation ; mais il faut diriger l'administration
du bain suivant la nature des accidens.

Formation des règles.

Observation. Mademoiselle Caroline P****, âgée de 14 ans, d'une constitution lymphatique, n'était pas encore formée. Déjà deux fois la menstruation avait paru s'établir. Elle commençait à ressentir des étouffemens et des tintemens d'oreilles, lorsqu'à l'approche de son troisième mois son médecin l'envoya prendre six bains russes, avec massage et douche de vapeur dirigée sur le bas-ventre. Les règles parurent avec assez d'abondance pendant les six mois qui suivirent. Cette jeune personne prit trois ou quatre bains avant chaque époque, et la menstruation s'établit avec beaucoup de régularité.

Suppression de règles.

Observation. Madame Joséphine C***** avait une suppression de règles depuis quatre mois ; elle avait subi plusieurs traitemens, sans pouvoir les rétablir. Elle vint à Paris pour faire une consultation, où il fut décidé qu'elle suivrait un traitement par les bains russes. Depuis deux mois la malade éprouvait des étouffemens, des palpitations et des chaleurs intestinales. Au mois de juin 1835, elle prit ses bains de suite et six douches de vapeur ; au quinzième les règles avaient reparu à leur époque habituelle. Elle continua les bains jusqu'à 30, et les mois suivans les règles eurent lieu régulièrement et dissipèrent tous les accidens que nous venons d'indiquer.

Suppression à l'âge critique.

Observation. Madame Lebrun, âgée de 5o ans, d'un tempérament lymphatique et nerveux, avait cessé de voir depuis six mois. La circulation était dans un état de perturbation générale. Deux saignées générales n'avaient pu triompher des bouffées de chaleur à la tête, des frissons et des engourdissemens qui menaçaient d'une paralysie les extrémités. En mars 1835, la malade vint tenter les bains russes, qu'elle suivit avec exactitude pendant deux mois. La circulation se rétablit de jour en jour, les engourdissemens se dissipèrent, la chaleur revint à la peau et aux extrémités. Après trente-cinq bains, la malade jouissait de la plus parfaite santé.

Fleurs blanches ou leucorrhée.

La suppression des règles, les fausses couches, l'excitation trop fréquente des organes de la génération, etc., déterminent souvent, chez les femmes, un écoulement blanchâtre désigné vulgairement sous le nom de *fleurs blanches.*

Cette incommodité fatigante s'accompagne de l'altération des traits, de chaleur, de douleur sourde dans le bas-ventre et les reins, de dégoûts, de lassitudes, de tiraillemens d'estomac. Les bains russes et orientaux ont souvent remédié à tous ces accidens et tari cet écoulement incommode. « J'ai l'expérience, » dit le docteur Sanchès, qu'une forte décoction de

» sommités récentes de genêt, prise à la dose de trois
» ou quatre verres le matin, pendant trois semaines
» ou un mois, en prenant tous les soirs un bain de
» vapeur russe et se couchant après, guérit la mala-
» die si commune des fleurs blanches. » (*Mém. sur
les bains russes*, 1779, Paris.)

La décoction du genêt peut être remplacée avantageusement par d'autres médicamens internes, par les
injections de grande cousoude, de ratanhia, etc. Il
ne faut pas s'étonner si les fleurs blanches deviennent,
plus abondantes après les premiers bains ; car à cette
récrudescence succède bientôt une diminution sensible de l'écoulement. Si les fleurs blanches tiennent
à la suppression des règles, il faut chercher à les rétablir à l'aide de la douche de vapeur sur le bas-ventre ; s'il y a prédominance lymphatique, débilité
générale, relâchement dans les organes sexuels, les
arrosemens d'eau froide sont indiqués comme for-
tifians. Il est inutile de dire que pendant l'usage des
bains, on ne doit pas négliger certains médicamens
indiqués en pareille circonstance, et éviter les causes
qui peuvent entretenir l'écoulement.

Guérisons de fleurs blanches.

Observation. Madame Ch** D****, femme de
négociant, âgée de 28 ans, d'une constitution lymphatique et nerveuse, était sujette aux fleurs blanches
depuis une fausse couche qui datait de six mois. Elle
éprouvait des chaleurs intestinales et de fréquens tiraillemens d'estomac. Après avoir essayé en vain plu-

sieurs remèdes, elle prit les bains russes au mois de décembre 1835. Les cinq premiers augmentèrent l'écoulement; peu à peu il devint plus limpide et moins abondant; la malade insista sur les arrosemens d'eau froide, et après vingt bains pris dans l'espace d'un mois, l'écoulement était tari, et l'usage hygiénique de ces bains en a prévenu le retour.

Observation. Mademoiselle Sophie T*****, âgée de 17 ans, d'un tempérament éminemment lymphatique, était habituellement mal réglée. Après une suppression subite, elle eut des pertes blanches pendant quatre mois. Son père la conduisit aux bains russes. Dès les premiers l'appétit revint et les tiraillemens d'estomac cédèrent. Au huitième bain, les règles parurent à leur époque plus abondantes que d'ordinaire. Au quinzième bain les fleurs blanches avaient complétement disparu. Le médecin de la jeune malade lui prescrivit un régime, lui fit prendre un ou deux bains russes par semaine, et parvint, à l'aide de ces moyens, à régulariser le cours des règles et à prévenir le retour des fleurs blanches.

De l'hystérie ou irritation nerveuse de la matrice.

L'hystérie est une irritation nerveuse de la matrice, qui se manifeste habituellement par des mouvemens convulsifs, perte de connaissance, difficulté de respirer, sentiment de suffocation qui semble déterminé par une boule remontant du ventre à l'estomac, puis au cou. Quelle que soit la cause de cette

névrose, les bains d'étuve sont un puissant moyen
de la combattre. Les frictions, le massage et la
douche de vapeur dirigée sur le bas-ventre sont
toujours indiqués contre cette maladie, soit qu'elle
dépende des suites de couches, de difficulté ou d'irrégularité de la menstruation, ou de toute autre
cause qui ait trop excité les organes de la génération.
Lorsque les principaux accidens nerveux ont disparu,
il est utile de recourir aux arrosemens froids pour
corriger l'irritation générale.

Nous n'avons pas été seul à constater l'efficacité
des bains d'étuve contre l'hystérie. « Le bain d'étuve
» oriental, dit Tymoni, est pour les femmes un
» anti-hystérique très efficace, et un emménagogue,
» par la raison qu'il relâche les parties tendues. J'ai
» vu souvent guérir les hystériques par l'usage des
» bains orientaux. » (*Diss. sur les bains orientaux*
pag. 18 et 20.)

« De tout temps, dit le docteur Rapou, on a re-
» tiré un certain avantage, dans le traitement de
» l'hystérie, de l'emploi local des fumigations. »
(*Méthode fumigatoire*, tom. 2, pag. 350.)

Pendant le traitement par les bains d'étuve, la
malade ne doit point négliger les antispasmodiques
à l'intérieur.

Guérisons d'hystéries.

Observation. Mademoiselle C*** G***, jeune
pensionnaire, âgée de 19 ans, d'une constitution
nerveuse, avait des règles difficiles et irrégulières.

Elle éprouvait de fréquentes attaques d'hystérie, surtout vers ses époques. Divers antispasmodiques furent en vain mis en usage pendant six mois. Elle se décida, quoiqu'avec peine, à recourir aux bains russes. Les premiers furent administrés à une douce température. Au cinquième, elle prit la douche de vapeur sur le bas-ventre; après dix bains, les règles parurent avec assez d'abondance et sans attaque. Les accidens hystériques reparurent cependant, quoiqu'avec moins de force, quinze jours après. La jeune malade continua ses bains jusqu'à trente-cinq. Ses règles devinrent très régulières, et se manifestèrent depuis sans accidens nerveux.

Observation. Madame Villard, épouse d'un négociant de province, d'un tempérament sanguin-nerveux, âgée de 3o ans, avait eu des couches fort laborieuses, à la suite desquelles survinrent de fréquentes attaques d'hystérie, avec convulsions et perte de connaissance. Après avoir souffert pendant trois ans de cette cruelle maladie, qui l'avait plongée dans un état de maigreur extrême, la malade fit exprès le voyage de Paris, pour se faire traiter. Pendant un an, elle habita une maison de santé, où elle fut traitée par un de nos médecins les plus distingués. Des saignées locales et générales, de fréquens bains d'eau tiède, les calmans, et les antispasmodiques de toutes espèces, furent vainement employés. La maladie n'avait fait aucun progrès vers la guérison, lorsque le mari de cette dame la conduisit aux bains russes, auxquels il devait la guérison d'un rhumatisme. Nous lui fîmes prendre quinze bains presque de suite, en conseillant, dès le sixième, la douche de vapeur sur le bas-ventre. Peu à peu, les accidens hystériques devinrent plus rares et moins violens, les règles se rétablirent. La malade continua cependant ses bains jusqu'à cinquante, pendant tout l'été de 1835. Elle avait recouvré l'appétit, son embonpoint ordinaire; l'hystérie avait disparu, la menstruation était régulière, lorsqu'elle retourna en province, deux mois après sa guérison.

GROSSESSE ET ACCOUCHEMENT.

De l'emploi des bains russes et orientaux dans ces deux cas.

Les bains russes et orientaux peuvent-ils être employés avec succès, pendant la grossesse et après l'accouchement? Nous laisserons à deux autorités des plus recommandables, le soin de résoudre cette importante question.

« Toutes les femmes, pendant leur grossesse, dit » Sanchès, accumulent dans leurs vaisseaux une su- » perfluité d'humeurs séreuses, souvent détériorées. » Lorsqu'une femme est en travail, ce qui dure » quelquefois long-temps, les parties de son corps » qui sont découvertes et chaudes, très souvent sont » exposées à l'air, et se refroidissent. De là des ac- » cidens de tranchées, de coliques, etc., etc.... » La méthode la plus souveraine, pour remédier à » ces accidens, et prévenir plusieurs maladies qui » sont la suite des couches, est de prendre des bains » de vapeur comme les femmes de Russie.

» La sueur provoquée par le bain de vapeur re-
» lâche la peau et les systèmes des artères et des
» veines, débarrasse des sérosités ramassées pendant
» neuf mois, rétablit la transpiration supprimée
» pendant le travail, dissipe la tension des mamelles
» engorgées par le lait, ainsi que les douleurs,
» les gonflemens, et les tranchées. On obtient plus
» promptement par cette méthode les secours que
» l'on pourrait attendre par tous les autres re-
» mèdes.

» Il n'est pas nécessaire de persuader aux femmes
» de Russie de faire usage des bains de vapeur après
» leurs couches. Il serait à souhaiter que toutes les
» femmes de l'Europe en usassent de même. Elles
» s'épargneraient bien des souffrances et des mala-
» dies chroniques. Elles conserveraient leur beauté,
» leurs grâces et leurs dents. » (*Mém. sur les bains
russes,* lu à l'académie de méd. de Paris, 5 oct. 1779.)

« L'observation du docteur Sanchès, disent les
» docteurs Hallé et Nysten, a été confirmée dans
» ces derniers temps par le professeur Chaussier,
» qui a l'occasion de faire, à l'hospice de la mater-
» nité dont il est le médecin, un usage fréquent
» des bains de vapeur, et les emploie souvent avec
» succès dans les péritonites puerpérales, et diver-
» ses maladies qui surviennent pendant les couches
» et à leur suite, et qui dépendent essentiellement
» du défaut d'exhalation cutanée, telles que les dou-
» leurs intestinales, les diarrhées séreuses, l'oppres-
» sion, la dyspnée, etc. » (*Dict. des sciences médicales,* tome 2, page 562.)

Encouragé par l'expérience de ces médecins distingués, nous n'avons pas hésité à faire administrer les bains d'étuve à toutes les époques de la grossesse, et nous avons eu occasion de constater souvent que, par ce moyen, on faisait cesser les crampes nerveuses et les troubles de la circulation, les engorgemens des extrémités déterminés par la pesanteur que le fœtus exerce sur les vaisseaux et les nerfs du bassin.

Les nausées, les vomissemens spasmodiques, et les douleurs de reins qui accompagnent certaines grossesses, ont parfois cédé à l'usage des bains d'étuve et de quelques douches de vapeur. Les femmes qui ont des couches laborieuses peuvent également y recourir avec avantage pour favoriser l'accouchement. La souplesse et la dilatation que la vapeur communique au système musculaire et au corps de la matrice, nous rendent compte de ces effets, et nous avertissent en même temps que les femmes sujettes aux pertes ou à de fausses couches, doivent s'abstenir des bains d'étuve, dans la crainte de renouveler ces accidens.

Les femmes enceintes doivent user de préférence du bain à l'orientale à une douce température, de 35 à 38 degrés, avec arrosemens d'eau tiède ou mitigée, et de légères frictions et massage dirigés particulièrement vers les extrémités inférieures, lorsqu'il y a douleurs nerveuses, crampes ou engorgemens de vaisseaux lymphatiques ou sanguins. La fustigation et les arrosemens d'eau froide seront proscrits, dans la crainte de déterminer une excitation trop grande, ou d'ébranler le système nerveux.

Nous n'avons rien à ajouter à ce que nous venons
de lire dans Sanchès, sur l'efficacité des bains d'é-
tuve, pour remédier aux accidens qui sont la suite
des couches. En effet, il n'est pas de médecine plus
rationnelle, pour dissiper les tiraillemens, la courbature, les brisemens occasionés par les efforts de
l'accouchement; pour rétablir l'équilibre dans la
circulation qui, après s'être concentrée pendant
neuf mois vers la matrice, fait des efforts pour reprendre son cours habituel. Les accoucheurs ont
remarqué que les femmes qui transpiraient beaucoup, étaient presque exemptes de fièvres de lait.
On comprend que pour atteindre ce but, les bains
d'étuve sont de la plus grande utilité, surtout pour
les femmes qui ne nourrissent pas, afin de prévenir
ou dissiper les accidens d'un *lait répandu.*

Nous ferons observer qu'on ne peut recourir aux
bains d'étuve, que lorsque les accidens consécutifs
de l'accouchement ont cessé, et qu'on ne doit les
prendre d'abord qu'à une douce température, s'abs-
tenant des arrosemens froids, excepté dans le cas
où l'on cherche à rendre aux seins leur fermeté,
et à faire disparaître les plis du ventre, résultans de
la dilatation forcée de ses parois.

Observation. Marguerite, une de nos femmes
baigneuses, devint enceinte pour la première fois.
Pendant tout le temps de sa grossesse, elle continua
à administrer les bains; non-seulement elle n'en fut
point incommodée, mais elle fut préservée des accidens qui accompagnent d'ordinaire une première

grossesse. Elle donnait encore les bains, le jour où elle ressentit les premières douleurs de l'enfantement. Rentrée chez elle, elle accoucha deux heures après, avec beaucoup de facilité, avant même l'arrivée de la sage-femme. Elle n'eut presque pas de fièvre de lait; le troisième jour, elle vaquait à ses petites affaires; et huit jours après l'accouchement, elle avait repris son service ordinaire.

Observation. Madame Barrache, d'une constitution essentiellement lymphatique, avait eu deux couches excessivement laborieuses; à la seconde, l'enfant était mort. Enceinte pour une troisième fois, elle fit usage des bains d'étuve à une douce température, pendant les cinq derniers mois de sa grossesse. Elle en prit quelques-uns aux approches de l'accouchement qui fut des plus heureux. Elle les continua cependant quelque temps après, et n'a jamais joui d'une meilleure santé.

Observation. Madame Milon, quinze jours après avoir sevré son premier-né, éprouvait des engorgemens du sein et de quelques glandes du cou; des croûtes laiteuses ne tardèrent pas à paraître à la tête et sur la poitrine. La malade fut envoyée aux bains d'étuve par son médecin. Après quinze bains à l'orientale, il ne restait aucune trace de ces accidens laiteux. Par prudence, elle continua ses bains jusqu'à vingt, et sa guérison s'est parfaitement soutenue depuis six mois.

Douleurs des reins. Coliques néphrétiques.

« Tout le monde sait, dit le docteur Tymoni,
» combien le bain à l'orientale est efficace pour faci-
» liter la gravelle, pour guérir la colique néphré-
» tique *à tartaro renum.* Ce n'est pas cependant que
» je prétende par là, qu'il faille négliger la saignée
» et les remèdes internes. » (*Des bains orientaux,*
page 18.)

Il convient en effet de calmer la première irritation par une application de sangsues, avant de faire
usage des bains d'étuve et de la douche de vapeur
locale. Dans les cas de gravelle, l'eau de Vichy et le
bis-carbonate de soude doivent être pris à l'intérieur.
Il est bon aussi d'augmenter la quantité des boissons pendant l'usage des bains, afin de rendre les
urines plus aqueuses et moins irritantes.

Guérison de douleurs néphrétiques.

Observation. Monsieur Pécot, banquier de province, âgé de 46 ans, d'une constitution sanguine,
vint consulter à Paris pour des douleurs de reins,
dont il était tourmenté depuis deux ans. Les émissions
sanguines n'avaient pu que le soulager momentanément. Au mois de mai 1835, le malade pris d'une
crise violente nous fut amené par un de ses amis.
Trois jours après une application de douze sangsues
que nous lui avions conseillée, il prit six bains d'é-
tuve avec trois douches de vapeur. Le malade profita
de son séjour à Paris pour prendre vingt bains russes

et boire de l'eau de Vichy. A plusieurs reprises il rendit du sable par les urines, qui devinrent bientôt très claires. Six mois après son traitement, le malade nous écrivit qu'à l'aide de quelques douches de vapeur prises de temps en temps, et de l'usage du bis-carbonate de soude, il avait été assez heureux pour ne pas voir reparaître ses coliques néphrétiques.

Douleurs de gravelle.

Observation. Madame Devouglans, âgée de 40 ans, d'un tempérament bilieux-sanguin, affectée depuis plusieurs années de la gravelle, souffrait fréquemment de douleurs de reins que les applications répétées de sangsues soulageaient à peine. La malade eut recours aux bains russes avec douche de vapeur, qui ont toujours réussi à calmer promptement les douleurs et à faciliter l'émission de petits graviers qu'elle rendait après chaque crise néphrétique. Les boissons délayantes et le bis-carbonate de soude ont été employés avec succès pendant le traitement.

Catarrhes de la vessie.

Les bains russes et orientaux ont parfois fait avorter les catarrhes de la vessie à leur premier début, en déplaçant la congestion interne par la dérivation du sang vers la peau. Mais lorsque le catarrhe vésical est devenu franchement inflammatoire, il faut renoncer aux bains d'étuve, jusqu'à ce qu'on ait dissipé l'inflammation par les antiphlogistiques.

Dans les catarrhes chroniques, les bains d'étuve ont souvent été un puissant auxiliaire pour hâter la guérison des malades; mais il faut avoir soin, pendant leur usage, de prendre des boissons plus abondantes, afin de rendre les urines moins irritantes.

En traitant du rhumatisme, nous avons signalé certaines douleurs rhumatismales des reins et de la vessie, qu'il ne fallait pas confondre avec les douleurs de gravelles ou des catarrhes vésicaux. Dans ces cas, les bains russes et les douches de vapeur sont d'une efficacité incontestable.

Guérison de catarrhe aigu récent.

Observation. Monsieur Berton, négociant, d'une constitution éminemment sanguine, éprouvait depuis huit jours des douleurs avec chaleur à la vessie: les urines commençaient à charrier quelques mucosités, lorsqu'il vint prendre les bains russes, au mois de février 1835. Une forte révulsion s'opéra vers la peau. Après six bains de suite, du régime et des boissons délayantes, il ne restait plus aucune trace du catarrhe, qui n'a jamais reparu depuis.

Guérison d'un catarrhe chronique.

Observation. Monsieur de Séville, colonel en retraite, âgé de 55 ans, d'un tempérament nervoso-sanguin, était sujet depuis deux ans à un catarrhe chronique de la vessie. Arrivé à Paris pour soigner

cette maladie, il suivit un traitement approprié,
pendant lequel son médecin lui conseilla de suivre
les bains russes, dans le double but de rétablir les
fonctions de la peau qui était habituellement sèche,
et d'opérer peu à peu une révulsion vers la périphérie
du corps. Il prit vingt-cinq bains russes, qui con-
tribuèrent si efficacement à hâter sa guérison, qu'il
ne restait plus aucun accident du catarrhe, après
deux mois de traitement. Cette guérison s'est déjà
soutenue pendant un an.

CHAPITRE IX.

DES MALADIES VÉNÉRIENNES TRAITÉES PAR LES BAINS RUSSES ET ORIENTAUX.

Si les maladies vénériennes ont perdu beaucoup de leur gravité, par une triste compensation, elles se sont tellement multipliées, surtout dans les grandes villes, que c'est presque un phénomène aujourd'hui d'avoir échappé à leur atteinte. Cette maladie était déjà connue des Romains, puisqu'elle a été décrite par quelques anciens auteurs; mais l'usage presque journalier que ce peuple faisait des bains d'étuve, devait nécessairement diminuer la gravité de ses symptômes, et retarder sa propagation.

« On comprend facilement, dit le docteur Ty-
» moni, combien le mal vénérien perd de sa force,
» par l'usage fréquent des bains d'étuve à l'orientale.
» Cette maladie, si commune ailleurs et qui cause
» tant de fâcheux accidens, est rare en Turquie,
» et ses symptômes ne sont pas non plus si violens.
» Quelle pourrait en être la cause, si ce n'est l'u-
» sage fréquent de leurs bains d'étuve? » (*Diss. sur
les bains orientaux*, page 18.)

Un fait historique qui vient corroborer cette opi-nion, c'est que l'an 1497, où la maladie siphylitique fit de si grands ravages dans Paris, correspond à l'é-poque où l'on commença à délaisser les bains d'é-tuve, par esprit de christianisme. Nous aimons à croire avec plusieurs médecins philanthropes, qu'à l'aide de l'action éminemment dépurative des bains d'étuve, secondée par les préparations ou fumiga-tions mercurielles, on peut parvenir à diminuer considérablement, et peut-être à éteindre cette cruelle maladie contagieuse qui infecte les généra-tions; qui, pour nous servir de l'expression d'un de nos plus gracieux écrivains, sous mille aspects di-vers, attriste les regards, place toujours la crainte à côté des plus douces illusions de la vie, et désan-chante les plus tendres rapports de notre existence fugitive.

« Pour coordonner quelques faits de plus à un » système, continue ailleurs le professeur Alibert, » on a contesté, de nos jours, jusqu'à l'existence du » virus siphylitique. C'est comme si quelqu'un s'obs-» tinait à nier la grêle et la tempête, dans le mo-» ment où il serait assailli par elles de toutes parts. » (*Monographie des Dermatoses*, tome 2, page 364.)

En effet, nier que les maladies vénériennes sont contagieuses, serait récuser la lumière du soleil; or, reconnaître la contagion, n'est-ce pas admettre l'existence d'un *virus* particulier, source impure d'où dérive une foule d'altérations des tissus : les écoulemens purulens, les végétations de formes va-riées, les ulcères, les chancres, les bubons, les pustules , les exostoses avec douleurs ostéocopes, certaines caries, etc. Quelquefois, comme pour mieux nous tromper, ce levain désorganisateur se complique avec d'autres affections, ou dissimule sa présence sous des symptômes incertains.

Les préparations mercurielles et les tisanes sudorifiques forment aujourd'hui le seul traitement efficace contre la siphylis. Si la vertu spécifique du mercure contre cette maladie n'est pas facile à expliquer, il est évident que les sudorifiques n'agissent qu'en provoquant la sueur, et déterminent une espèce de dépuration du sang vicié.

Ces faibles données nous conduisent naturellement à examiner le mode de traitement le plus favorable à l'administration de ces remèdes. Prises à l'intérieur, les préparations mercurielles irritent, enflamment les organes digestifs qui ont à supporter toute l'action de ce médicament énergique, avant qu'il se soit répandu dans toute l'économie. En frictions, le mercure uni à un corps gras s'absorbe mal, si la peau n'est pas bien disposée, ou si une température froide a resserré son tissu. D'un autre côté, ces frictions irritent les tégumens, et déterminent parfois d'abondantes salivations.

Les tisanes sudorifiques de salsepareille, de gayac, de squine, de sassafras, sont très échauffantes, fatiguent l'estomac, et demandent à être long-temps continuées, avant de provoquer une transpiration dépurative. Ce traitement nécessite le concours d'une saison favorable pour être suivi avec succès, et pour beaucoup de malades, il a le grand inconvénient, par tout cet attirail de pharmacie, d'initier au secret de sa santé les personnes auxquelles on a le plus grand intérêt à le cacher.

Les bains d'étuve, comme sudorifiques et dépuratifs, le mercure administré à l'extérieur en frictions, ou mieux sous forme de fumigations, nous offrent la réunion des moyens les plus faciles, les plus efficaces que l'on puisse opposer aux affections vénériennes. Par cette méthode, le malade ne s'expose point à de fatigantes salivations, ni à détériorer les organes digestifs par l'action du mercure et des tisanes échauffantes; il peut suivre son traitement dans toutes les saisons, et à l'insu de tout le monde.

Dans les maladies siphylitiques récentes, après avoir calmé les premiers symptômes inflammatoires par les boissons émollientes et une application de sangsues, si le cas l'exige, on recourt d'abord aux vapeurs humides simples ou émollientes. Le malade ainsi préparé, on lui fait prendre deux bains d'étuve contre un bain de vapeur de cinabre. On ne tarde pas à voir se calmer les symptômes de la maladie, qui cède de jour en jour, sans avoir à redouter d'accidens à la suite.

Contre les maladies vénériennes chroniques, nous prescrivons d'abord six bains d'étuve, en ayant soin de faire transpirer le malade après chaque bain, afin d'obtenir la dépuration, et de préparer la peau à l'absorption des vapeurs mercurielles, que nous faisons alterner avec les bains d'étuve, jusqu'à la fin du traitement. Comme il s'agit ici d'obtenir une

forte transpiration dépurative, le malade se couchera après chaque bain, les prendra d'une manière
suivie, et sera sobre des arrosemens froids, excepté
sur la tête. Les affections vénériennes ne résistent
pas à l'heureuse combinaison de ces moyens, pourvu
que le malade ait assez de persévérance, dans les cas
d'infections anciennes.

Cette méthode de traitement, à laquelle un grand
nombre de médecins distingués de la Capitale accordent la préférence, réunit en sa faveur les autorités
les plus recommandables.

« Je ne connais pas de meilleur remède, dit le doc-
» teur Sanchès, contre la maladie vénérienne et ses
» suites fâcheuses, que d'aller aux bains russes tous
» les jours, et de se coucher au sortir du bain. Ce
» remède, joint au spécifique connu, le mercure, est
» le plus sûr, et l'expérience n'a jamais trompé mon
» attente. » (*Mém. sur les bains russes*, Paris, 1779.)

Nous avons souvent remarqué que certains symptômes vénériens, qui avaient résisté à l'usage long-
temps continué du mercure, cédaient facilement
aux bains d'étuve simples. Dans ces cas, il est inutile de recourir aux bains de cinabre.

« Lorsque la maladie vénérienne a résisté au mer-
» cure, dit le docteur Rapou, j'ai employé les bains
» de vapeur ordinaires avec un succès remarquable;
» et sans autre secours, je suis bientôt parvenu à
» rendre les malades à la santé. Ils diminuent con-
» stamment la violence de la maladie, en régula-
» risent la marche, et en abrégent la durée. »
(*Méthode fumigatoire*, tome 2, page 384.)

Des écoulemens ou gonorrhées.

Les écoulemens, de quelque nature qu'ils soient, trouvent dans les bains russes et orientaux, un remède souvent préférable à beaucoup d'autres. Personne n'ignore qu'en traitant les écoulemens par les injections astringentes, on s'expose au triple inconvénient d'occasioner un rétrécissement, de faire tomber l'irritation dans les bourses, où enfin de faire passer un virus dans la masse du sang. Quand l'écoulement a cédé seulement aux boissons délayantes, il reparaît avec la plus grande facilité. Par l'usage des bains d'étuve, on peut éviter ces accidens.

« C'est par les bains orientaux, dit le docteur Ty-
» moni, qu'on guérit en Turquie de la gonorrhée,
» sans injections, en faisant prendre en même temps
» le mercure doux ou le baume de la Mecque. »
(*Diss. sur les bains orientaux*, page 20.)

Lorsque l'écoulement est aigu, les premiers bains l'augmentent d'ordinaire et donnent à la matière purulente une teinte plus foncée. Peu à peu l'écoulement devenu plus limpide, diminue et s'épuise entièrement.

Quand l'écoulement a été ce qu'on appelle vulgairement *blanchi* par les astringens, et qu'on prend un bain peu de temps après, il est assez ordinaire de le voir reparaître pour se dissiper bientôt sous l'influence des bains d'étuve.

Dans les écoulemens chroniques, alors qu'il ne reste plus qu'un petit suintement, il n'est pas rare de voir revenir l'écoulement à l'état aigu, ce qui est un excellent symptôme pour hâter la guérison radicale.

Contre les écoulemens vénériens, il est inutile de dire que les bains d'étuve ne dispensent point des fumigations de cinabre ou de tout autre traitement mercuriel.

Pendant l'usage des bains russes et orientaux, le malade doit prendre des boissons délayantes et diurétiques, être sobre et continent. Dans les cas rebelles le baume de Copahu, et surtout les capsules de Mothes, avancent beaucoup la guérison. Nous nous sommes bien trouvé en général de faire pratiquer des lotions et des arrosemens d'eau froide sur les parties, vers la fin du traitement. Il est rare de voir reparaître les écoulemens qui ont été guéris par les bains russes et orientaux.   .

Guérison d'un écoulement récent.

Observation. Monsieur Alfred D****, âgé de 28 ans, d'une constitution lymphatico-sanguine, avait contracté un écoulement bénin très abondant. Après avoir fait usage, pendant trois jours, de boissons délayantes et diurétiques, il vint prendre les bains russes, faisant de fréquentes lotions fraîches sur les parties. La matière de l'écoulement fut d'abord plus abondante et jaunâtre ; mais bientôt elle devint plus limpide, s'épuisa de jour en jour, et disparut compltéement après douze bains. Cette guérison date de six mois sans rechute.

Guérison d'un écoulement blanchi.

Observation. Depuis dix jours, Monsieur Constant V****, âgé de 32 ans, tempérament sanguin, se croyait guéri d'un écoulement qui avait promptement cédé à des injections astringentes. Quel fut son étonnement, lorsque le lendemain d'un bain russe, il vit reparaitre son écoulement! Il comprit bientôt qu'il avait été mal guéri, et suivit un traitement par les bains d'étuve et les capsules de Mothes. En quinze bains, la guérison fut radicale, et jamais les écarts de régime ni l'usage des bains russes, comme moyen de propreté, n'ont réveillé cet écoulement.

Guérison d'un écoulement chronique.

Observation. Monsieur Auguste M****, commis voyageur, avait depuis six ans un écoulement qui s'était réveillé cinq fois. Malgré tous les moyens auxquels le malade avait eu recours, il lui restait un suintement verdâtre, surtout le matin. En désespoir de cause, le malade prit de suite une série de bains russes dont trois avec douche de vapeur locale. L'écoulement augmenta d'une manière sensible; nous lui conseillâmes alors les pilules de Mothes, et il fut entièrement débarrassé de son écoulement après vingt bains russes pris dans l'espace d'un mois. Un an s'est écoulé depuis cette guérison, sans que l'écoulement ait reparu.

Des écoulemens tombés dans les bourses, et des engorgemens de l'épididyme ou des testicules.

Lorsque l'écoulement est tombé dans les bourses, on doit s'abstenir des bains d'étuve, jusqu'à ce que l'inflammation ait été dissipée par les applications de sangsues et les cataplasmes émolliens. Mais lorsqu'à la suite de cet accident, il est resté un engorgement d'un testicule ou de l'épididyme, c'est alors qu'on peut recourir avec succès aux bains russes et à la douche de vapeur dirigée localement sur les parties. Les frictions avec la pommade mercurielle ou l'hydriodate de potasse combiné avec un peu d'opium, hâteront beaucoup la résolution de l'engorgement.

Si les douches de vapeur réveillent l'inflammation, il faut les suspendre jusqu'à ce qu'elle soit calmée.

Guérison d'un engorgement de l'épididyme.

Observation. Monsieur Charles E****, jeune officier de cavalerie, avait eu, en 1831, un écoulement que les injections astringentes avaient fait tomber dans les bourses. Après un mois de traitement antiphlogistique, l'écoulement et l'inflammation des bourses avaient disparu ; mais il était resté un engorgement de l'épididyme, qui faisait éprouver au malade des douleurs sourdes, après un exercice un peu violent ou un excès de quelque nature qu'il fût. Vingt bains russes, dont dix avec douche de vapeur, douze frictions mercurielles et opiacées, dissipèrent sans retour cet engorgement.

Guérison d'un engorgement du testicule gauche.

Observation. Monsieur Gustave M****, libraire, constitution lymphatique, à la suite d'un écoulement vénérien tombé dans les bourses, avait conservé un engorgement indolent du testicule gauche qui, dans l'espace de trois mois, avait acquis le double de son volume ordinaire. Plusieurs frictions et quelques applications de sangsues ayant obtenu peu de résultat, il eut recours aux bains russes. Après douze bains, dont six avec douche de vapeur, le testicule malade avait diminué de près de moitié. Les frictions mercurielles hydriodatées et opiacées furent employées chaque jour, et après trente bains, cet engorgement, qui menaçait de dégénérer en sarcocèle, était entièrement dissipé.

Des bubons, des chancres de la bonche, des pustules, des ragades, des ulcères, des végétations ou excroissances siphilytiques.

Tous ces symptômes extérieurs d'une affection vénérienne plus ou moins profonde, sont traités avec le plus grand succès par la combinaison des bains russes et orientaux, comme moyen dépuratif, et des bains de vapeur mercurielle, comme spécifique.

« Les chancres ou les ulcères de la bouche, de
» la gorge ou des fosses nasales, dit le docteur Rapou,
» les pustules, les ragades, ou les ulcères de la peau,

» guérissent constamment par l'emploi des fumiga-
» tions mercurielles. On ne saurait trop également
» compter sur les avantages du mercure en vapeur
» dans le traitement des végétations vénériennes. »
(*Méthode fumigatoire*, tome 2, pages 399, 402
et 407.)

Cette autorité recommandable par une longue
expérience, a d'autant moins besoin de commen-
taire, que déjà la plupart des médecins ont adopté,
contre les maladies vénériennes invétérées, ce mode
de traitement, comme celui qui a été couronné de
plus de succès.

Les applications de sangsues et les cataplasmes
émolliens doivent être mis en usage contre les bubons inflammatoires, avant tout autre moyen. Mais
dans les cas de bubon chronique ou indolent, on
aura recours à la douche de vapeur et aux frictions
de pommade mercurielle. Vers la fin du traitement,
il est bon de toucher légèrement avec le nitrate d'argent les chancres, les ulcères, et les végétations vénériennes, afin de hâter leur cicatrisation.

Guérisons de chancre de la gorge.

Observation. Monsieur Auguste G****, clerc de
notaire, âgé de 24 ans, d'une constitution sanguine,
était pour la seconde fois atteint d'une maladie vénérienne. Le malade se croyait bien guéri, lorsque
trois mois après le dernier traitement qu'il avait
suivi, il vit paraître des chancres à la gorge. Il vint
se confier à nos soins, au mois de septembre 1835.

Nous lui fîmes prendre d'abord six bains d'étuve, après lesquels il transpira fortement. Les bains suivans furent alternés avec les fumigations mercurielles; au vingtième bain, les chancres avaient disparu. Par précaution, il continua son traitement jusqu'à trente, et depuis un an, il n'a pas vu reparaître de symptômes siphylitiques.

Guérison de pustules et ragades vénériennes.

Observation. Deux mois après avoir été guéri d'un écoulement et de chancres vénériens, Monsieur Hippolyte P****, jeune étudiant en droit, vit paraître, sur différentes parties de son corps, un assez grand nombre de pustules vénériennes, et quelques ragades à la marge de l'anus. Comme les organes digestifs avaient été très fatigués par le traitement interne que le malade avait suivi, son médecin lui conseilla la méthode fumigatoire, et lui fit prendre de suite vingt bains russes et douze fumigations mercurielles. Dès le quinzième bain, on avait vu diminuer de jour en jour les pustules et les ragades. A la fin du traitement, qui dura six semaines, il ne restait plus aucune trace de l'infection vénérienne, déjà guérie depuis un an.

Guérison d'un bubon, d'ulcères et de végétations siphylitiques.

Observation. Monsieur Tridon, marchand de chevaux, âgé de 40 ans, d'un tempérament sanguin et nerveux, avait contracté une maladie vénérienne en 1808. Le malade, alors militaire, se traita

fort mal et abusa du mercure. En 1834, il lui survint consécutivement de graves accidens vénériens;
un bubon indolent parut à l'aine droite, et quelques
douleurs se firent de temps en temps sentir aux
deux genoux. Un ulcère large au bras droit, et
quelques végétations sur le gland et le prépuce,
vinrent compléter cette série d'accidens. De nouvelles frictions mercurielles furent d'abord employées, mais elles fatiguèrent bientôt le malade.
Il avait perdu l'appétit, respirait difficilement, et
était tombé dans un état de maigreur prononcé,
lorsqu'il fut envoyé aux bains russes, le 24 avril
1835. Comme le malade était saturé de mercure,
nous lui conseillâmes seulement les bains d'étuve.
Dès le septième, l'appétit et le sommeil étaient
revenus; au douzième, les douleurs articulaires
avaient cessé, et les croûtes de l'ulcère du bras
étaient tombées. Quelques douches de vapeur furent
dirigées sur le bubon indolent que l'on vit diminuer
de jour en jour. Le malade ayant recouvré ses forces et toutes ses facultés digestives, nous lui fîmes
prendre dix fumigations mercurielles, alternées avec
les bains russes. Les végétations furent touchées légèrement avec le nitrate d'argent. Après trente-cinq
bains russes et dix fumigations de cinabre, tous les
accidens vénériens que nous venons d'examiner
avaient disparu, et le malade a joui depuis de la plus
parfaite santé.

Guérison de bubons.

Observation. Monsieur Joseph A****, professeur de musique, d'une constitution lymphatico-sanguine, trois jours après un rapport sexuel impur, sentit s'engorger les glandes des deux aines. Huit jours après, les tumeurs avaient acquis le volume d'un œuf de pigeon; elles augmentaient de jour en jour; déjà commençait à s'établir un travail inflammatoire qui aurait nécessairement amené la suppuration. Il vint nous consulter dans cet état; nous lui fîmes appliquer d'abord six sangsues sur chaque tumeur, et trois jours après, il suivit un traitement par les bains russes et les frictions mercurielles. Douze bains russes, dont six avec douche de vapeur, et quinze frictions mercurielles et opiacées, opérèrent la résolution de ces deux bubons.

Des douleurs ostéocopes et des exostoses siphylitiques.

Les douleurs ostéocopes et les exostoses ou gonflemens des os, se manifestent parfois fort longtemps après la disparition de la maladie vénérienne. Il n'est pas rare de les voir survenir après l'usage immodéré du mercure, ce qui nous porte à croire que c'est encore une question à résoudre, si la présence de ce métal, répandu en assez grande quantité dans l'économie, n'est pas souvent une des causes de l'exostose et des douleurs qui l'accompagnent. En effet, lorsque le mercure absorbé a repris sa mobilité et sa divisibilité à l'infini, n'est-il pas possible qu'en suivant le torrent circulatoire, une molécule portée par une artériole dans une cellule osseuse, y séjourne par son propre poids; qu'une seconde, puis une troisième, etc., venant à s'agglomérer avec la première, forment un volume assez considérable pour agir comme corps étranger, et déterminer l'inflammation et la tuméfaction de l'os, ainsi que les douleurs sourdes qui accompagnent nécessairement ce travail inflammatoire?

Ce qui nous porte à accorder quelque croyance à cette opinion, c'est qu'en prolongeant l'usage des frictions mercurielles, on ne fait parfois qu'accroître les accidens, et que d'un autre côté, il n'est pas très rare de trouver du mercure dans les cellules osseuses des individus qui ont succombé ayant des exostoses.

Quoi qu'il en soit, cette affection est douloureuse, surtout la nuit, lorsque les sens fermés aux objets extérieurs, abandonnent le malade seul avec ses douleurs. Souvent ces exostoses résistent opiniâtrément aux moyens les plus sagement combinés; aussi nous avons été parfois étonné de la facilité avec laquelle elles cédaient aux bains d'étuve.

« J'ai souvent obtenu, dit le docteur Rapou, » dans le traitement des douleurs ostéocopes et des » exostoses, d'heureux résultats de l'emploi com- » biné de la douche de vapeurs sédatives, des fric- » tions opiacées, mercurielles, et des fumigations » de cinabre. » (*Méthode fumigatoire*, tome 2, page 413.)

C'est en suivant ce mode de traitement, que nous

avons obtenu des résultats qui ont dépassé nos espérances.

Le malade doit prendre ses bains régulièrement,
en recevant chaque fois la douche de vapeur sur
l'exostose. Après les six premiers bains, il commence à faire chaque jour des frictions avec la pommade mercurielle et opiacée, et les continue jusqu'à
entière guérison.

Si le malade a suivi un traitement incomplet
contre la siphylis, nous lui faisons prendre quelques bains de cinabre pendant le traitement; si au
contraire il y a eu abus du mercure, nous nous
contentons des bains et des douches de vapeur simple et des frictions d'opium.

La durée du traitement nécessaire pour la guérison des douleurs ostéocopes et des exostoses, est très
variable; tantôt elles cèdent avec facilité, tantôt au
contraire elles nécessitent pour leur guérison un
grand nombre de bains, comme on peut s'en convaincre par les observations suivantes.

Guérison de douleurs ostéocopes et d'exostose.

Observation. Monsieur Maurice Vaillant, ancien
militaire, demeurant boulevard Montmartre n° 15,
fut atteint, en 1814, d'une maladie vénérienne qui
fut traitée assez légèrement dans un hôpital militaire
de province. En 1817, il commença à ressentir
quelques douleurs des os. A la suite d'une fièvre intermittente dont le malade guérit à Montpellier, en
1819, les douleurs ostéocopes devinrent de plus en

plus fortes, et une exostose se manifesta sur le tibia de la jambe gauche. Malgré les remèdes internes, plusieurs espèces de frictions, et quinze bains de cinabre pris à l'hôpital St.-Louis, les douleurs persistèrent et troublèrent pendant trois ans le sommeil du malade. Au mois de janvier 1836, il voulut tenter les bains russes comme une dernière ressource; ils lui furent administrés chaque jour avec une forte douche de vapeur, et de manière à provoquer d'abondantes transpirations après chaque bain. Dès le troisième, le malade dormit cinq heures et demie, sans être réveillé par les douleurs. Au sixième bain, nous fîmes faire chaque soir des frictions avec la pommade mercurielle, et ajoutant un gros d'opium par once. Après quinze bains avec douche de vapeur et frictions, il ne restait plus aucun souvenir des douleurs ostéocopes, et l'exostose avait diminué de moitié de son volume. Au vingtième, il ne restait plus qu'un léger gonflement de l'os, dont le malade n'a éprouvé jusqu'ici aucune souffrance.

Guérison d'exostose avec douleurs.

Observation. Monsieur Duchaîne, d'Elbeuf, âgé de 45 ans, d'une constitution sanguine, fut atteint, en 1828, d'une maladie vénérienne assez grave. Après un traitement mercuriel peu méthodique, il lui survint des ulcérations au palais; il vit paraître en 1830 une exostose qui peu à peu envahit presque tout le tibia de la jambe droite, et quelques petites nodosités sur l'os de la jambe gauche. Dès ce moment, les douleurs insupportables que le malade éprouvait, surtout la nuit, le forcèrent à marcher avec des béquilles. Obligé d'abandonner l'usage du mercure dont il avait abusé, il suivit, en 1835, un traitement par les bains russes qu'il supporta à une haute température. Au douzième bain, le sommeil du malade devint plus paisible; au vingtième, il put quitter ses béquilles; au trente-cinquième, les jambes n'étaient plus douloureuses au toucher, et les exostoses diminuaient de jour en jour. Après cinquante bains, la guérison était complète, moins quelques saillies indolentes qu'on rencontrait encore sur la crête du tibia droit. Depuis plus d'une année, les accidens de cette cruelle maladie ne se sont point renouvelés.

Guérison d'une exostose.

Observation. Monsieur A**** L****, marchand de soieries, d'une forte constitution, combattit par les bains russes avec douche de vapeur et frictions mercurielles et opiacées, une exostose de la jambe droite, qui reconnaissait pour cause une maladie vénérienne dont l'origine remontait à dix ans. Après deux mois de traitement par les bains avec douche, et les frictions de pommade mercurielle opiacée, l'exostose et les douleurs qui l'accompagnaient cédèrent pour ne pas reparaître, du moins depuis un an.

Douleurs articulaires siphilitiques.

Nous avons déjà signalé certaines douleurs articulaires, d'origine vénérienne, et qui sont souvent
confondues avec les affections rhumatismales. Nous
en avons rencontré un assez grand nombre, survenues surtout dans les articulations des genoux, immédiatement après la disparition d'un écoulement,
et qui cédaient lorsque celui-ci venait à se réveiller.

Contre cette maladie, souvent rebelle aux moyens
ordinaires, les bains russes et orientaux sont ordinairement un remède héroïque. Le docteur Tymoni
nous a appris que c'est par les bains d'étuve qu'on
en triomphe en Orient. « Mulgrave, célèbre mé-
» decin turc, dit-il, se sert du bain oriental contre
» *la goutte vérolique*, et je puis assurer avoir traité
» plusieurs personnes qui ont été guéries par ce
» puissant remède, sans avoir besoin de pommade
» mercurielle. Je leur faisais seulement prendre
» trois fois par semaine, des pilules mercurielles. »
(*Diss. sur les bains orientaux*, page 20.)

Cependant, malgré l'observation de Tymoni, dans
quelques cas rebelles, nous avons prescrit avec avantage quelques frictions mercurielles, après la douche de vapeur, ou quelques fumigations de cinabre.
En général, il faut diriger les bains d'étuve de manière à provoquer une transpiration dépurative,
après chaque bain.

Guérison d'une goutte vérolique des genoux.

Observation. Monsieur Hippolyte B****, entre-preneur, avait, en 1834, arrêté un écoulement par des injections astringentes. Quinze jours après, les deux genoux étaient gonflés, douloureux, et offraient presque tous les caractères d'un rhumatisme articulaire. A la suite d'un petit excès de table, l'écoulement reparut, et les genoux désenflèrent sensiblement. Dix jours après, l'écoulement fut de nouveau supprimé, et l'enflure et les douleurs des genoux reparurent. Les sangsues, les cataplasmes émolliens, et plusieurs frictions avaient échoué, lorsque le malade vint prendre les bains russes. Vingt-cinq bains, dont dix avec douche de vapeur, et quelques frictions mercurielles opiacées, dissipèrent, en un mois de traitement, cette maladie qui depuis n'a pas eu de retour.

Guérison d'une goutte vérolique des articulations des pieds.

Observation. Le docteur C****, d'une constitution nervoso-bilieuse, après la disparition d'un écoulement chronique, éprouva des douleurs articulaires assez vives. Depuis deux ans, elles s'étaient fixées sur les articulations des pieds, et gênaient considérablement la marche. Après avoir résisté à tous les traitemens les plus sagement combinés, ces douleurs et les gonflemens articulaires cédèrent à quarante bains russes pris à une haute température.

Des accidens causés par l'abus du mercure.

Le mercure est un médicament héroïque; mais lorsque la plus grande sagesse ne préside pas à son administration, il peut déterminer des accidens plus ou moins graves : de la salivation, de l'inflammation des organes digestifs, des maux de tête, des inquiétudes, ou des tremblemens nerveux, etc. Que ces accidens dépendent d'une irritation sympathique de l'estomac, ou plutôt qu'ils soient dûs à la présence du mercure, « il est certain, dit le docteur » Rapou, que la méthode fumigatoire, si commode » et si avantageuse dans le traitement des maladies » vénériennes, est encore la plus rationnelle qu'on » puisse opposer à celles occasionées par l'action du » mercure à l'intérieur. » (*Méthode fumigatoire*, tome 2, page 417.)

« L'expérience a démontré, dit le docteur Meyer » de Wurzburg, que l'emploi du bain d'étuve est » le moyen le plus efficace pour combattre les acci » dens qui résultent de l'usage trop prolongé et trop » indiscret du mercure dans les maladies siphiliti » ques, et même que durant l'emploi de ce remède, » l'usage du bain de vapeur est le moyen le plus » propre à en favoriser l'effet, parce que la chaleur en augmente l'action et prévient tous les mauvais » résultats, en favorisant l'absorption par la peau, » et dépurant le sang. » (*Diss. sur les bains russes*, Wurzburg, 1819.)

Nous pensons avec les docteurs Rapou et Meyer,

que le mercure peut être expulsé de l'économie par
l'abondante transpiration provoquée par les bains
d'étuve. Puisque le mercure en friction entre dans
l'économie par les vaisseaux absorbans de la peau,
pourquoi n'en serait-il pas expulsé par les vaisseaux
exhalans, lorsque survient une forte transpiration
dépurative? Ainsi, d'après notre manière de voir,
les bains russes et orientaux ne remédient aux accidens mercuriels, qu'en chassant le mercure au dehors; mais pour obtenir cet heureux résultat, il
faut porter la température du bain à un degré assez
élevé, et se coucher pendant demi-heure au sortir
de l'étuve.

Guérisons d'accidens mercuriels.

Observation. Monsieur C. Bernotti, italien ré-
fugié, âgé de 33 ans, d'une constitution bilioso-sanguine, avait eu cinq maladies vénériennes, dans le
traitement desquelles il avait abusé du mercure.
Trois mois après son dernier traitement, il éprouvait une irritation des organes digestifs, des douleurs de tête et des membres, des inquiétudes nerveuses permanentes, et presque constamment une
saveur métallique dans la bouche. Cette série d'accidens était évidemment due à l'action du mercure.
Envoyé par son médecin aux bains russes, il en prit
d'abord vingt de suite, transpirant beaucoup après
chaque bain. Au douzième bain, le malade nous fit
remarquer que deux fortes bagues en or qu'il portait à la main gauche, avaient évidemment blanchi,

sans doute par le mercure rendu par la transpiration. En effet, dès cette époque, les accidens se calmèrent de jour en jour, et après quarante-cinq bains russes pris dans l'espace de deux mois, tous les accidens mercuriels étaient dissipés.

Observation. Monsieur J. P****, huissier, après quelques traitemens mercuriels, ressentait de la salivation accompagnée de légères ulcérations des gencives, et d'une saveur métallique. Fatigué par les tisanes sudorifiques de salsepareille, qui n'avaient obtenu que du soulagement, le malade prit les bains russes, et vit disparaître tous ces accidens, après quinze bains pris de suite. Il les a continués depuis comme moyen hygiénique, et n'a plus éprouvé aucun des inconvéniens que nous avons signalés.

CHAPITRE X.

MALADIES DIVERSES TRAITÉES PAR LES BAINS RUSSES
ET ORIENTAUX.

Il nous reste à traiter de quelques cas isolés de guérisons qui n'ont pu trouver place dans la classification que nous avons suivie dans les chapitres précédens.

Des congestions cérébrales, des pesanteurs ou maux de tête.

Nous avons souvent entendu objecter que les bains russes pouvaient provoquer des congestions cérébrales ; il nous sera facile de démontrer qu'en modifiant l'administration de ces bains, on peut au contraire dissiper assez rapidement les congestions cérébrales, les pesanteurs ou les maux de tête, occasionés par les travaux trop prolongés du cabinet, le refroidissement des extrémités, ou le défaut de circulation de la peau, etc.

En médecine, on combat ces accidens par les émissions sanguines locales ou générales ; il n'est même pas rare de voir des personnes qui se croient

dans l'obligation de se faire saigner deux ou trois
fois par an. Il est sans doute des constitutions éminemment sanguines, où il est difficile d'éviter les
saignées; mais nous pensons que souvent on en abuse,
surtout lorsqu'il n'y a que perturbation dans les
fonctions circulatoires. C'est particulièrement contre ces accidens, que nous conseillons les bains russes
comme un des moyens les plus propres à rétablir
l'équilibre dans la circulation générale.

Dans les cas de congestions sanguines, voici la
manière dont on doit diriger l'administration du
bain. La température de l'étuve ne sera portée qu'à
38° Réaumur; pendant toute la durée du bain qui
sera de 20 à 25 minutes au plus, on appliquera une
éponge d'eau froide, au besoin même d'eau glacée
sur la tête. Les frictions et la fustigation seront dirigées particulièrement vers les extrémités inférieures.
Il est même bon, dans certains cas, de promener
pendant quelques instans une douche de vapeur sur
les pieds et les jambes, afin d'y attirer une plus
grande quantité de sang. Au milieu et à la fin du
bain, le malade se soumettra aux arrosemens d'eau
froide, qu'il recevra étant assis, afin que l'eau tombant directement sur la tête, refoule le sang vers les
extrémités, où il a déjà été attiré par les frictions,
la fustigation, et l'action excitante de la vapeur. Le
malade ne se couchera pas après le bain, vêtira chaudement les jambes et les pieds, et appliquera une
éponge d'eau froide sur la tête, pendant le temps de
la réaction. Tout le monde comprend qu'il est peu
de congestions sanguines de cerveau qui résistent à

cette méthode, et qu'en entretenant, par l'usage
hygiénique de ces bains, la circulation aux extrémités et à la périphérie du corps, on peut dans
beaucoup de cas, éviter de recourir aux saignées répétées qui fatiguent toujours plus ou moins l'organisme.

Guérisons de congestions cérébrales.

Observation. Doué d'une constitution éminemment sanguine, j'ai été fort sujet aux congestions
du cerveau. Pendant plusieurs années, je me fis saigner jusqu'à deux ou trois fois. Lorsque j'ai eu depuis à combattre des congestions sanguines cérébrales, j'en ai constamment triomphé par les bains
russes, administrés de la manière dont je viens de
l'indiquer, et j'ai renoncé depuis quatre ans aux saignées, sans inconvénient.

Observation. Monsieur Lance, jeune architecte,
demeurant rue de la Pépinière, n° 23, d'une constitution sanguine, fit au mois de février 1833, une
chute dans la rivière. Après avoir séjourné pendant
près de dix minutes dans cette eau très froide, il
trembla de tous ses membres. Dès le lendemain, il y
avait du trouble dans les fonctions circulatoires, la
peau était restée froide, et quinze jours après il ressentit de violens maux de tête avec étourdissemens.
Une saignée générale soulagea le malade pendant
quelques jours; mais bientôt les accidens de congestion recommencèrent. Dans l'espace de dix-huit

mois, on pratiqua cinq saignées au malade. Il n'obtint qu'un soulagement momentané, et se vit obligé de renoncer à son état, ne pouvant ni lire, ni monter à une échelle, sans éprouver bientôt des étourdissemens. Au mois de février 1835, le malade vint prendre les bains russes, avec fortes frictions et fustigations vers les extrémités, et applications répétées d'eau froide sur la tête.

Après douze bains, la transpiration était revenue à son état naturel, et les maux de tête étaient assez calmés, pour permettre au malade de reprendre ses travaux. En vingt bains, pris dans l'espace d'un mois, la guérison était radicale.

Des varices et des hémorrhoïdes.

Les médecins allemands ont signalé les bains russes comme utiles contre ces deux affections.

« Dans quelques maladies des veines, dit le doc-
» teur Christian-Hille, l'expérience a démontré que
» le bain de vapeur russe était un moyen précieux qui
» manquait jusqu'alors, particulièrement dans le
» cas d'extensions variqueuses des veines, qui se gué-
» rissent plus facilement et plus radicalement par ce
» bain de vapeur, que par aucun autre traitement
» employé jusqu'à ce jour.

» Les hémorrhoïdes par suite de la faiblesse et de
» l'inaction des veines, et même les dispositions hé-
» morrhoïdales sont souvent guéries par le bain de
» vapeur russe. » (*Diss. sur les bains russes*, Dresde,
1829, chap. 5.)

« Je puis affirmer, dit le docteur Brever, d'après
» des expériences cent fois répétées, qu'il n'existe
» pas de remède plus prompt que le bain russe, aux
» hémorrhoïdes et aux congestions, et que rien ne
» saurait rétablir plus efficacement le cours du sang. »
(*Diss.*, Cologne, 14 décembre 1828.)

On conçoit que par l'activité que les bains russes
impriment à toute la circulation, ils sont utiles
contre les varices commençantes, dont on peut arrêter le développement, en faisant de fréquentes
frictions de bas en haut, de manière à désemplir la
veine qui se distend. Mais contre les varices qui sont
arrivées à un grand développement, nous n'avons
pas remarqué que les bains russes aient autant de
succès que semblent le dire les médecins allemands
que nous venons de citer. Une compression méthodique est bien préférable aux bains d'étuve.

Dans les cas d'hémorrhoïdes, les bains russes et
orientaux ont une action variée, dépendante de la
cause et de la nature de l'affection. Lorsqu'elles sont
dues à l'inaction du système veineux, à la stase du
sang dans les vaisseaux hémorrhoïdaux, les bains peuvent les dissiper, en rappelant le sang dans le torrent
circulatoire. Les hémorrhoïdes *borgnes* ou *internes*,
deviennent ordinairement *fluantes* ou *externes*,
après une série de bains d'étuve. Pour obtenir cet
effet plus promptement, il suffit de diriger quelques
douches de vapeur vers l'anus. Enfin, dans les hémorrhoïdes fluantes, le bain peut provoquer une
plus grande perte de sang, et épuiser à la longue cet
écoulement. Mais comme les affections hémorrhoï-

dales coïncident souvent avec des maladies internes, il est important d'apprécier dans quelles conditions se trouve le malade, afin de juger d'abord si le bain d'étuve lui convient, puis de diriger son administration suivant l'effet que l'on veut obtenir.

Guérison de varices commençantes.

Observation. Monsieur Richard, caissier, âgé de 36 ans, d'une constitution sanguine, restait habituellement debout. Les veines des jambes commençaient à se dilater, de nombreuses varices se seraient évidemment développées, si l'on n'avait eu recours aux bains russes, accompagnés de frictions, pour rétablir le cours du sang. Le malade suivit les bains russes pendant un mois, porta un bas lassé pendant quelque temps, et vit se dissiper tous les symptômes de varices.

Guérison d'hémorrhoïdes internes.

Observation. Monsieur Parent, d'une constitution nerveuse, ayant la circulation veineuse très languissante, souffrait depuis plusieurs années d'hémorrhoïdes internes, que rien n'avait pu calmer, ni faire fluer à l'extérieur. Nous lui conseillâmes les bains russes, dans le but de rendre ses hémorrhoïdes fluantes. En effet, après trente bains et quelques douches de vapeur locales, on vit paraître un gros bouton hémorrhoïdal qui laissa couler une certaine quantité de sang. A peine était-il écoulé, qu'un se-

cond se manifesta et produisit un nouvel écoulement. Dès cette époque, les hémorrhoïdes diminuè-
rent de jour en jour, mais il ne fallut rien moins
que quarante-cinq à cinquante bains pour opérer
cette guérison.

Des fièvres intermittentes.

« J'ai opposé aux fièvres intermittentes les bains
» de vapeurs humides simples, aromatiques, etc. ,
» dit le docteur Rapou; plusieurs médecins ont
» comme moi obtenu de ce moyen thérapeutique les
» plus heureux effets, et l'un de nos plus estimables
» confrères nous a communiqué plusieurs observa-
» tions de fièvres intermittentes de divers types,
» guéries par le seul usage des vapeurs. » (*Méthode
fumigatoire*, tome 1, page 215.)

Le docteur Barrié, de Hambourg, cite également
plusieurs guérisons de fièvres intermittentes par les
bains russes. Nous y avons eu recours quelquefois
avec avantage dans les cas qui avaient résisté aux préparations de quinquina. Il faut que le malade, autant que possible, prenne le bain un peu avant l'accès
du frisson; le premier pas vers la guérison est de
dérouter les accès, puis de les éloigner peu à peu,
jusqu'à ce que la fièvre intermittente cède entièrement. Nous ne prétendons pas cependant comparer
l'efficacité des bains russes à celle des préparations de
quinquina, auxquelles on doit toujours recourir,
même pendant l'usage des bains.

Guérison d'une fièvre intermittente.

Observation. Monsieur Nevers, bijoutier de province, âgé de 40 ans, d'une constitution nerveuse, éprouvait depuis deux mois des attaques de fièvre intermittente, qui se manifestaient tous les jours vers neuf heures du soir. Les préparations de quinquina avaient obtenu peu de résultats favorables, lorsque le malade vint prendre les bains russes, au mois de juillet 1835. Les frictions furent surtout dirigées le long de la moëlle épinière, où le malade éprouvait de fréquens frémissemens. Après six bains qui furent administrés chaque soir, une heure avant l'accès du frisson, l'intermittence devint fort irrégulière; bientôt les accès ne se manifestèrent plus que tous les deux jours, souvent même tous les trois jours. Nous prescrivîmes alors quelques pilules de sulfate de quinine; la fièvre intermittente céda bientôt à l'usage de ces pilules et de vingt bains russes, qui n'avaient sans doute agi dans ce cas que comme moyen perturbateur.

De la surdité.

Dans quelques cas de surdité dépendant d'un catarrhe de l'oreille, d'un coup d'air, d'un refroidissement subit, d'une suppression de transpiration, etc., les bains d'étuve peuvent obtenir quelque succès. Nous avons vu souvent notre savant docteur Itard les conseiller dans ces circonstances comme moyen auxiliaire. En général, il faut s'abstenir des arrosemens d'eau froide sur la tête, et recourir dans quelques cas à une petite douche de vapeur dirigée localement dans l'oreille malade. Il est inutile de dire que dans les cas de perforation du tympan, ou d'autres altérations organiques, les bains d'étuve sont impuissans.

Guérison d'une surdité.

Observation. Le jeune Picard, âgé de 10 ans, avait eu une fièvre cérébrale à la suite de laquelle était survenue une surdité assez forte. Elle résistait depuis un an aux injections locales, aux vésicatoires volans, derrière les oreilles, lorsque cet enfant prit un jour un bain avec son père qui se faisait traiter pour une affection rhumatismale. Dès le soir même de son bain, cet enfant dit avoir ressenti une espèce d'explosion dans les oreilles; un écoulement jaunâtre assez abondant s'établit pendant quelques jours. Dès lors, l'enfant entendit très distinctement, et répondit à toutes les questions faites à voix basse, même en lui faisant tourner le dos.

Nous avons toujours pensé que cette surdité était due à une forte concrétion du cérumen, qui empêchait le son de pénétrer dans les cavités de l'oreille, et que l'écoulement survenu n'était que ce cérumen fondu par la chaleur de l'étuve.

Douleurs et raideur des membres à la suite de luxations et de fractures.

Après les traitemens des luxations ou des fractures, les membres restés long-temps dans l'inaction ou une immobilité complète, éprouvent des douleurs, de la raideur, lorsqu'on veut les rendre au mouvement. La circulation des fluides a de la peine à se rétablir dans les vaisseaux restés long-temps inactifs. Contre tous ces accidens, on ne saurait trop conseiller l'usage des bains russes et orientaux, avec massage, frictions, fustigation; pratiques qui tendent directement à faire cesser la tension douloureuse des fibres charnues, à rendre aux muscles leur souplesse, aux articulations leur mobilité, et à la circulation son activité première.

Guérisons.

Observation. Monsieur Filot, maître charpentier, avait eu une luxation de l'épaule droite. Lorsqu'on eut levé le bandage, il ressentit pendant quelque temps des douleurs dans l'épaule luxée, et une grande difficulté à mouvoir son bras. Il vint prendre les bains russes, au mois de mars 1835. Après douze bains avec massage, il ne restait plus aucune trace de douleur et de raideur musculaire dans le bras et l'épaule malades.

Observation. Monsieur Bouchardy, négociant,

d'une constitution sanguine, âgé de 38 ans, avait
eu la jambe droite cassée par une chute de cheval.
La jambe fut bien remise, mais après l'enlèvement
de l'appareil de fracture, les mouvemens étaient très
difficiles et douloureux, surtout ceux de l'articulation du pied. Le malade marchant à peine avec des
béquilles, fut envoyé aux bains russes par son chi-
rurgien. Quinze bains avec massage et quelques-uns
avec douche de vapeur, rendirent à la jambe toute
sa souplesse et son mouvement. Dès le dixième bain,
le malade avait quitté ses béquilles.

Des douleurs survenues à la suite de blessures.

Les blessures par contusion, par armes tranchantes
ou à feu, laissent souvent après elles des douleurs
sourdes dans les parties qui ont été lésées. Il ne nous
appartient pas de passer en revue ces accidens, qui
varient avec la nature des lésions : qu'il nous suf-
fise de dire que les bains russes et orientaux réussissent assez bien à dissiper ou à calmer ces douleurs,
surtout lorsqu'elles sont réveillées par les changemens de température.

Guérison de douleurs , par suite de blessures d'armes blanches.

Observation. Monsieur Mancourt, capitaine en
retraite, âgé de 54 ans, d'une constitution sanguine
et nerveuse, avait reçu un coup de lance dans la
cuisse droite, et un coup d'épée dans la région du
foie. De temps en temps le malade souffrait de ses
blessures, surtout par certaines variations atmo-

sphériques, et lorsque le temps était à l'orage. Il se décida à prendre les bains russes, au mois de mai 1835; il en prit vingt, dont huit avec douches de vapeur locale, dans l'espace d'un mois, et depuis bientôt un an, le malade n'a pas souffert de ses blessures, en prenant de temps en temps un bain russe comme moyen de propreté.

Guérison de douleurs occasionées par blessures d'armes à feu.

Observation. Monsieur Chérin, ancien militaire, âgé de 49 ans, constitution bilieuse, avait eu, en 1813, le bras droit labouré par une balle; en 1815, des éclats de mitraille lui avaient fait aux deux jambes de fortes blessures, l'une d'elle avait lésé l'articulation du pied gauche. Dès un long temps le malade souffrait de ses blessures, surtout depuis l'invasion d'un rhumatisme articulaire qui le conduisit aux bains russes. Trente bains d'étuve dissipèrent non-seulement l'affection rhumatismale, mais encore les douleurs des blessures. Par précaution, le malade suivit dès lors les bains russes comme moyen hygiénique, et n'a plus souffert depuis deux ans de ses anciennes douleurs.

CHAPITRE XI.

DES MALADIES QUI CONTRE-INDIQUENT L'USAGE DES BAINS RUSSES ET ORIENTAUX.

Nous l'avons répété souvent dans le cours de cet ouvrage, les bains russes et orientaux ne sont point une panacée à laquelle on puisse recourir contre tous les maux. Après avoir signalé les maladies dans le traitement desquelles les bains obtenaient des succès, il est de notre devoir d'indiquer brièvement celles qui contre-indiquent leur usage, afin qu'on n'y recoure pas à contre-temps.

Nous ne parlerons pas ici des maladies qui sont du ressort de la chirurgie; il est évident pour tout le monde que les bains d'étuve sont dans ces cas de toute impuissance.

Il faut éviter les bains russes et orientaux :

1. Dans les maladies organiques des viscères internes, surtout lorsqu'il y a de l'inflammation : dans la dégénérescence tuberculeuse pulmonaire ou intestinale, dans les cancers de l'estomac, les indura-

tions du foie à l'état aigu, les polypes, les kystes, les squirrhes, les abcès internes, etc., etc. Les bains ne pourraient en effet que hâter l'issue fatale de ces maladies organiques, en réveillant l'excitation générale.

II. Dans les fièvres essentiellement inflammatoires.

III. Dans certaines maladies du système sanguin, surtout dans les *anévrismes* ou *dilatations du cœur* et des artères, les hémorrhagies pulmonaires, intestinales, ou utérines, les crachemens ou les vomissemens de sang, l'inflammation des veines, etc. L'activité que les bains d'étuve impriment momentanément aux fluides circulatoires, explique pourquoi il faut s'en abstenir dans toutes ces circonstances.

IV. Dans quelques affections de poitrine : dans la phthisie au second degré, avec suppuration de tubercules, la pleurésie avec épanchement, l'asthme dû au développemeet des gros vaisseaux de la poitrine, la pneumonie aiguë, etc.

Nous avons cependant indiqué, en traitant des maladies de poitrine, certaines circonstances où l'on pouvait, contre ces affections, recourir avec quelque avantage aux bains d'étuve, surtout contre les asthmes nerveux, et certains points pleurétiques chroniques.

V. Dans certaines maladies cutanées essentiellement inflammatoires; dans la rougeole, la variole, la scarlatine, etc. : à moins toutefois que ces maladies parcourant mal leurs périodes, on ne veuille ai-

der à leur développement par quelques bains d'é-
tuve simples, sans frictions ni eau froide.

VI. Dans quelques affections très inflammatoires
du tube digestif, et les altérations organiques des
intestins.

Nous avons cependant dit qu'au début des gastrites et des entérites, ou lorsqu'elles étaient passées
à l'état chronique, on pouvait retirer de bons effets
de l'usage des bains russes et orientaux.

VII. Dans quelques maladies des organes génito-
urinaires : dans les inflammations très aiguës des reins,
de la vessie, à moins que ces affections ne débutent
ou ne soient arrivées à l'état chronique. Car dans ces
deux circonstances, les bains d'étuve ont été un puissant auxiliaire pour faire avorter l'inflammation,
ou abréger la durée du traitement.

Les bains russes et orientaux doivent encore être
proscrits dans le traitement des cancers, des ulcères
ou des chutes de la matrice.

VIII. Enfin, pendant les règles, quand cette
fonction s'opère convenablement; pendant l'allaite-
ment, et durant la grossesse, quand il y a danger de
perte ou d'avortement.

Nous avons indiqué les cas où les bains russes et
orientaux pouvaient être utiles, pour rétablir les
règles, faciliter l'accouchement, ou remédier aux
accidens suites des couches.

Il est encore quelques maladies contre lesquelles
on ne doit point recourir aux bains russes et orien-

taux. Les médecins, auxquels seuls il appartient de
juger ces cas exceptionnels, sauront apprécier les
circonstances où l'on doit s'abstenir de cette médica-
cation.

FIN.

NOTES

DU PREMIER CHAPITRE.

1.—Balneorum * enim mentionem invenio, non modò ante Romanorum et Græcorum imperia, sed ante Asiaticos et Chaldæos extitisse. (Baccius Andreas, *de Balneis totius orbis*, 1571, lib. 7, cap. 1, pag. 429.)

2.— Balnea Strabo Herculi dedicata tradit. (Laurent Joubert, *de balneis antiquorum Romanorum et Græcorum*, 1645, pag. 156.)
Extat apud Pisandrum calida balnea fuisse cognominata *Herculea*, quod Minerva olim fesso Herculi sudatoria parasset, vel quia eidem (ut Athenæus est auctor) Vulcanus, muneris vice, fervida supposuisset. (*Baccius*, lib. 7, cap. 1, pag. 429.)

3.— Odyssée, chants 4 et 8. Homerus præcipuè verò in Odysseæ libro 8, thermas in deliciis commemorat. (*Baccius*, ib. pag. 450.)

4.— Docteur Meyer de Wurtzburg (*Dissertation sur les bains russes*, Wurtzburg, 1829, page 1).

6.— Floruit autem usus thermarum (ut ratio temporum habeatur) anno primo octogesimæ Olympiadis (ut Soranus tradit), et circa Peloponesiacum bellum, quod (teste Plinio) gestum est à trecentesimo urbis Romæ anno, exactis anteà regibus anno circiter sexagesimo, et Artaxerxe, Persarum rege, magnam Græciæ partem et Hellespontum occupante. (*Baccius*, lib. 7, cap. 1, pag. 450.)

7.— Post quæ tempora, dum Græcia in dies sapientissimorum virorum scriptis veniret illustrior, perpetua habemus de balneis testimonia Socratis, Platonis, Aristotelis cæterorumque successu temporum

* Sous le nom générique de *Balneæ, balnearum*, les Romains désignaient toutes les espèces de bains, les bains d'étuve et les bains d'eau, comme on peut le voir dans les notes du chapitre 2, page 395, où sont décrites les étuves romaines.

auctorum, qui et Asiam et Persiam, non solum Græciam, balnearum usum habuisse familiarem testantur. (*Baccius*, cap. 1, lib. 7, pag. 430.)

8.— Lacones inter Græcos antiquiores, primam laudem thermarum tanquam suum inventum sibi vindicare videntur, (Dione auctore), ac ab eis posteà hunc morem reliquas nationes didicisse. (*Baccius*, lib. 7, cap. 1, pag. 429.)

9.— Sexcentis autem post Homerum annis, Hippocrates, primus medicinæ auctor, thermarum usum, curandarum ægritudinum causa, tanquam rei jam in Græciâ communiter usitatæ commemorat. (*Baccius*, lib. 7, cap. 1, pag. 429.)

10.— Præter multas quas legimus Romanis antiquiores, ut quas primas in Græciâ diximus, in Asiâ, in Siciliâ, et apud Persas Darii thermas, quas Plutarchus descripsit ditissimas et lautissimas, et Josephus Hebræorum thermas ad Ascalonem, ad Tripolim, ad Damascum, ad Ptolemaidam. (*Baccius*, cap. 3, pag. 436.)

11.— Præclarum habemus Vegetii testimonium, constituisse Patres Campum Martium vicinum Tiberi, in quo juventus post exercitium armorum sudorem pulveremque dilueret, ac lassitudinem cursûsque laborem natando deponeret. (*Baccius*, lib. 7, cap. 2, p. 431.)

12.— Auctore Plinio, circa 444 ab Urbe conditâ annum, aqua Appia ex Tusculano perducta, censore Appio Clodio curante; à quibus temporibus, Tiberinarum aquarum usus, ad eam usque ætatem tam potu quam lavacro frequentissimus, exolescere paulatim incepit. (*Baccius*, lib. 7, cap. 2, pag. 432.)

13.— Postea (ut tradit Festus Pompeius), thermæ constructæ angustæ primò et obscuræ... Causa verò amplificationis thermarum præcipua fuit palæstrarum adjunctio. (*Baccius*, cap. 2, pag. 432.)

14.— Morem thermarum accepisse provincias, quibus Romani imperassent, in transcursu diversarum lectionum observavimus...... Hispani thermis calidis et sudatoriis uti post secundum bellum Punicum à Romanis didicêre; antea non consueverunt nisi in aquâ frigidâ lavari. (*Baccius*, lib. 7, pag. 436.)

15.—Multæ occurrunt apud auctores thermarum memoriæ, auctor Justinus historicus in Germaniâ, in Galliâ, in Britanniâ, ac longe plura ipsarum vestigia visuntur in Italiâ, etc. (*Baccius*, lib. 7, caput 3, pag. 436.)

16.— Victor, *in libro Ferrarii de balneis*, 1720, cap. 1, p. 436.

17.—Cameron, *the baths of the Romans*, avec les planches de Palladio, *Londres*, 1772.

18.—Baccius, *de Thermis antiquorum*, etc., lib. 7, cap. 2, pag. 432; et le plan des bains de Dioclétien, *idem*, cap. 5, p. 443.

19.—A. Hugo, *France pittoresque*. Voir ces départemens, articles *Antiquités*, Paris, 1833.

20.—Vitruvius, *de Architecturâ*, lib. 5, cap. 10.

21.—Mercurialis de arte gymnasticâ apud antiquos, *de balneis*, 1569, lib. 10.

22.—Ribiero Sanchès, *Mémoire sur les bains russes*, dans les Mémoires de la société de médecine de Paris, année 1779 pag. 6 et 8.

23.—Nero postea neronianas suas juxta Agonalem circum, ob ludos, qui ibi fiebant celebres, constituit. Nec secus, auctore Suetonio, Titus Vespasianus, dedicato amphitheatro, thermas celebriter extrui jussit. (*Baccius*, cap. 2, pag. 452.)

24.— Quid cùm ad balneas libertinorum pervenero? Quantum statuarum, quantum columnarum nihil sustinentium! Eò deliciarum pervenimus, ut nisi gemmas calcare nolimus. (*Seneca*, epist. 86.)

25.— Verum enim posterioribus sæculis mulieres promiscuis balneis usas esse testimoniis auctorum comprobari potest. (*Mercurialis*, lib. 10, pag. 18.)

Satis excusare non possumus aut negare, romanas mulieres communiter cum viris balneis usas esse. (*Ferrarius*, *de balneis*, pag. 15.)

26.—Martial, lib. 2, pag. 18, *in Satyris*.

27.—Juvenalis, *in satyrâ* 6 contra Matronas.

28.—Hunc fœdissimum morem promiscuarum balnearum Trajanus et Adrianus à Ziphilino dicuntur castigasse. Mos ille iterum vetitus ab Alexandro Severo, ut tradunt Capitol. et Lampridius. Lex enim lata est: « Mulieres promiscuis balneis abstinerent, sub repudii et amis- » sionis dotis pœna. » (Ferrarius, *de balneis*, 1720, novel. 5, pag. 15.)

29.— Justinianus inter legitimas divortii causas et istam recenset : « Si mulier, non impetratâ à marito veniâ, cum viris lavisset. » (*Ferrarius*, novel. 3, pag. 16.)

30.— Clemens Alexandrinus, in tertiâ prædicatione et in constitu-
tionibus (lib. 1, cap. 6 et 9), feminas communes viris balneas habuisse testatur libidinis gratiâ. (*Ferrarius*, pag. 15.)

31.— Cyprianus, in libro de Habitu virginum : « Quid verò quæ
» promiscuæ balneas adeunt, quæ oculis ad libidinem curiosis pudori
» ac pudicitiæ dicata corpora prostituunt ; quæ viros ac viris nudæ
» vident ac videntur ? » (*Ferrarius*, novel. 3, pag. 15.)

32.—In primo concilio Laodicæno, canone 30, et synodo in Trullo,
canone 77.

33.—Spreta enim fuit lex Alexandri, aut parum observata, et mos ille
per hunc canonem extinctus non est. (*Ferrarius*, novel. 3, pag. 16.)

34.—Ribiero Sanchès, *Mémoire sur les bains russes* (Paris,
1779, pag. 8.)

35.— Ribiero Sanchès, *ibid*, pag. 8.

36.— Dictionnaire des sciences médicales, art. *Bain*, t. 2, p. 527.

37.—Robertson, *Recherches historiques sur l'Inde ancienne*, 1821,
pag. 297.

38.—Bell, *Voyage en Asie*, vol. 2, pag. 167.

39.— Abel Rémusat, *Nouveaux mélanges asiatiques*, 1829, p. 31.

40.— Clerc, ancien médecin du roi, dit : « Il est probable que les
» Russes doivent plutôt leurs bains aux Asiatiques qu'aux Européens. »
(*Observations sur l'usage des bains russes*, Paris, 1767, pag. 2.)

41.— Voyez ces auteurs déjà cités.

42.—Symons (Joh.) *Observationes on vapourous bathing, and
its effects.* (London, 1766.)

43.—Denman. (Th.) *A letter on the construction, and method of
using vapour bath.* (London, 1769.)

44.—Mémoire de Ribiero Sanchès, lu à l'académie de médecine.
(*Année 1779*, Paris.)

45.—Nicolaï, *De curationibus morborum per vapores, diss.* (Ienæ.
1782.)

46.—Styx (Pr.) *De rusticorum balneis calidis ac frigidis, diss.*
(Dopati, 1802.)

47.— Reil, professeur de médecine à l'université de Berlin. (*Diss. sur les bains russes*, journal de Halle, 1809.)

48.— J. G. Schmidt, docteur-médecin, *Diss. sur les bains russes* (Berlin, 1824); et Pocchammer, *Journal des guérisons obtenues par les bains russes.* (Berlin, 1824.)

49.— Carl. Barrié, docteur-médecin, *Diss. sur les bains russes et leurs effets.* (Hambourg, 1828.)

50.— Christian-Hille, docteur-médecin, *Diss. sur les bains de vapeur russes.* (Dresde, 1829.)

51.— Joseph Chevalier de Véring, docteur-médecin. *Diss. sur les bains russes.* (Vienne, 1828.)

52.— A. Meyer, docteur médecin. *Des bains russes.* (Wursburg, 1829.)

NOTES

DU SECOND CHAPITRE.

53.— Voyez les ouvrages déjà cités de ces auteurs, et l'art. *bain* de l'Encyclopédie.

54.— Dein consuetudo advenit apud Romanos frequentare singulis diebus thermas. (*Baccius*, pag. 432.)

Balnearum usus fuit, ut quotidianas sordes eluerent. (*Ferrarius*, pag. 7.)

55.— Spatia imprimis thermarum videmus amplissima; atque adeò ut quasdam undecies millies pedum tota area continere constet, auctore Baptista Alberto, in libris de architecturâ. (Baccius, *de balneis* cap. 5, pag. 442.)

56.— In cellâ lavationis situm fuit *vasarium*, ubi vasa tria composita fuerunt : unum calidarium, alterum tepidarium, tertium frigidarium. (Mercurialis, *de arte gymnasticâ*, lib. 10, pag. 16.)

57.—In medio quidem erat *hypocaustrum*, utrinque verò in versuris *laconicum*, deinde consequentur *calidarium* et *frigidarium* et *tepidarium*. (*Baccius*, cap. 9, pag. 452.)

Dictionnaire des sciences médicales, tom. 2, pag. 521.

58.— Super hypocausto tria erant vasa composita ænea. Super secundum erat *tepidarium*, quod à primis vasis vaporibus modicè incalescebat. (*Baccius*, cap. 9, pag. 452.)

59.—Mercurialis *de arte gymnasticæ*, pag. 1; et Baccius, *de Balneis totius orbis*, lib. 7, pag. 443.

60.— Dictionnaire des sciences médicales, tom. 2, pag. 521 et 522.

61.—Veteres quidem ingredientes primis in domibus balnearum quas προμαλαχτηρια vocant, id est præmollentia. Nam hujus primæ domûs calore, humores calefacti liquescebant; liquefacti verò per cutem rarefactam evaporare poterant. Ab hac in calidam secundæ domûs aquam descendebant. . . . . In tertiæ casulæ frigidam aquam ingredientes, totum corpus refrigerabant, cutem densabant et vires firmabant.... Post frigidæ usum adhuc sudabant, et omnia ipsis incrementa vacuabantur, citra refrigerationis noxam. Hîc verò detergebantur, et oleis unguentisve superinfusis fricabantur, indeque ad apodyterium, ut vestes induerent, remittebantur. (Laurent Joubert, *De balneis tum Græcorum, tum Romanorum*, 1549, cap. 4, pag. 223.)

62.—Post balneas calentes et sudationes in frigidum balneum descendebant. (Ferrarius, *de balneis*, 1720, pag. 22.)

63.— Piscinas nostras circumdederit, in quas multa sudatione corpora exinanita demittimus, scilicet ut corpora solidarent, sive, ut Plinius in epistolis, astringerent, et laxatam cutem frigore constiparent. (*Seneca*, epist. 86.)

Tum tepida uti, dein frigida, diutiusque in caput quam in cæteras partes profundere. Capiti nihil æque prodest ac aqua frigida. (*Celsius*, lib. 1, cap. 4.)

64.—Dictionnaire des sciences médicales, tom. 2, pag. 523.

65.—Adrianus, ut narrat Spartianus, cap. 22, ante octavam horam, neminem in balneo publico, nisi ægrum, passus est. (*Baccius*, de balneis, lib. 7.)

66.—Quæritur primo an mulieres promiscuè cum viris lavarentur ? Apud Lacedæmonios hoc in usu fuisse comperimus. Neque hoc mirum apud eam gentem in quâ puellæ et quidem intactæ non modò in gymnasio cum viris exercebantur, sed nudæ cum nudis juvenibus palam sub dio luctabantur. Extra Spartam mulierum balneas fuisse separatas credi par est. (*Ferrarius*, pag. 10 et 11.)

66.— Relation sur l'Égypte, par Abd-Ellatif, médecin arabe, traduction de Sacy, 1810, pag. 29.

67.— Savary, *Lettres sur l'Égypte*, 1786, tom. 1, pag. 124.

M. de Chabrol, *Essais sur les mœurs de l'Égypte*, dans le Recueil de Panckoucke, édition de 1826, tom. 18, pag. 153.

M. Jomard, *Description du Kaire*, art. *bain*, Recueil de Panckoucke, tom. 18, pag. 340.

RÉPONSE

Des gens timorés, ou mal intentionnés, ont répandu divers bruits erronés sur les prétendus dangers des bains russes et orientaux. Non-seulement on a dit qu'ils avaient donné la mort à plusieurs personnes, mais on a été jusqu'à faire mourir, par les bains russes, des personnes qui n'en ont jamais pris de leur vie. En tout cela rien que d'absolument faux ; car, depuis cinq ans que nous surveillons l'administration de ces bains, nous défions de citer dans notre pratique un seul cas d'accident déterminé par leur usage.

Pour faire comprendre le peu d'importance qu'on doit attacher à toutes ces rumeurs, nous citerons pour exemple la perte douloureuse du général Digeon, que le journal *Le Temps*, guidé par je ne sais quelle malveillance, a rapportée en ces termes dans son numéro du 28 mai 1836. « Le lieutenant-général baron Digeon a succombé, le 25 de
» ce mois, à l'âge de 58 ans, à une apoplexie foudroyante dont il a
» été atteint dans une propriété aux environs de Rambouillet. L'artil-
» lerie perd en lui un de ses plus jeunes et plus habiles lieutenans-
» généraux. Des personnes bien informées attribuent cette fin sou-
» daine à l'usage trop fréquent que le général Digeon faisait des bains
» moscovites et orientaux, qui depuis quelque temps sont en vogue
» dans la capitale. »

A la lecture de cet article, répété dans le journal *La France* et plusieurs autres feuilles, le médecin ordinaire du général, qui l'assista dans ses derniers momens, écrivit au journal *Le Temps*, pour lui faire rectifier son erreur.

Il était en effet ridicule d'attribuer ce triste événement, arrivé le 24 mai 1836, à un traitement que le général avait suivi au mois de juin 1835. Tout le monde sait qu'une apoplexie foudroyante est un accident momentané qui ne peut être dû à une cause dont la date remonte à une année ou même quelques mois. Or, dès que le général eut été guéri d'un rhumatisme chronique de l'épaule droite, il abandonna presque entièrement l'usage des bains russes ; d'ailleurs, depuis plus d'un mois, cet officier distingué était retiré à la campagne, et le matin même du jour fatal jouissait encore d'une bonne santé. Nous dirons plus : si le général Digeon avait pu suivre l'usage hygiénique des bains russes, auxquels personne ne conteste la propriété d'activer la circulation à la peau et de dissiper les congestions cérébrales, il est probable que l'armée n'aurait pas à regretter un de ses plus habiles officiers généraux.

Le journal répondit dans son numéro du 14 juin 1836 : « Lorsque » nous avons annoncé la mort du général Digeon, nous avons dit que » l'usage trop fréquent des bains moscovites et orientaux en avait été » la cause. Nos informations avaient été inexactes ; le général Digeon » avait cessé depuis long-temps l'usage de ces bains, dont il avait res- » senti les plus heureux effets, lorsqu'une apoplexie foudroyante est » venue l'enlever à l'armée et à ses amis. »

Qu'on se rassure donc entièrement sur tous ces faux bruits : les bains russes et orientaux n'exposent à aucun danger. Sans doute, quoique ces bains guérissent d'une foule de maladies, ils n'ont malheureusement pas la vertu de rendre immortel ; mais il sera toujours faux de dire qu'ils peuvent occasioner la mort, et on ne peut citer aucun exemple de semblable accident causé par l'usage de ces bains.

FIN DES NOTES.

TABLE

DES MATIÈRES.

CHAPITRE V.

CHAPITRE VI.

CHAPITRE VII.

CHAPITRE VIII.

CHAPITRE IX.

CHAPITRE X.

CHAPITRE XI.

DEUXIÈME PARTIE.

CHAPITRE PREMIER.

CHAPITRE II.

CHAPITRE III.

CHAPITRE IV.

CHAPITRE V.

CHAPITRE VI.

CHAPITRE VII.

CHAPITRE VIII.

CHAPITRE IX.

CHAPITRE X.

CHAPITRE XI.

FIN DE LA TABLE.

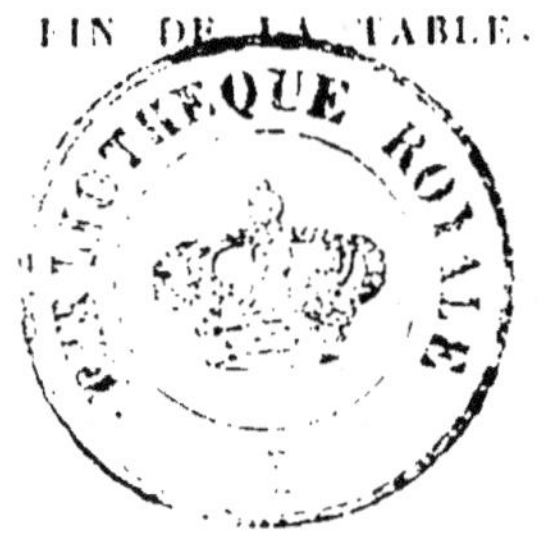